LATIN READINGS IN THE HISTORY OF MEDICINE

Robert J. Smutny

Professor Emeritus of Classics
University of the Pacific

UNIVERSITY
PRESS OF
AMERICA

Lanham • New York • London

Copyright © 1995 by
University Press of America,® Inc.
4720 Boston Way
Lanham, Maryland 20706

3 Henrietta Street
London WC2E 8LU England

Library of Congress Cataloging-in-Publication Data
Smutny, Robert J.
Latin readings in the history of medicine / Robert J. Smutny.
p.   cm.
Text in Latin with English annotations.
Includes bibliographical references and indexes.
1. Medicine, Greek and Roman.   2. Latin language—Medical Latin.
I. Title.
[DNLM: 1. Medicine in Literature—collected works.   2. History of
Medicine—collected works.   WZ 330 S666L 1994]
R127.A1S68   1994   610—dc20   94-24473 CIP
DNLM/DLC for Library of Congress

ISBN 0–8191–9766–1 (pbk. : alk. paper)

IN MEMORIAM

LESLIE WEBBER JONES

1900-1981

CONTENTS

PART TWO. CIRCULATION OF THE BLOOD

PART THREE. INTRODUCTIONS
FROM THE NEW WORLD

PART FOUR. MEDIEVAL AND
EARLY MODERN MEDICINE

PART FIVE. THE PHYSICIAN AND HIS RELATIONS WITH PATIENTS; MEDICAL DEONTOLOGY

PART SIX. ANATOMY

ix

PREFACE

The purpose of the present book is to make available a body of Latin reading material related to medicine and the health sciences. One of the arguments long adduced for the study of Latin has been that it serves the medical student in dealing with the terminology of his field. However, if the student perseveres beyond the first year, or even the first semester, he all too often discovers that the historical, literary, and poetic texts commonly read in class have limited application in subject and vocabulary to the field of his main interest.

The collection of readings here presented was selected in accordance with two criteria: (1) the significance of the content for the history of medicine, and (2) the intrinsic human interest of the content itself. The passages are grouped by themes and presented in chronological order to illustrate the slow, faltering steps by which mankind groped its way toward an understanding of such questions as the causation of disease or the circulation of the blood.

No attempt has been made to arrange the selections according to difficulty of language or style. The passages vary considerably in this regard. To make the readings accessible to as wide a range of readers as possible, the texts have been supplied with rather full notes and numerous suggested translations of words or passages where it appeared that students with limited ability in reading Latin might experience difficulty. To spare the student the annoyance and waste of time of being referred to an earlier note, perhaps on a passage that the student has not read, the same grammatical information has sometimes been repeated several times.

A number of the selections have been "adapted," mainly through omissions of non-essential portions or minor alterations of text designed to render them more readily intelligible. Where orthographical variations exist (e. g. brac(c)hium, ex(s)isto, or the preference for *i* or *j*), the usage of each individual author has been retained.

In an occasional instance, pointed brackets (< >) have been used to indicate words supplied by editors to emend the text.

As to punctuation, sometimes the practice of the author has been retained, but often where older or non-English systems might cause difficulties for modern students, the punctuation has been brought into closer conformity to current English usage.

The partial "visible vocabulary" is another feature intended to save the student time. The choice of words for inclusion was not determined by any rigid statistical word-count, but somewhat more subjectively in accordance with the following guiding principles: (1) omitted are very common words which it could be reasonably expected any student, no matter which introductory textbook he had used, would know after a year of college Latin or the high-school equivalent; (2) a number of words which the student might be expected to know are nevertheless included, since students do not always remember every item which they ideally should retain; (3) for an occasional omitted word which the student may find it necessary to look up, a standard desk-size dictionary should prove adequate.

The author acknowledges a large debt of gratitude to Dr. William T. Wehrle, who generously volunteered his time, labor, and computer skills to transcribe the typescript of the entire book onto compact disc.

R.J.S.

University of the Pacific
August 1994

PART ONE: CAUSES OF DISEASE

A. *Divine Wrath*. In the earliest period of human history, illness and disease were closely associated with religion. They were believed to be caused by divine wrath, which was brought on by sinful behavior or some transgression on man's part. Disease, in this view, was a sign of divine displeasure and punishment; relief could be obtained only by ascertaining the offence and making appropriate redress to the offended deity.

1. *Celsus*, author of the *De Medicina* in eight books, lived in the reign of the emperor Tiberius (A.D. 14-37).

> ... Auctore Homero disci potest morbos tum ad iram deorum immortalium relatos esse, et ab iisdem opem posci solitam.
>
> (Prooemium 4, adapted)

---

auctor, oris, m. - *a person who has weight or authority; an authority.*
disco, ere - *learn.*
Homerus, i, m. - *Homer.*
ira, ae, f. - *anger, wrath.*
morbus, i, m. - *illness, disease.*
ops, opis, f. - *help, aid.*
posco, ere, - *seek, ask for.*
refero, ferre, rettuli, latus - *ascribe, refer, trace back (to a cause).*
soleo, ere, solitus sum - *be accustomed.*

2. Homer, *Iliad.* In the course of their siege of Troy, the Greeks had gone on a raiding expedition down the coast, and among the booty was Chryseis, the fair daughter of Chryses, a priest of Apollo. In the division of the plunder, Chryseis fell to the lot of Agamemnon, commander-in-chief of the Greek expeditionary force. However, her father came promptly to claim her, bringing with him appropriate ransom. The Greek chieftains urged Agamemnon to respect the priest and accept the ransom. Agamemnon, however, rejected the counsel of the Greeks and refused the ransom, preferring to keep the girl for his own pleasure. He rebuffed the priest rudely and sent him off with a threat never to return. Chryses returned home and prayed to Apollo for help. Apollo heard the priest's prayer and sent a plague on the Greek camp. This ultimately forced the Greeks not only to return the girl unsullied, but to provide in addition costly expiatory offerings to Apollo in order to obtain an end of the plague. The legendary date of the Trojan War is 1194-1184 B.C.

The following selection begins with Chryses' prayer to Apollo.

(i)   Audi me, qui geris splendidum arcum, qui Chrysen
        tueris
        Cillamque sanctam, Tenedo fortiter imperas,
        Smintheu! Si quando tibi venustum templum exaedificavi,

---

arcus, us, m. - *bow.*
Chryse, Gk. accus. Chrysen, f. - *Chryse* (town near ancient Troy).
Cilla, ae, f. - *Cilla* (town near ancient Troy).
exaedifico, are, avi, atus - *build, erect, construct.*
fortiter - *mightily.*
gero, ere, - *bear, carry.*
impero, are - *command; rule over.*
quando (=aliquando) - *ever.*
sanctus, a, um - *sacred, holy.*
Smintheu (Gk. vocative) - *Smintheus* (epithet of Apollo; of uncertain
        meaning).
splendidus, a, um - *bright, shining.*
templum, i, n. - *temple.*
Tenedos, i, f. - *Tenedos* (island near Troy).
tueor, eri - *watch over, protect.*
venustus, a, um - *lovely, beautiful, elegant.*

vel si quando tibi pingues coxas concremavi
5   taurorum et caprarum, hoc mihi perfice votum:
expient Danai meas lacrimas tuis sagittis!
         Sic dixit orans; eum autem audivit Phoebus Apollo.
Descendit vero ex Olympi verticibus, iratus animo,
arcum humeris gestans et pharetram undique tectam;
10   clangoremque dederunt sagittae in humeris irati,
ipso se movente; et ibat nocti similis.

---

autem - *moreover, indeed.*
capra, ae, f. - *goat.*
clangor, oris, m. - *noise, clang.*
concremo, are, avi, atus - *burn, consume.*
coxa, ae, f. - *hip, thigh.*
Danai, orum, m. - *the Danaans, the Greeks.*
descendo, ere - *descend.*
expio, are - *expiate, pay for.*
gesto, are - *carry.*
(h)umerus, i, m. - *shoulder.*
iratus, a, um - *angry.*
lacrima, ae, f. - *tear.*
nox, noctis, f. - *night.*
Olympus, i, m. - *(Mount) Olympus* (home of the gods in Greek
    mythology).
oro, are - *pray.*
perficio, ere - *perform, fulfil.*
pharetra, ae, f. - *quiver.*
Phoebus, i, m. - *Phoebus* (epithet of Apollo).
pinguis, e - *fat.*
sagitta, ae, f. - *arrow.*
taurus, i, m. - *bull.*
tectus, a, um - *covered.*
undique - *on all sides.*
vero - *indeed.*
vertex, icis, m. - *summit.*
votum, i, n. - *vow, prayer.*

Sedebat deinde seorsum a navibus, et sagittam immisit;
terribilis autem clangor factus est splendidi arcus.
Mulos quidem primum invasit et canes veloces;
15   sed postea ipsis hominibus, sagittam mortiferam immittens
feriebat; <et> perpetuo rogi cadaverum ardebant frequentes.

(*Il.* I 37-52)

The raging of the plague stimulates Achilles, one of the Greek chieftains and an outstanding warrior, to call the Greeks to council. He urges them to attempt to ascertain, with the help of some priest or diviner, the reason for Apollo's wrath. Calchas, the soothsayer of the Greek force, explains that Apollo was offended by Agamemnon's haughty treatment of the priest Chryses--an entirely theological explanation. It has recently been suggested that since there is no mention of rodents but it is stated that mules and dogs died before the men, the pestilence may have been equine encephalomyelitis, which normally attacks equines a week to two weeks before the symptoms appear in man.

---

ardeo, ere - *burn.*
cadaver, eris, n. - *dead body, corpse.*
canis, is, m. - *dog.*
deinde - *then.*
ferio, ire - *smite, strike.*
frequens, ntis - *frequent, numerous.*
immitto, ere, misi, missus - *send, shoot.*
invado, ere, vasi - *attack.*
mortifer(us), a, um - *fatal, deadly.*
mulus, i, m. - *mule.*
perpetuo (advb.) - *continually.*
primum (advb.) - *first.*
quidem - *indeed.*
rogus, i, m. - *pyre.*
sedeo, ere - *sit.*
seorsum - *apart from, at a distance from.*
terribilis, e - *terrible, dreadful.*
velox, ocis - *swift.*

(ii)   Novem dies quidem per exercitum ibant sagittae dei;
decimo autem ad contionem vocavit populum Achilles.
Inter eos surgens ita locutus est: "Age jam aliquem
vatem consulamus, vel sacerdotem, vel et conjectorem
(etenim somnium quoque ex Jove est), qui dicat ob quid
tantopere iratus sit Phoebus Apollo; sive is nos ob vota
non reddita incusat, sive ob hecatomben, si forte agnorum

5

Achilles, is, m. *Achilles* (the foremost Greek warrior at Troy).
age (interjection) - *come.*
agnus, i, m. - *lamb.*
aliqui(s), aliquae, aliquod - *some.*
autem - *but.*
conjector, oris, m. - *a dream-interpreter.*
consulo, ere - *consult.*
contio, onis, f. - *council, meeting.*
decimus, a, um - *tenth.*
etenim (conj.) - *for.*
exercitus, us, m. - *army.*
forte - *perchance.*
hecatombe, es, accus. **-en, f.** - *hecatomb* (sacrifice of a hundred
        oxen).
incuso, are - *find fault with.*
Juppiter, Jovis, m. - *Jupiter.*
loquor, i, locutus sum - *speak.*
novem - *nine.*
ob (+acc.) - *because of.*
Phoebus, i, m. - *Phoebus* (epithet of Apollo).
quidem - *indeed.*
quoque - *also.*
reddo, ere, didi, ditus - *give back, pay.*
sacerdos, dotis, m. - *priest.*
sive...sive - *whether...or.*
somnium, ii, n. - *dream.*
surgo, ere - *rise.*
tantopere - *so greatly.*
vates, is, m. - *seer.*
vel - *or.*
votum, i, n. - *vow.*

nidorem caprarumque lectarum assecutus velit a nobis
pestem depellere."
10   Is igitur sic locutus resedit. His autem surrexit
Calchas Thestorides, augurum longe optimus,
qui noverat et praesentia et futura et praeterita,
et navibus Achivorum dux fuerat usque Ilium,
ob suam vaticinandi artem quam ei dederat Phoebus Apollo;
15   qui sapiens eos contionatus est et dixit:

Achivi, orum, m. - *the Achaeans, the Greeks.*
ars, artis, f. - *skill.*
assequor, i, secutus sum - *attain, obtain*
augur, uris, m. - *augur.*
Calchas, antis, m. - *Calchas* (soothsayer of the Greeks before
        Troy).
capra, ae, f. - *goat.*
contionor, ari - *speak out in assembly, address.*
depello, ere - *drive away.*
dux, ducis, m. - *leader.*
et ...   et ... et - *both ... and ... and.*
futurus, a, um - *future.*
igitur - *then, therefore.*
Ilium, ii, n. - *Ilium* (another name for Troy).
lectus, a, um - *choice.*
longe - *(by) far.*
nidor, oris, m. - *vapor, odor* (from burning).
nosco, ere, novi - *learn;* (perfect tenses with present meaning)
        know.
ob (+acc.) - *because of.*
optimus, a, um - *best.*
pestis, is, f.- *plague.*
praesens, ntis - *present.*
praeteritus, a, um - *past.*
resido, ere, sedi - *sit down.*
surgo, ere, surrexi - *rise.*
usque - *to, all the way to.*
vaticinor, ari - *prophesy.*
volo, velle, volui - *wish, be willing.*

"Neque Apollo ob vota incusat neque ob hecatomben,
sed causa sacerdotis quem contumelia affecit Agamemnon,
neque liberavit filiam neque accepit pretium liberationis.
Idcirco dolores dedit longe jaculans Apollo, et adhuc dabit.
20 Neque hic prius a peste inferenda graves Parcas abstinebit,
quam ille patri caro reddat puellam...
inemptam, sine pretio, ducaturque sacra hecatomba in
Chrysam. Tum si eum ita placa(ve)rimus, persuadere
possimus." Calchas ita locutus consedit.

(*Il.* I 53-54; 58; 62-73; 93-100, adapted)

3. *The Bible.* The following passage, taken from the Old
Testament, mentions a plague which broke out in the course of a
conflict between the Hebrews and the Philistines. The descriptions of
symptoms and the association with rodents makes it reasonably certain
that the disease described was bubonic plague. However, as in the
preceding selection from the *Iliad*, the calamity is explained entirely in

---

abstineo, ere - *abstain, refrain.*
accipio, ere, cepi, ceptus - *receive, accept.*
afficio, ere, feci, fectus - *treat.*
Agamemnon, onis, m. - *Agamemnon* (commander-in-chief of
    the Greek army at Troy).
carus, a, um - *dear.*
causa (+gen.) - *for the sake of, because of.*
Chrysa, ae, f. - *Chryse* (the town where Chryses lived).
consido, ere, sedi - *sit down.*
contumelia, ae, f. - *insulting language, insult.*
gravis, e - *heavy, grim.*
idcirco - *for this reason.*
inemptus, a, um - *unransomed.*
infero, ferre, tuli, latus - *bring, impose.*
liberatio, onis, f. - *liberation, release.*
libero, are, avi, atus - *free.*
Parcae, arum, f. - *the Fates.*
persuadeo, ere - *persuade.*
placo, are - *placate.*
pretium, ii, n. - *price, ransom.*
prius ... quam (conj.) - *before, until.*
reddo, ere, didi, ditus - *return, restore.*
sacer, cra, crum - *sacred, holy.*

religious terms. The date of the action is approximately 1050 B.C., somewhat over a century later than the Trojan War.

Bellum Israel cum Philisthaeis

Et egressus est Israel obviam Philisthiim in proelium. Philisthiim instruxerunt aciem contra Israel. Inito certamine terga vertit Israel Philisthaeis, et caesa sunt in illo
5   certamine quasi quattuor milia virorum.

Et reversus est populus ad castra, dixeruntque maiores natu de Israel, "Quare percussit nos Dominus hodie coram Philisthiim? Afferamus ad nos de Silo arcam foederis Domini,

---

acies, ei, f. - *battle-line.*
affero, ferre, attuli, adlatus - *bring.*
arca, ae, f. - *chest, ark.*
caedo, ere, cecidi, caesus - *cut, slay.*
castra, orum, n. - *camp.*
certamen, inis, n. - *contest.*
coram - *in the presence of, before.*
de - *sometimes in later Latin = of.*
dominus, i, m. - *lord.*
egredior, i, gressus sum - *go out.*
foedus, eris, n. - *agreement, covenant.*
hodie - *today.*
ineo, ire, ii, itus - *begin.*
instruo, ere, xi, ctus - *draw up.*
Israel (indeclinable Hebrew word, here genitive) - *Israel.*
maiores natu - *the elders* (lit., those greater by birth).
obviam - *against.*
percutio, ere, cussi, cussus - *strike, smite.*
Philisthaei, orum, m. - *the Philistines.*
proelium, ii, n. - *battle.*
quare - *why.*
quasi - *approximately.*
revertor, i, sus sum - *return.*
Silo (indeclinable Hebrew name) - *Shiloh.*
tergum, i, n. - *back.*
verto, ere, ti, sus - *turn.*

10   et veniat in medium nostri ut salvet nos de manu inimicorum
nostrorum." Misit ergo populus in Silo, et tulerunt inde arcam
foederis Domini exercituum in castra.

Et cum cognovissent Philisthiim quod arca Domini
venisset in castra, timuerunt dicentes, "Venit Deus in castra."
Et ingemuerunt dicentes, "Vae nobis. Quis nos salvabit de
15   manu Deorum sublimium istorum? Hi sunt Dii qui
percusserunt Aegyptum omni plaga in deserto. Confortamini,
et estote viri, Philisthiim, ne serviatis Hebraeis, sicut et illi
servierunt vobis. Confortamini et bellate." Pugnaverunt ergo
Philisthiim, et caesus est Israel, et facta est plaga magna
20   nimis, et ceciderunt de Israel triginta millia peditum. Et arca
Dei capta est.

Aegyptus, i, f. - *Egypt.*
bello, are - *fight.*
cado, ere, cecidi, casus - *fall.*
caedo, ere, cecidi, caesus - *cut, slay.*
castra, orum, n. - *camp.*
cognosco, ere, novi, nitus - *learn.*
confortor, ari - *take heart.*
de - *of.*
desertus, a, um - *deserted;* (as noun) *the desert.*
ergo - *therefore.*
estote (fut. impv. 2 pl. of *sum*).
exercitus, us, m. - *army, host.*
Hebraei, orum, m. - *the Hebrews.*
inde - *from there.*
ingemo, ere, ui - *groan.*
mil(l)ia, ium - *thousands.*
nimis - *exceedingly.*
nostri (Partitive Genit. of *nos*) - *of us.*
pedes, itis, m. - *footsoldier.*
plaga, ae, f. - *plague.*
pugno, are - *fight.*
quod (conj.) - (in later Latin) *that.*
salvo, are - *save.*
sicut et - *just as.*
sublimis, e - *lofty.*
triginta - *thirty.*
vae (interj.) - *woe!*

Arca Dei in Terra Philisthiim

Tulerunt Philisthiim arcam Dei, et intulerunt eam in
templum Dagon in Azotum, et statuerunt eam iuxta Dagon.

25   Aggravata est autem manus Domini super Azotios, et
demolitus est eos; et percussit in secretiore parte natium
Azotum et fines eius. Et ebullierunt villae et agri in medio
regionis illius, et nati sunt mures et facta est confusio mortis
magnae in civitate. Videntes autem viri Azotii huiuscemodi

30   plagam dixerunt, "Non maneat arca Dei Israel apud nos,
quoniam dura est manus eius super nos et super Dagon deum
nostrum." Et mittentes congregaverunt omnes satrapas

---

aggravo, are, avi, atus - *make heavier.*
apud (+acc.) - *among.*
Azotii, orum, m. - *the inhabitants of Ashdod.*
Azotus, i, f. - *Ashdod* (city of the Philistines).
civitas, tatis, f. - *city, state.*
confusio, onis, f. - *confounding.*
congrego, are, avi, atus - *gather together.*
Dagon (indecl. Hebrew name) - *Dagon* (national god of the
          Philistines).
demolior, iri, itus sum - *destroy.*
durus, a, um - *hard, harsh.*
ebullio, ire, ii - *boil up, bubble up.*
fines, ium, m. - *territory.*
huiuscemodi - *of this kind.*
iuxta   (+acc.) - *beside.*
maneo, ere - *remain.*
mors, mortis, f. - *death.*
mus, muris, c. - *mouse, rat.*
nascor, i, natus sum - *be born, spring up.*
nates, ium, f. - *the rump, the buttocks.*
percutio, ere, cussi, cussus - *smite; afflict.*
quoniam - *since, because.*
satrapae, arum, m. - *satraps, lords* (rulers of the individual towns of
          the Philistines).
secretior, ius - *private.*
statuo, ere - *set up.*
super (+acc.) - *upon.*
villa, ae, f. - *house.*

35

40

Philisthinorum ad se et dixerunt, "Quid faciemus de arca Dei
Israel?" Responderuntque Gethaei, "Circumducatur arca Dei
Israel." Et circumduxerunt arcam Dei Israel. Illis autem
circumducentibus eam, fiebat manus Domini per singulas
civitates interfectionis magnae nimis, et percutiebat viros
uniuscuiusque urbis, a parvo usque ad maiorem, et
computrescebant prominentes extales eorum. Inieruntque
Gethaei consilium, et fecerunt sibi sedes pelliceas.

45

      Miserunt ergo arcam Dei in Accaron. Cumque
venisset arca Dei in Accaron, exclamaverunt Accaronitae
dicentes, "Adduxerunt ad nos arcam Dei Israel ut interficiat nos
et populum nostrum." Miserunt itaque et congregaverunt
omnes satrapas Philisthinorum, qui dixerunt, "Dimittite arcam
Dei Israel et revertatur in locum suum et non interficiat nos
cum populo nostro." Fiebat enim pavor mortis in singulis
urbibus, et gravissima valde manus Dei. Viri quoque qui
mortui non fuerant percutiebantur in secretiori parte natium, et

---

Accaron - *Ekron* (city of the Philistines).
Accaronitae, arum, m. - *the inhabitants of Ekron.*
circumduco, ere, xi, ctus - *lead around, bring around.*
computresco, ere, ui - *putrefy, rot.*
consilium, ii, n. - *deliberation, meeting.*
dimitto, ere - *send away.*
extalis, is, m. *rectum.*
Gethaei, orum, m. - *the people of Gath* (a town of the Philistines).
ineo, ire, ii, itus - *enter (upon), form.*
interfectio, onis, f. - *destruction.*
nimis - *exceedingly.*
pavor, oris, m. - *fear.*
pelliceus (pellicius), a, um - *made of skins or leather.*
promineo, ere - *protrude* (here probably of tumors or hemorrhoids).
quoque - *also.*
revertor, i, sus sum - *return.*
sedes, is, f. - *seat.*
singuli, ae, a - *single, individual, one at a time.*
valde - *very.*

50   ascendebat ululatus uniuscuiusque civitatis in caelum.

Philisthaei Capiunt Consilium de Arca

Fuit ergo arca Domini in regione Philisthinorum
septem mensibus. Et vocaverunt Philisthiim sacerdotes et
divinos dicentes, "Quid faciemus de arca Domini? Indicate
55   nobis quomodo remittamus eam in locum suum." Qui
dixerunt, "Si remittitis arcam Dei Israel, nolite dimittere eam
vacuam, sed quod debetis, reddite ei pro peccato, et tunc
curabimini; et scietis quare non recedat manus eius a vobis."
Qui dixerunt, "Quid est quod pro delicto reddere debeamus ei?"
60   Responderuntque illi, "Iuxta numerum provinciarum
Philisthinorum quinque anos aureos faciatis et quinque mures
aureos, quia plaga una fuit omnibus vobis et satrapis vestris.

---

anus, i, m. - *fundament, anus.*
ascendo, ere - *rise.*
aureus, a, um - *golden.*
caelum, i, n. - *sky, heaven.*
consilium capere - *adopt a plan.*
curo, are - *cure.*
delictum, i, n. - *fault, delinquency.*
divinus, i, m. - *a diviner, soothsayer.*
indico, are - *show, declare.*
iuxta (+acc.) - *according to.*
mensis, is, m. - *month.*
nolo, nolle, nolui - *not to wish;* (imperative followed by an
      infinitive=a negative command: "do not send it away").
peccatum. i, n. - *sin.*
pro (+abl.) - *(in exchange) for.*
provincia, ae, f. - *province.*
quare - *why.*
quia - *because.*
quomodo - *how.*
recedo, ere - *go away, turn away.*
regio, onis, f. - *country, region.*
ululatus, us, m. -*wailing.*
uniuscuiusque (gen.) - *of each.*
vacuus, a, um - *empty.*

65

Facietisque similitudines anorum vestrorum et similtudines
murium qui demoliti sunt terram, et dabitis Deo Israel gloriam
si forte relevet manum suam a vobis et a diis vestris et a
terra vestra."

(*I Sam.* 4-6, adapted)

4. Another Biblical passage illustrating the belief in divine
causation of disease.

Abraham in Aegypto

5

Facta est autem fames in terra descenditque Abram in
Aegyptum ut peregrinaretur ibi; praevaluerat enim fames in
terra. Cumque prope esset ut ingrederetur Aegyptum, dixit
Sarai uxori suae, "Novi quod pulchra sis mulier et quod, cum
viderint te Aegyptii, dicturi sunt, 'Uxor ipsius est,' et
interficient me, et te reservabunt. Dic ergo, obsecro te, quod

---

Abram (indecl.) - *Abraham.*
Aegyptii, orum, m. - *the Egyptians.*
Aegyptus, i, f. - *Egypt.*
autem (conj.) - *now.*
descendo, ere, di, sus - *go down.*
ergo - *therefore.*
fames, is, f. - *hunger, famine.*
gloria, ae, f. - *glory.*
ingredior, i, gressus sum - *enter.*
interficio, ere - *kill.*
ipsius = eius.
mulier, eris, f. - *woman.*
nosco, ere, novi - *learn;* (perfect tenses with present meaning)
        know.
obsecro, are - *beg.*
peregrinor, ari, atus sum - *sojourn.*
praevaleo, ere, ui - *be strong, be severe.*
prope (advb.) - *near, close.*
relevo, are - *lighten.*
reservo, are - *keep.*
Sarai (dative) - *Sarah.*
similitudo, inis, f. - *image.*
uxor, oris, f. - *wife.*

soror mea sis, ut bene sit mihi propter te, et vivat anima mea
ob gratiam tui." Cum itaque ingressus esset Abram
10   Aegyptum, viderunt Aegyptii mulierem quod esset pulchra
nimis. Et nuntiaverunt principes Pharaoni, et laudaverunt eam
apud illum, et sublata est mulier in domum Pharaonis.
Abram vero bene usi sunt propter illam, fueruntque ei
oves et boves et asini, et servi et famulae, et asinae et cameli.
15   Flagellavit autem Dominus Pharaonem plagis maximis, et
domum eius, propter Sarai uxorem Abram. Vocavitque Pharao
Abram et dixit ei, "Quidnam est hoc quod fecisti mihi? Quare
non indicasti quod uxor tua esset? Quam ob causam dixisti
esse sororem tuam, ut tollerem eam mihi in uxorem?
20   Nunc igitur ecce coniunx tua; accipe eam et vade."
Praecepitque Pharao super Abram viris, et deduxerunt eum et
uxorem illius et omnia quae habebat.

(*Gen.* 12: 10-20)

---

accipio, ere, cepi, ceptus - *receive, take.*
anima, ae, f. - *soul, life.*
asina, ae, f. - *she-ass.*
asinus, i, m. - *ass.*
bos, bovis, m. - *ox.*
camelus, i, m. - *camel.*
deduco, ere, xi, ctus - *lead forth, conduct.*
ecce (advb.) - *behold, look.*
famula, ae, f. - *female slave.*
flagello, are, avi, atus - *whip, scourge.*
gratia, ae, f. - *kindness.*
igitur - *then.*
indico, are, avi, atus - *show, declare.*
nimis - *exceedingly, very.*
ovis, is, f. - *sheep.*
Pharao, onis, m. - *Pharaoh.*
plaga, ae, f. - *blow, stroke, misfortune; plague.*
praecipio, ere, cepi, ceptus - *give instructions.*
princeps, cipis, m. - *prince.*
propter (+acc.) - *because of.*
quisnam, quidnam - *who?, what?*
tollo, ere, sustuli, sublatus - *carry off.*
utor, i, usus sum - *use; treat.*
vado, ere - *go.*
vivo, ere - *live.*

B. *Attempts at Rational Explanation: The Doctrine of the Four Humors.* In the course of time some thinkers began to dissociate medicine from religion and to relate it to philosophical systems. The Greek philosophers of the sixth and early fifth centuries B.C. attempted a rational explanation of the universe, concluding that matter consisted of four fundamental elements: water, air, fire, and earth. In the corpus of medical writings which has come down to us under the name of Hippocrates, and in subsequent writers, this idea is applied to medicine, where it is known as the doctrine of the four humors (or fluids), viz. blood, phlegm, yellow bile, and black bile. (These are sometimes given as blood, phlegm, bile, and water.) In a healthy body these four humors are present in normal proportions; various disorders or illnesses result when the balance is disturbed. The physician's task is to restore the proper balance; hence the emphasis in ancient medical practice on bleeding (or cupping), enemas (or clysters), vomits, and sweating. The Humoral Theory prevailed in Western medicine for over 2000 years and was only abandoned completely in the nineteenth century after the conclusive demonstration of microbic specificity for various infections and diseases.

> **5.**   Hominis autem corpus in se sanguinem et pituitam et bilem duplicem, flavam nempe et nigram, continet, ex quibus corporis ipsius natura constat; et per haec dolet et sanum est.
> Sanum quidem vel maxime, cum haec moderatam inter se tum
> 5   facultate tum copia temperationem habuerint, idque praesertim

---

bilis, is, f. - *bile.*
consto, are - *consist.*
contineo, ere - *contain.*
doleo, ere - *feel pain, suffer, be ill.*
duplex, icis - *twofold, of two kinds.*
flavus, a, um - *yellow.*
nempe - *indeed, namely.*
niger, gra, grum - *black.*
pituita, ae, f. - *phlegm.*
praesertim - *especially.*
sanguis, inis, m. - *blood.*
sanus, a, um - *healthy.*
temperatio, onis, f. - *proportion, mixture.*
tum...tum - *not only...but also.*

si permixta fuerint. Dolet autem ubi horum quicquam vel minus vel copiosius fuerit, aut in corpore separatum nec reliquis omnibus contemperatum. Cum enim horum aliquid secesserit et per se constiterit, necesse est non solum locum ex

10   quo excessit morbo tentari, sed etiam in quem nimia copia influxerit dolore et labore vexari. Nam si quid horum amplius quam redundantia requirat extra corpus effluat, evacuatio ipsa dolorem exhibet. Sin contra intro vacuationem et transitionem ac ab aliis secretionem fecerit, duplicem sane dolorem, velut

15   dictum est, ut concitet necesse est, et unde excessit et ubi

---

concito, are - *stir up, cause.*
consisto, ere, stiti - *stand.*
contempero, are, avi, atus - *mix.*
contra - *on the other hand.*
copiosus, a, um - *abundant.*
dolor, oris, m. - *pain.*
effluo, ere - *flow out.*
evacuatio, onis, f. - *evacuation; emptiness.*
excedo, ere, cessi - *go out, leave.*
exhibeo, ere - *present, cause.*
influo, ere, xi - *flow in(to).*
intro - *inward.*
labor, oris, m. - *distress.*
necesse (indecl.) - *necessary.*
nimius, a, um - *excessive.*
permixtus, a, um - *thoroughly mixed.*
quisquam, quicquam - *any one, any thing.*
redundantia, ae, f. - *the excess.*
requiro, ere - *require.*
sane - *indeed, to be sure.*
secedo, ere, cessi, cessus - *move aside, withdraw.*
secretio, onis, f. - *separation.*
separatus, a, um - *separated.*
sin - *but if.*
solum - *only;* **non solum...sed etiam** - *not only...but also.*
transitio, onis, f. - *crossing, shifting.*
vacuatio, onis, f. - *an emptying.*
velut - *as.*
vexo, are - *harass, trouble.*

redundat. ...Iccirco assero sanguinem esse et pituitam et bilem
tum flavam tum nigram; natura formas discrepare, nullamque
pituitam similem esse sanguini, neque bilem sanguini, neque
pituitae bilem. Quaenam enim eorum inter se similitudo esse

20   possit, quae neque colore ad visum, neque ad manus
contactum similia esse videntur, cum neque consimiliter
calida, neque frigida, neque sicca, neque humida existant? Itaque
cum tantum inter se tum forma tum facultate differant, ea non
unum esse necesse est, si quidem neque ignis et aqua idem

25   sunt.

(*De Natura Hominis* 4-5, adapted)

6.   Semen ex omnibus tum viri tum mulieris membris
ad hominis generationem veniens et in mulieris uterum
illapsum concrescit, ex eoque tempore accedente natura

---

assero, ere - *maintain, declare.*
calidus, a, um - *warm.*
color, oris, m. - *color.*
concresco, ere - *grow.*
consimiliter - *similarly.*
contactus, us, m. - *touch.*
differo, ferre - *differ.*
discrepo, are - *differ.*
forma, ae, f. - *form; character.*
frigidus, a, um - *cold.*
generatio, onis, f. - *creation, reproduction.*
humidus, a, um - *moist.*
iccirco (idcirco) - *for that reason.*
ignis, is, m. - *fire.*
illabor, i, lapsus sum - *glide or fall into.*
membrum, i, n. - *member, part.*
mulier, eris, f. - *woman.*
quinam, quaenam, quodnam - *what?, what kind of?*
redundo, are - *overflow; be in excessive amount.*
semen, inis, n. - *seed.*
siccus, a, um - *dry.*
similitudo, inis, f. - *similarity.*
tantum (advb.) - *so much.*
tum...tum - *both...and, not only...but also.*
uterus, i, m. - *the uterus, womb.*
visus, us, m. - *sight.*

humanam formam referens procreatur. Habet autem tum mulier
5   tum vir in corpore quatuor humidi formas, ex quibus morbi
oriuntur, qui nulla vi contingunt. Hae vero sunt pituita,
sanguis, bilis, et aqua. Ex hisque non minima neque
debilissima pars ad semen confertur. Et postquam animal ex
parentibus procreatum est, tot humoris formas tum sani tum
10   morbosi in se continet. Quae vero ex unaquaque forma tum
plura tum pauciora in corpore contingunt aperiam, et ex quo
aegrotant...
            Sanguinis quidem certe fons est cor, pituitae caput,
aquae lien, bilis locus in jecore. Atque hi sunt quatuor istorum
15   humorum fontes, praeter ventriculum. Ex his maximas habent

---

aegroto, are - *be ill, be diseased.*
aperio, ire - *disclose.*
bilis, is, f. - *bile.*
confero, ferre - *carry, bring.*
contineo, ere - *contain.*
contingo, ere -*befall, happen.*
cor, rdis, n. - *heart.*
debilis, e - *weak.*
fons, ntis, m. - *source.*
(h)umidum, i, n. - *wetness, moisture.*
humor, oris, m. - *humor* (one of the four body fluids).
jecur, oris, n. - *liver.*
lien, enis, m. - *spleen.*
morbosus, a, um - *diseased.*
morbus, i, m. - *illness, disease.*
orior, iri - *arise, spring up.*
parens, ntis, c. - *parent.*
pituita, ae, f. - *phlegm.*
procreo, are - *beget, procreate, form.*
sanguis, inis, m. - *blood.*
unusquisque, unaquaeque, unumquodque - *each one, every*
        single one.
ventriculus, i, m. - *stomach.*
vis, vis, f. - *force, violence.*

cavitates caput et lien. In eo enim amplissimus locus est. Sed
de hoc paulo post melius disseram.

      Sic autem se res habet. In his omnibus quae eduntur
aut bibuntur, biliosi aliquid et aquosi et sanguinis et pituitosi

20   inest, plus minusve in hoc vel in illo. Quam ob causam quae
comeduntur et bibuntur ad valetudinem inter se differunt.
Atque haec quidem hactenus.

      Cum quis comederit aut biberit, corpus ad se ex
ventriculo commemoratam humiditatem attrahit et fontes per

25   venas de ventriculo trahunt, similis humiditas similem, et in
corpus distribuunt, non secus ac in plantis similis humiditas
ex terra similem attrahit.

(De Morbis IV 1-3, adapted)

---

ad (+acc.) - *as to.*
amplus, a, um - *large, spacious.*
aquosus, a, um - *watery, of water.*
attraho, ere - *draw, attract.*
autem - *indeed.*
bibo, ere - *drink.*
biliosus, a, um - *bilious, of bile.*
cavitas, tatis, f. - *cavity.*
comedo, ere - *eat, consume.*
commemoro, are - *mention.*
differo, ferre - *differ.*
dissero, ere - *treat, discuss.*
distribuo, ere - *distribute.*
edo, ere - eat.
habeo, ere - *have, hold*; **se res habet** - *the matter stands.*
humiditas, tatis, f. - *moisture, liquid.*
insum, esse - *be in.*
paulo (advb.) - *a little.*
pituitosus, a, um - *of phlegm.*
secus ac - *otherwise than.*
valetudo, inis, f. - *health, healthfulness.*
-ve (encl.) - *or.*
vena, ae, f. - *vein.*
ventriculus, i, m. - *stomach.*

7.   Quibus inter septum transversum et ventriculum pituita concluditur et dolorem exhibet, neque in alterutrum ventrem viam habet, iis per venas in vesicam pituita versa, morbi fit solutio.

(*Aphorismi* 7.54)

8.   Deinceps vero de aquis nobis commemorandum est et quae morbosae et quae saluberrimae exsistant, et quae ab aqua tum mala tum bona provenire aequum est. Plurimum enim momenti ad sanitatem confert. Quae igitur sunt palustres et stabiles et lacustres, eas per aestatem quidem calidas, crassas,

5

---

aequus, a, um - *likely.*
aestas, tatis, f. - *summer.*
calidus, a, um - *warm.*
commemoro, are - *speak.*
concludo, ere - *shut in, enclose.*
crassus, a, um - *thick.*
deinceps - *in succession, next.*
dolor, oris, m. - *pain.*
exhibeo, ere - *present, cause.*
exsisto, ere - *be.*
lacuster, tris, tre - *of lakes or ponds; stagnant.*
momentum, i, n. - *importance, influence.*
morbosus, a, um - *unhealthy, unwholesome.*
morbus, i, m. - *disease, ailment.*
paluster, tris, tre - *swampy, marshy.*
pituita, ae, f. - *phlegm.*
provenio, ire - *come from, result.*
saluber, bris, bre - *healthful, wholesome.*
sanitas, tatis, f. - *health.*
septum, i, n. - *septum.*
solutio, onis, f. - *resolution, end.*
stabilis, e - *standing, stagnant.*
transversus, a, um - *transverse.*
tum...tum - *not only...but also, on the one hand...on the other hand.*
venter, tris, m. - *belly, stomach;* **in alterutrum ventrem** - *into any other vessel.*
ventriculus, i, m. - *stomach.*
vero - *indeed.*
verto, ere, ti, sus - *turn.*
vesica, ae, f. - *bladder.*

et olidas esse necesse est. Cum enim non perfluant sed semper
novo imbre accedente augeantur et a sole exurantur, eas
decolores esse et pravas et biliosas necesse est; per hiemem
vero glaciatas et frigidas, et tum a nive tum a glacie returbidas,
10   adeoque maxime pituitam gignere et raucedinem excitare.

(*De Aëre, Aquis, Locis* 7)

9. Galen (A.D. 129 - c. 200/210) was, after Hippocrates, the
most celebrated of ancient physicians. He was born in Pergamum in
Asia Minor. After studying medicine there and in Smyrna, Corinth, and
Alexandria, he practised for a period as a gladiatorial physician in his
native city. He ultimately settled in Rome, where he developed a highly
successful practice and became court-physician to the emperor Marcus
Aurelius. He prided himself especially on his diagnostic and prognostic
abilities. His pathology was based on the doctrine of the four humors.
The following excerpt illustrates his application of this doctrine to the
diagnosis of an indisposition of the emperor's.

---

accedo, ere - *move toward, be added.*
augeo, ere - *enlarge.*
biliosus, a, um - *bilious.*
decolor, oris - *discolored.*
excito, are - *stir up, cause.*
exuro, ere - *burn, heat.*
glacies, ei, f. - *ice.*
glacio, are - *freeze.*
hiems, emis, f. - *winter.*
imber, bris, m. - *rain.*
necesse - *necessary.*
nix, nivis, f. - *snow.*
olidus, a, um - *odorous, smelly.*
perfluo, ere - *flow through, drain.*
pravus, a, um - *bad, unhealthy.*
raucedo, inis, f. - *hoarseness.*
returbidus, a, um - *turbid.*
sol, solis, m. - *sun.*
vero - *but, again.*

Ventriculi Laborantis ab Invasione Febris Dignotio

Illa porro vere admirabilis quae in ipso Rege accidit
dum ipse quidem ipsiusque medici qui cum eo peregrinati
fuerant accessionem quandam febrilem incepisse opinarentur,
5   errarent autem omnes et in secundo et tertio die, mane et circa
horam octavam.   Sumpserat pridie medicamentum ex aloe
amarum hora prima, deinde Theriacen, ut consuevit quotidie

---

accessio, onis, f. - *paroxysm, attack.*
admirabilis, e - *wonderful, remarkable.*
aloe, es, abl. **aloe, f.** - *aloe.*
amarus, a, um - *bitter.*
autem - *however, but.*
consuesco, ere, suevi - *be accustomed.*
deinde - *then.*
dignotio, onis, f. - *diagnosis.*
erro, are - *err.*
febrilis, e - *feverish, of fever.*
febris, is, f. - *fever.*
hora prima=7 *a.m.*
hora, ae, f. - *hour;* (the eighth hour=2 p.m.).
incipio, ere, cepi, ceptus - *begin.*
invasio, onis, f. - *attack.*
laboro, are - *labor, suffer.*
mane - *in the morning.*
medicamentum, i, n. - *medication.*
medicus, i, m. - *physician.*
opinor, ari, atus sum - *think, believe.*
peregrinor, ari, atus sum - *travel, go abroad.*
porro - *further, futhermore.*
pridie - *(on) the day before.*
quidam, quaedam, quoddam - *a certain.*
quotidie (cottidie) - *daily, every day.*
rex, regis, m. - *king, emperor.*
sumo, ere, psi, ptus - *take.*
theriacen (Greek accus.) - *theriac.*
ventriculus, i, m. - *belly, stomach.*
vere - *truly.*

assumere. Ac cum circa horam sextam ingessisset, mox sole
occiduo lavisset, ciboque usus esset modico, oborta sunt tota
10 nocte tormina necnon alvi inanitio; eoque ipse febri correptus
est. Quod cum medici ipsius vidissent, conquiescere jusserunt,
deinde sorbitione ad horam nonam aluerunt; post illa ego
vocatus sum ut et ipse in Palatio dormirem. Quo facto ecce
venit aliquis qui nos lucernis accensis jussu Imperatoris

---

accendo, ere, di, sus - *light.*
alo, ere, ui - *nourish, feed.*
alvus, i, f. - *belly, bowels.*
assumo, ere - *take.*
cibus, i, m. - *food.*
circa (+acc.) - *about, around.*
conquiesco, ere - *take rest, repose.*
corripio, ere, ui, reptus - *seize, attack.*
deinde - *then, afterwards.*
ecce- *lo!, behold!.*
horam nonam=*3 p.m.*
horam sextam=*noon.*
Imperator, oris, m. - *the Emperor.*
inanitio, onis, f. - *evacuation.*
ingero, ere, gessi, gestus - *take food.*
jubeo, ere, jussi, jussus - *order.*
jussus, us, m. - *command.*
lavo, are, lavi - *wash, bathe.*
lucerna, ae, f. - *lamp.*
modicus, a, um - *moderate.*
mox - *soon, shortly (thereafter).*
necnon - *and.*
oborior, iri, ortus sum - *arise, appear, develop.*
occiduus, a, um - *setting.*
Palatium, ii, n. - *Palace.*
sol, solis, m. - *sun.*
sorbitio, onis, f. - *broth.*
tormina, um, n. - *colic, griping of the bowels.*
totus, a, um - *all, entire.*
utor, i, usus, sum - *use, take.*

15   accersivit. Jam circiter tribus praesentibus, qui in diluculo
            ipsum inviserant explorarantque pulsum, initium quoddam
            accessionis omnibus esse apparebat; ego autem tacitus
            astabam. Intuitus me Imperator primum interrogabat, cur aliis
            pulsum tangentibus ego solus non tangerem. Respondi igitur
20   tunc in hunc modum: "Cum hi bis jam tetigerint et forte jam
            pulsuum tuorum proprietatem usu ac experientia cognitam
            habeant, ut qui tecum peregrinati fuerint, magis ipsos spero
            affectionem praesentem modo agnoscere." Quae cum dixissem
            jussissetque ipse me pulsum tangere, isque appareret juxta

---

accerso (arcesso), ere, accersivi, accersitus - *summon.*
accessio, onis, f. - *attack.*
affectio, onis, f. - *condition.*
agnosco, ere - *recognize, perceive, be familiar with.*
appareo, ere - *appear.*
asto, are - *stand by.*
bis - *twice.*
circiter - *about.*
diluculum, i, n. - *daybreak.*
experientia, ae, f. - *experience.*
exploro, are, avi - *examine.*
forte - *perchance, probably.*
initium, ii, n. - *beginning.*
interrogo, are - *ask, question.*
intueor, eri, itus sum - *look at.*
inviso, ere, si - *look after, visit.*
magis (advb.) - *more, better.*
modus, i, m. - *manner, way;* **in hunc modum** - *in this way.*
praesens, ntis - *present.*
proprietas, tatis, f. - *characteristics.*
pulsus, us, m. - *pulse.*
quidam, quaedam, quoddam - *a certain.*
spero, are - *hope, expect.*
tacitus, a, um - *silent.*
tango, ere, tetigi, tactus - *feel, touch.*
tunc=tum.
usus, us, m. - *practice.*

25   communem omnis et aetatis et naturae mensuram, plurimum
abesse ab eo qui accessionis initium indicaret pronuntiavi;
invasionem quidem nullam esse febris, sed stomachum
assumpto alimento comprimi, quod in pituitam versum esset
antequam excerneretur. Quae dignotio cum laudem aliquam
30   mereri videretur, ipsis his verbis ter ordine Imperator dixit,
"Ipsum est, hoc ipsum quod dixisti est; sentio enim a
frigidiore alimento me gravari."
        Rogavit igitur quid esset faciendum. Ego sane
respondi quae sensi, dixique ad eum quod si alius quispiam ita
35   esset affectus, darem ei quemadmodum consuevi vinum potui,
cui piper esset inspersum. "In vobis autem regibus, cum

---

aetas, tatis, f. - *age.*
afficio, ere, feci, fectus - *affect.*
alimentum, i, n. - *nourishment.*
communis, e - *common.*
comprimo, ere - *squeeze, press, weigh down.*
consuesco, ere, suevi - *be accustomed.*
excerno, ere - *separate, discharge, excrete.*
frigidus, a, um - *cold.*
gravo, are - *burden, weigh down.*
igitur - *and so, therefore.*
indico, are - *indicate.*
inspergo, ere, spersi, spersus - *sprinkle into.*
laus, laudis, f. - *praise.*
mensura, ae, f. - *measure.*
mereor, eri, itus sum - *deserve, be worthy of.*
natura, ae, f. - *nature, constitution.*
ordo, inis, m. - *order, row, succession.*
piper, piperis, n. - *pepper.*
potus, us, m. - *draft, drink.*
pronuntio, are, avi, atus - *state.*
quemadmodum - *as.*
quispiam, quidpiam - *anyone, anything.*
sane - *indeed, to be sure.*
stomachus, i, m. - *stomach.*
ter - *thrice.*
verto, ere, ti, sus - *turn, convert.*
vinum, i, n. - *wine.*

medici praesidiis securissimis uti soleant, abunde est lanam
potius nardino unguento calido imbutam ventriculi orificio
imponere." Ille alioquin etiam sibi consuetudinem esse dixit,
40   cum aliquando de stomacho conquereretur, nardinum
unguentum calidum purpurea lana exceptum applicare. Quod
cum Pitholao facere jussisset ac nos dimitteret, imposita ea et
pedibus manuum calidarum confricatu excalfactis, vinum
Sabinum postulavit pipereque injecto bibit; ac post potionem
45   Pitholao dixit se medicum unum, eumque admodum liberum,

---

abunde - *sufficient.*
admodum - *quite.*
alioquin - *otherwise.*
aliquando - *sometimes.*
applico, are - *apply.*
confricatus, us, m. - *rubbing, massage.*
conqueror, i, questus sum - *complain.*
consuetudo, inis, f. - *custom, habit*
dimitto, ere - *send away, dismiss.*
excalfacio, ere, - -, factus - *warm.*
excipio, ere, cepi, ceptus - *take up, catch up.*
imbuo, ere, ui, utus - wet, dip.
impono, ere - put on, lay, place on.
injicio, ere, jeci, jectus - *put in.*
lana, ae, f. -*wool.*
liber, era, erum - *free, unfettered, independent.*
nardinus, a, um - *of or made of nard.*
orificium, ii, n. - *orifice, opening.*
Pitholaus, i, m. - *Pitholaus.*
postulo, are, avi, atus - *ask, call for.*
potio, onis, f. - *drink.*
potius - *rather.*
praesidium, ii, n. - *help, aid, protective measure.*
purpureus, a, um - *purple.*
Sabinus, a, um - *Sabine* (Sabinum was a region near Rome).
securus, a, um - *secure, safe.*
soleo, ere - *be accustomed.*
unguentum, i, n. - *ointment.*

habere, ac numquam, sicut et tu novisti, me praedicare destitit, primum sane medicorum esse, philosophorum autem solum; quippe expertus erat jam multos non modo pecuniae studiosos, sed etiam contentiosos, gloriae cupidos, invidos, et malignos.

(Galen, *De Praenotione* 11)

10. Isidorus Hispalensis (ca. 560-636), commonly known in English as Isidore of Seville, was bishop of that city from the early years of the seventh century until his death. In addition to holding the most important ecclesiastical post of the day in his country, he was a voluminous writer treating a wide range of subjects. Of all his works the one of greatest interest to the modern world is his *Etymologiae* or *Origines*, in 20 books. It is a concise encyclopedic work in which Isidore attempts additionally to explain the etymology of the words and names treated in the text. Isidore's work is of particular value to us because, living as he did just after the close of classical antiquity, he still had access to and drew upon many books of classical and later antiquity which were subsequently lost in the Dark Ages. Thus his work represents to a considerable degree a summary and distillation of ancient classical knowledge, beliefs, and assumptions. The following passage is taken from Book IV, "De Medicina," of the *Etymologiae*.

---

contentiosus, a, um - *contentious, opinionated.*
cupidus, a, um - *desirous of.*
desisto, ere, stiti - *stop.*
experior, iri, pertus sum - *have experience with.*
invidus, a, um - *envious, jealous.*
malignus, a, um - *spiteful, envious.*
nosco, ere, novi, notus - *learn;* (perfect tenses with present meaning) *know.*
philosophus, i, m. - *philosopher.*
praedico, are - *laud, extol.*
quippe - *indeed, to be sure.*
studiosus, a, um - *eager for, desirous of.*

Morbi omnes ex quattuor nascuntur humoribus, id est
ex sanguine et felle, melancholia et phlegmate. Sicut autem
quattuor sunt elementa, sic et quattuor humores, et
unusquisque humor suum elementum imitatur: sanguis aërem,
5   cholera ignem, melancholia terram, phlegma aquam. Et sunt
quattuor humores, sicut quattuor elementa, quae conservant
corpora nostra. Ex his quattuor humoribus reguntur sani, ex
ipsis laeduntur infirmi. Dum enim amplius extra cursum
naturae creverint, aegritudines faciunt. Ex sanguine autem et
10   felle acutae passiones nascuntur, quas Graeci *oxea* (ὀξέα)

---

acutus, a, um - *acute.*
aegritudo, inis, f. - *illness.*
aër, aëris, m. - *air.*
amplius - *more (greatly), too much.*
autem - *moreover.*
cholera, ae, f. - *bile.*
conservo, are - *keep something in existence, maintain.*
cresco, ere, crevi - *grow, increase.*
cursus, us, m. - *course.*
elementum, i, n. - *element.*
extra (+acc.) - *outside, beyond.*
fel, fellis, n. - *gall, bile.*
Graeci, orum, m. - *the Greeks.*
humor, oris, m. - *humor, fluid.*
ignis, is, m. - *fire.*
imitor, ari - *imitate, resemble.*
infirmus, a, um - *ailing, impaired.*
laedo, ere - *injure, damage.*
melancholia, ae, f. - *black bile.*
morbus, i, m. - *disease.*
nascor, i, natus sum - *be born, arise from.*
passio, onis, f. - *suffering, disease.*
phlegma, atis, n. - *phlegm.*
rego, ere - *keep on course, direct, rule.*
sanguis, inis, m. - *blood.*
sanus, a, um - *healthy.*
unusquisque, unaquaeque, unumquodque - *each, each and every.*

vocant. Ex phlegmate vero et melancholia veteres causae procedunt, quas Graeci *chronia* (χρόνια) dicunt.

(*Etymologiae* 4.5.2-4; 7)

11. In the following passage describing scarlet fever, taken from Thomas Sydenham (1624-1689), sometimes called the English Hippocrates, the influence of the humoral doctrine is still seen.

Febris Scarlatina

(Exeunte aestate ut plurimum invadit; infantes prae ceteris.)

Scarlatina Febris, licet nullo non tempore possit incidere, ut plurimum tamen exeunte aestivo se prodit, quo
5   quidem integras familias, infantes vero prae ceteris, infestat.

---

aestivus, a, um - *of the summer, summer-time.*
causa, ae, f. - *matter, problem.*
exeo, ire - *go out; end.*
familia, ae, f. - *family.*
febris, is, f. - *fever.*
incido, ere - *happen, occur.*
infans, ntis, c. - *infant.*
infesto, are - *attack, infest.*
integer, gra, grum - *entire.*
invado, ere - *attack.*
licet - *although.*
prae (+abl.) - *before, in preference to.*
procedo, ere - *go forth, result.*
prodo, ere - *put forth;* **se prodere** - *appear.*
scarlatina - *scarlet.*
vero - *but.*
vetus, eris - *old, long-standing.*

(Descriptio Morbi)

Rigent horrentque sub initio, ut in aliis febribus, qui hac afficiuntur, neque vehementer admodum aegrotant; postea cutis universa maculis parvis rubris interstinguitur,

10   crebrioribus certe et multo latioribus magisque rubentibus, at non perinde uniformibus, ac sunt illae quae morbillos constituunt. Ad duos tresve dies persistunt hae maculae, quibus demum evanescentibus, decedenteque subjecta cuticula, restant

---

aegroto, are - *be ill, suffer.*
afficio, ere - *affect.*
certe - *certainly, to be sure.*
constituo, ere - *produce, cause.*
creber, bra, brum - *thick, dense.*
cuticula, ae, f. - *skin.*
cutis, is, f. - *skin.*
decedo, ere - *go away, die.*
demum - *finally.*
descriptio, onis, f. - *description.*
evanesco, ere - *vanish, pass away.*
horreo, ere - *tremble, shake.*
initium, ii, n. - *beginning.*
interstinguo, ere - *variegate or checker* (with spots, as in a rash).
latus, a, um - *wide, broad.*
macula, ae, f. - *spot.*
magis (advb.) - *more.*
morbilli, orum, m. - *measles.*
morbus, i, m. - *disease.*
perinde - *in like manner, equally.*
persisto, ere - *persist, last.*
postea - *afterwards.*
resto, are - *remain.*
rigeo, ere - *have chills.*
rubens, ntis - *red.*
ruber, bra, brum - *red.*
subjectus, a, um - *placed under, lying beneath.*
uniformis, e - *uniform.*
universus, a, um - *all, entire.*
vehementer admodum - *all that severely.*

15   furfuraceae quaedam squamulae ad instar farinae corpori
        inspersae, quae ad secundam aut tertiam vicem se promunt
        conduntque vicissim.

        (Curatio: Nec venaesectione nec enematis nec
        cardiacis est opus; a carnibus tantum et spirituosis liquoribus
        aeger abstineat, nec foras prodeat, nec lecto perpetuo affigatur.)

20   Cum hic morbus nihil aliud mihi videatur, quam
        mediocris sanguinis effervescentia a praegressae aestatis calore,

---

abstineo, ere - *abstain.*
aeger, gri, m. - *sick person, patient.*
aestas, tatis, f. - *summer.*
affigo, ere - *affix, fasten.*
calor, oris, m. - *heat.*
cardiacus, a, um - *cardiac (drugs).*
caro, carnis, f. - *flesh, meat.*
condo, ere - *hide, disappear.*
curatio, onis, f. - *cure, treatment.*
effervescentia, ae, f. - *effervescence, boiling up, foaming up.*
enema, atis, n. - *enema.*
farina, ae, f. - *meal.*
foras (advb.) - *out of doors.*
furfuraceus, a, um - *bran-like.*
inspergo, ere, si, sus - *sprinkle on.*
lectus, i, m. - *bed.*
liquor, oris, m. - *fluid; beverage.*
mediocris, e - *moderate.*
opus est (+abl.) - *there is need (of).*
perpetuo (advb.) - *continually.*
praegredior, i, gressus sum - *precede.*
prodeo, ire - *go forth.*
promere - *appear.*
promo, ere - *produce;* **se promere** - *appear.*
quidam, quaedam, quoddam - *a certain, a kind of.*
spirituosus, a, um - *spirituous, alcoholic.*
squamula, ae, f. - *a little scale.*
tantum (advb.) - *only.*
venaesectio, onis, f. - *cutting of a vein, phlebotomy.*
vicissim - *in turn.*

aut alio aliquo modo, excitata, nihil quicquam molior quo
minus sanguis sibi despumando vacet, et materiae peccanti per
cutis poros ablegandae. Quamobrem tum hinc et a
25   venaesectione et ab enematum usu mihi temperans, quibus
remediorum formis facta revulsione particulas sanguini
infestas cum eodem intimius permisceri, et motum Naturae
magis congruum sufflaminari, autumo; tum ex altera parte ab
exhibendis cardiacis, quorum aestu impetuosius forte
30   exagitabitur sanguis quam pro pacata et leni illa separatione in
qua jam totus est. (Quid quod et vehementer Febris hoc fomite

---

ablego, are - *send off, send away, get rid of.*
aestus, us, m. - *boiling; stimulation.*
autumo, are - *say, assert.*
congruus, a, um - *concordant, harmonious.*
exagito, are - *agitate.*
excito, are, avi, atus - *stir up.*
exhibeo, ere - *administer.*
fomes, itis, m. - *tinder.*
forma, ae, f. - *form, kind.*
forte - *perchance, probably.*
hinc - *hence; on the one hand.*
impetuosius - *too violently.*
infestus, a, um - *hostile to.*
intimius - *too closely.*
lenis, e - *gentle.*
magis (advb.) - *more.*
materia, ae, f. - *matter.*
molior, iri, itus sum - *do.*
motus, us, m. - *movement, motion.*
pacatus, a, um - *calm, even.*
particula, ae, f. - *particle.*
pecco, are - *sin, be harmful.*
permisceo, ere - *mix thoroughly.*
porus, i, m. - *pore.*
quisquam, quicquam - *any one, any thing.*
remedium, ii, n. - *remedy.*
separatio, onis, f. - *separation, separation-process.*
sufflamino, are - *check, stay, repress.*
tempero, are (used reflexively) - *restrain, refrain from.*
vehementer - *strongly.*

possit accendi?) Satis habeo ut aeger a carnibus in solidum
abstineat, et a liquoribus spirituosis quibuscunque, tum ut
neque usquam foras prodeat, neque se perpetim lecto affigat.
35 Cute jam penitus desquamata et cessantibus symptomatis, e re
fore existimo ut purgetur aeger leni aliquo medicamento, aetati
atque viribus accommodo. Simplici hac et naturali plane
methodo hoc morbi nomen (vix enim altius assurgit) sine
molestia aut periculo quovis facillime abigitur; cum e contra si
40 plus negotii aegris facessamus, vel lectulis continenter
incarcerando, vel cardiacis aliisque remediis supervacaneis

---

abigo, ere - *drive away, dispel.*
accendo, ere - *set on fire, inflame.*
accommodus, a, um - *suited to.*
aetas, atis, f. - *age.*
assurgo, ere - *rise.*
cesso, are - *cease.*
continenter - *continually.*
desquamo, are, avi, atus - *peel off, clean off, excoriate.*
existimo, are - *think, judge.*
facesso, ere - *cause.*
incarcero, are - *incarcerate, confine.*
medicamentum, i, n. - *drug, medication.*
methodus, i, f. - *method.*
molestia, ae, f. - *annoyance, trouble.*
naturalis, e - *natural.*
negotium, ii, n. - *difficulty, trouble.*
penitus - *thoroughly, entirely.*
periculum, i, n. - *danger.*
perpetim - *continually.*
plane - *entirely, quite.*
purgo, are - *purge.*
quicumque, quaecumque, quodcumque - *of any kind.*
quivis, quaevis, quodvis - *any you wish, any.*
simplex, icis - *simple.*
supervacaneus, a, um - *unnecessary, superfluous, excessive.*
symptoma, atis, n. - *symptom.*
usquam - *anywhere.*
vires, ium, f. - *strength.*
vix - *hardly, scarcely, barely.*

nimis docte et (ut vulgo videtur) secundum artem supra
modum ingestis, morbus statim intenditur, et aeger non raro
nulla alia de causa quam nimia Medici diligentia ad plures
45   migrat.

(Thomas Sydenham, *Observationes Medicae circa
Morborum Acutorum Historiam et Curationem*, Sec. 6, Cap. 2)

C. Other Attempts at Rational Explanation.

12. Lucretius (ca. 99-55 B.C.), the Roman Epicurean
philosopher-poet, was a materialist, a believer in atomism, and an
opponent of religion. He denies divine causation and attempts a strictly
scientific explanation devoid of any supernatural influences.

(Pestilentia Unde Creatur)

Nunc ratio quae sit morbis, aut unde repente
mortiferam possit cladem conflare coorta

---

ars, artis, f. - *art* (of medicine).
clades, is, f. - *destruction, disaster.*
conflo, are - *stir up, bring about.*
coorior, iri, ortus sum - *spring up, arise.*
creo, are - *create, produce.*
diligentia, ae, f. - *diligence, solicitude.*
docte - *in a learned manner.*
ingero, ere, gessi, gestus - *ingest.*
intendo, ere - *make more intense.*
medicus, i, m. - *physician.*
migro, are - *migrate, depart.*
morbus, i, m. - *disease.*
mortifer, a, um - *death-bringing, deadly.*
nimis - *too.*
nimius, a, um - *excessive.*
pestilentia, ae, f. - *pestilence, plague.*
raro - *rarely.*
ratio, onis, f. - *reason, cause.*
repente - *suddenly.*
secundum (+acc.) - *according to.*
statim - *immediately.*
unde - *whence.*
vulgo - *commonly.*

5

10

morbida vis hominum generi pecudumque catervis,
expediam. Primum multarum semina rerum
esse supra docui, quae sint vitalia nobis,
et contra quae sint morbo mortique necesse est
multa volare. Ea cum casu sunt forte coorta
et perturbarunt caelum, fit morbidus aer.
Atque ea vis omnis morborum pestilitasque
aut extrinsecus, ut nubes nebulaeque, superne
per caelum veniunt, aut ipsa saepe coorta
de terra surgunt, ubi putorem umida nacta est

---

aer, aeris, m. - *air.*
caelum, i, n. - *sky, heavens.*
casus, us, m. - *accident, chance.*
caterva, ae, f. - *flock, herd.*
contra - *on the other hand.*
coorior, iri, ortus sum - *arise, come together.*
doceo, ere, ui - *show.*
expedio, ire - *set forth, explain.*
extrinsecus - *from without.*
forte (advb.) - *by chance.*
genus, eris, n. - *race.*
(h)umidus, a, um - *containing moisture, humid.*
morbidus, a, um - *disease-producing, unwholesome, unhealthy.*
nanciscor, i, nactus sum - *acquire, get.*
nebula, ae, f. - *mist.*
nubes, is, f. - *cloud.*
pecus, udis, f. - *beast, animal.*
perturbo, are, avi - *disturb, throw into disarray.*
pestilitas, tatis, f. - *plague.*
primum (advb.) - *first.*
putor, oris, m. - *bad smell, foulness.*
semen, inis, n. - *seed.*
superne - *from above.*
surgo, ere - *rise.*
vis, vis, f. - *force.*
vitalis, e - *life-giving, life-supporting.*
volo, are - *fly, flit about.*

intempestivis pluviisque et solibus icta.

15   ...Ubi se caelum, quod nobis forte alienum,
commovet atque aer inimicus serpere coepit,
ut nebula ac nubes paulatim repit et omne,
qua graditur, conturbat et immutare coactat,
fit quoque ut, in nostrum cum venit denique caelum,
20   corrumpat reddatque sui simile atque alienum.
Haec igitur subito clades nova pestilitasque
aut in aquas cadit aut fruges persidit in ipsas
aut alios hominum pastus pecudumque cibatus,

---

alienus, a, um - *harmful, noxious.*
cado, ere - *fall.*
cibatus, us, m. - *food, fodder.*
coacto, are - *force, compel.*
coepi, coepisse - *to have begun.*
commoveo, ere - shake, agitate; **se commovere** - *set itself in
    motion.*
conturbo, are - *disturb, throw into disorder.*
corrumpo, ere - *corrupt.*
denique - *at last, finally.*
fruges, um, f. - *fruits (of the earth), crops.*
gradior, i, gressus sum - *step, move, advance.*
ictus, a, um - *hit, smitten.*
igitur - *thus, and so.*
immuto, are - *change.*
inimicus, a, um - *hostile, harmful.*
intempestivus, a, um - *unseasonable.*
pastus, us, m. - *food.*
paulatim - *gradually, little by little.*
persido, ere - *settle down.*
pluvius, ii, m. - *rain.*
qua (advb.) - *wherever.*
quoque - *also.*
reddo, ere - *render.*
repo, ere - *crawl.*
serpo, ere - *creep forward.*
sol, solis, m. - *sun.*
subito - *suddenly.*

aut etiam suspensa manet vis aere in ipso
25   et, cum spirantes mixtas hinc ducimus auras,
        illa quoque in corpus pariter sorbere necesse est.
                    (*De Rerum Natura* 6.1090-1102; 1119-1130)

13. Marcus Terentius Varro (116-27 B.C.) was an encyclopedic Roman writer. Two of his works have come down to us, the *De Lingua Latina*, a treatise on the Latin language, and the *De Re Rustica*, a work on farming. The following selection is from the latter. The subject under discussion is the choice of a healthful location for the farmhouse. The explanation adduced for the dangers of a swampy location is interesting as anticipating the modern germ theory of disease. It is, of course, based only on speculation, confirmation being impossible until the invention of the microscope. The *De Re Rustica* was published about 36 B.C.

Danda opera ut potissimum sub radicibus montis
silvestris villam ponat, ubi pastiones sint laxae, item ut contra
ventos, qui saluberrimi in agro flabunt. Quae posita est ad

---

ager, gri, m. - *field, land.*
aura, ae, f. - *breeze, air, breath.*
duco, ere - *draw (in).*
flo, are - *blow.*
item - *likewise.*
laxus, a, um - *broad, spacious.*
maneo, ere - *stay, remain.*
mixtus, a, um - *mixed.*
mons, ntis, m. - *hill.*
opera, ae, f. - *work, care.*
pariter - *equally, simultaneously.*
pastio, onis, f. - *pasture.*
radix, icis, f. *root; foot.*
saluber (-bris), bris, bre - *healthful.*
silvestris, e - *woody, wooded.*
sorbeo, ere - *suck (in), inhale.*
spiro, are - *breathe.*
suspensus, a, um - *suspended.*
ut potissimum - *as much as possible.*
ventus, i, m. - *wind.*
villa, ae, f. - *farmhouse, steading.*

exortos aequinoctiales aptissima, quod aestate habet umbram,
5   hieme solem. Sin cogare secundum flumen aedificare,
curandum ne adversum eam ponas; hieme enim fiet vehementer
frigida et aestate non salubris. Advertendum etiam, siqua erunt
loca palustria, et propter easdem causas, et quod crescunt
animalia quaedam minuta, quae non possunt oculi consequi, et
10   per aera intus in corpus per os ac nares perveniunt atque
efficiunt difficilis morbos.

(De Re Rustica 1.12.1-2)

---

adverto, ere - *notice.*
aedifico, are - *build.*
aequinoctialis, e - *equinoctial.*
aer, aeris, m. - *air.*
aestas, tatis, f. - *summer.*
aptus, a, um - *suitable.*
causa, ae, f. - *cause, reason.*
cogo, ere - *compel, force.*
consequor, i, secutus sum - *make out, distinguish.*
cresco, ere - *grow.*
curo, are - *take care.*
efficio, ere - *cause.*
exortus, us, (acc. pl. in Varro **exortos**), **m.** - *rising.*
flumen, inis, n. - *river.*
frigidus, a, um - *cold.*
hiems, mis, f. - *winter.*
intus - *inside.*
minutus, a, um - *tiny.*
morbus, i, m. - *disease.*
nares, ium, f. - *the nostrils, nose.*
oculus, i, m. - *eye.*
os, oris, n. - *mouth.*
paluster, tris, tre - *swampy.*
pervenio, ire - *arrive, enter.*
propter (+acc.) - *on account of, for.*
secundum (+acc.) - *alongside.*
sin - *but if.*
sol, solis, m. - *sun.*
umbra, ae, f. - *shade.*
vehementer - *strongly, very.*

14. Lucius Annaeus Seneca (ca. 4 B.C. - A.D. 65), the Roman Stoic philosopher, was for ten years the tutor and adviser of the youthful emperor Nero. In his *Naturales Quaestiones* Seneca observes that plagues are reputed to be associated with great earthquakes and, like Lucretius and Varro, attempts a natural explanation. He associates the observable fact of plagues ensuing upon earthquakes with the geologic belief of his day that the earth was full of cavities and contained in its depths vast amounts of air or winds, many of which were toxic because of their long incarceration in dark and unwholesome regions or contact with noxious substances. He sees in the release of these noxious gases by the disturbance of the earth the cause of such plagues. The actual cause may well have been the large number of unburied cadavers resulting from the quake. The following passage alludes to the earthquake which shook Campania in 62 or 63 A.D., not the more famous one of 79 A.D. which occasioned the destruction of Pompeii and Herculaneum.

> Quaedam tamen propria in hoc Campano motu
> accidisse narrantur, quorum ratio reddenda est. Diximus
> sescentarum ovium gregem exanimatum in Pompeiana
> regione. Non est quare hoc putes ovibus illis timore accidisse.
> 5   Aiunt enim solere post magnos terrarum motus pestilentiam

---

accido, ere, cidi - *happen.*
aiunt (3 pl. pres. of **aio**) - *they say.*
Campanus, a, um - *Campanian, of Campania* (region of Italy, southeast of Rome, where Pompeii is situated).
exanimo, are, avi, atus - *deprive of breath, kill.*
grex, gregis, m. - *flock.*
motus, us, m. - *movement, quake.*
ovis, is, f. - *sheep.*
pestilentia, ae, f. - *plague.*
Pompeianus, a, um - *of Pompeii.*
proprius, a, um - *particular, one's own, peculiar to.*
quidam, quaedam, quoddam - *certain.*
ratio, onis, f. - *reason, explanation.*
reddo, ere - *render, give.*
regio, onis, f. - *region.*
sescenti, ae, a - *six hundred.*
soleo, ere - *be accustomed.*
timor, oris, m. - *fear.*

fieri, nec id mirum est. Multa enim mortifera in alto latent.
Aer ipse, qui vel terrrarum culpa vel pigritia et aeterna nocte
torpescit, gravis haurientibus est, vel corruptus internorum
ignium vitio, cum e longo situ emissus est, purum hunc
liquidumque maculat ac polluit insuetumque ducentibus
spiritum affert nova genera morborum.

10

(*Nat. Quaest.* 6.27.1-2)

15. Isidore of Seville (see No. 10 above) recognizes other
possible causes of plague, but vestiges of belief in divine causation still
remain.

---

aeternus, a, um - *eternal, perpetual.*
affero, ferre - *bring.*
altum, i, n. - *the depths.*
corrumpo, ere, rupi, ruptus - *corrupt, taint.*
culpa, ae, f. - *fault, defect.*
duco, ere - *lead; draw; breathe.*
emitto, ere, misi, missus - *let out.*
genus, eris, n. - *kind.*
gravis, e - *heavy; harmful.*
haurio, ire - *draw, breathe, inhale.*
ignis, is, m. - *fire.*
insuetus, a, um - *unaccustomed, unfamiliar.*
internus, a, um - *internal.*
lateo, ere, ui - *lie hidden, lurk.*
liquidus, a, um - *liquid; clear.*
maculo, are - *spot, stain, taint.*
mirus, a, um - *strange, remarkable.*
morbus, i, m. - *illness, disease.*
mortifer(us), a, um - *causing death, deadly.*
pigritia, ae f. - *sluggishness, inactivity.*
polluo, ere - *pollute.*
purus, a, um - *pure.*
situs, us, m. - *neglect, stagnation.*
spiritus, us, m. - *breath, breeze.*
torpesco, ere - *become sluggish.*
vitium, ii, n. - *fault, defect, harmful effect.*

Pestilentia est contagium, quod dum unum
apprehenderit, celeriter ad plures transit. Gignitur enim ex
corrupto aëre, et in visceribus penetrando innititur. Hoc etsi
plerumque per aërias potestates fiat, tamen sine arbitrio
5   omnipotentis Dei omnino non fit.

                                                      (Etym. 4.6.17)

16. In the following passage Isidore again cites divine
causation, but also discloses his awareness of a theory which closely
anticipates the modern explanation.

---

aer, aeris, m. - *air.*
aerius, a, um - *of the air.*
apprehendo, ere, di, sus - *seize, lay hold of, attack.*
arbitrium, ii, n. - *will.*
contagium, ii, n. - *contagion.*
corruptus, a, um - *corrupted, tainted.*
deus, i, m. - *god.*
dum (in late Latin often = *cum*) - *when.*
etsi - *although.*
gigno, ere - *beget, create.*
innitor, i, nisus sum - *settle (on).*
omnino - *altogether, at all.*
omnipotens, ntis - *omnipotent.*
penetro, are - *penetrate, invade.*
pestilentia, ae, f. - *plague.*
plerumque - *generally, for the most part.*
potestas, tatis, f. - *power; effect.*
transeo, ire - *pass over to.*
viscera, um, n. - *the viscera, inner organs.*

De Pestilentia

       Pestilentia est morbus late vagans et contagio suo
paene omnes polluens quos tetigerit. Haec enim aegritudo non
habet spatium temporis quo aut vita speretur aut mors, sed
5   repentinus languor simul cum morte venit. Quae sit vero
causa huius pestilentiae quidam dixerunt: "Quando pro peccatis
hominum plaga et corruptio terris inicitur, tunc aliqua ex
causa--id est aut siccitatis aut caloris vi aut pluviarum
intemperantia--aer corrumpitur sicque naturalis ordinis

---

aegritudo, inis, f. - *illness.*
aer, aeris, m. - *air.*
calor, oris, m. - *heat.*
causa, ae, f. - *cause, reason.*
contagium, ii, n. - *touch, contact.*
corrumpo, ere - *corrupt, taint.*
corruptio, onis, f. - *corruption.*
inicio, ere - *cast upon, lay upon.*
intemperantia, ae, f. - *lack of moderation, excess.*
languor, oris, m. - *faintness, listlessness, languor.*
morbus, i, m. - *disease.*
mors, rtis, f. - *death.*
nostri, orum, m. - *our people* (i.e. Christian writers).
ordo, inis, m. - *order.*
paene - *almost.*
peccatum, i, n. - *sin.*
pestilentia, ae, f. - *plague.*
plaga, ae, f. - *plague.*
pluvia, ae, f. - *rain.*
polluo, ere - *defile, pollute, taint.*
quando - *when.*
repentinus, a, um - *sudden, unexpected.*
siccitas, tatis, f. - *dryness, drought.*
simul - *together.*
spatium, ii, n. - *expanse; period.*
spero, are - *look for, expect, anticipate.*
tango, ere, tetigi, tactus - *touch.*
tunc (= tum) - *then.*
vagor, ari - *roam, spread.*
vero - *indeed.*
vis, vis, f. - *force.*

10   perturbata temperie inficiuntur elementa et fit corruptio aëris,
et aura pestifera oritur et corruptelae vitium in homines
ceteraque animantia." Unde et Vergilius:

        Corrupto caeli tractu miserandaque venit
        Arboribusque satisque lues.

                              (Aen. 3.138f.)

15   Item alii aiunt pestifera semina rerum multa ferri in
aërem atque suspendi et in extremas caeli partes aut a ventis

---

aio, 3 pl. aiunt - *say.*
animantia, ium, n. - *creatures endowed with life, living creatures.*
arbor, oris, f. - *tree.*
aura, ae, f. - *breeze, air.*
caelum, i, n. - *sky, heavens.*
corruptela, ae, f. *corruption; decay.*
elementum, i, n. - *element.*
extremus, a, um - *farthermost.*
inficio, ere - *infect.*
item - *likewise.*
lues, is, f. - *plague, pestilence.*
miseror, ari - *bewail, lament, deplore.*
orior, iri - *arise.*
pars, rtis, f. - *part.*
perturbo, are, avi, atus - *disturb, upset.*
pestifer(us), a, um - *pestilential.*
semen, inis, n. - *seed.*
sero, ere, sevi, satus - *sow;* **sata, orum, n.** - *things sown,*
      crops.
suspendo, ere, di, sus - *suspend.*
temperies, ei, f. - *proper mixture.*
tractus, us, m. - *tract, expanse.*
unde - *whence, for which reason.*
ventus, i, m. - *wind.*
Vergilius, ii, m. - *Virgil* (Roman poet, author of the *Aeneid*).
vitium, ii, n. - *defect, taint.*

aut a nubibus transportari. Deinde quaqua feruntur aut cadunt
per loca et germina cuncta ad animalium necem corrumpunt,
aut suspensa manent in aëre, et cum spirantes trahimus auras,
20   illa quoque in corpus pariter absorbemus, atque inde
languescens morbo corpus aut ulceribus taetris aut
percussione subita exanimatur. Sicut enim caeli novitate vel
aquarum temptari advenientium corpora consueverunt adeo ut
morbum concipiant, ita etiam aër corruptus ex aliis caeli

---

absorbeo, ere - *absorb, breathe in.*
ad (+acc.) - *to, resulting in.*
adeo ut - *to the point that.*
advenientes, ium, m. - *newcomers.*
cado, ere - *fall.*
concipio, ere - *take, catch.*
consuesco, ere, suevi, suetus - *be accustomed.*
cunctus, a, um - *all.*
deinde - *then.*
exanimo, are - *deprive of breath; kill.*
germen, inis, n. - *bud, sprout, shoot.*
inde - *thence, as a result.*
languesco, ere - *become weak or listless.*
locus, i, m. - *place;* **per loca** - *over the region.*
maneo, ere - *remain.*
nex, necis, f. - *killing, death.*
novitas, tatis, f. - *newness, novelty, strangeness, change.*
nubes, is, f. - *cloud.*
pariter - *equally, at the same time.*
percussio, onis, f. - *a striking.*
quaqua - *whithersoever, wherever.*
quoque - *also.*
sicut - *just as.*
spiro, are - *breathe.*
subitus, a, um - *sudden.*
taeter, tra, trum - *foul, hideous, offensive.*
tempto, are - *try.*
traho, ere - *draw, inhale.*
transporto, are - *transport.*
ulcus, eris, n. - *sore.*

25   partibus veniens subita clade corpus corrumpit atque repente
        vitam extinguit.

                                        (*De Natura Rerum* 39, adapted)

   17. Girolamo Fracastoro (ca. 1478-1553) was a typical figure
of the Renaissance--physician, astronomer, geologist, philosopher, and
poet. As a young man he witnessed the spread of syphilis throughout
Europe and experienced the outbreak of the plague in his native Verona
in 1510. He pondered deeply the problem of contagion, and in 1546 in
his *De Contagione et Contagiosis Morbis et Eorum Curatione*
suggested as the cause germs of contagion (*seminaria contagionum*),
pathogenic particles too small to be perceptible by the human eye. His
detailed explanation appears all the more remarkable since it was
advanced more than a century before the first use of the magnifying
glass and the microscope, which, for the first time, enabled
confirmation of the existence of microorganisms.

(Different Kinds of Contagion)

        Triplex autem videtur esse prima contagionum
    omnium differentia: alia enim contactu solo afficiunt, alia
    praeter hoc et fomitem quoque relinquunt, et per ipsum
    contagiosa sunt, ut scabies, phthisis, areae, elephantiasis, et id

---

afficio, ere - *do to, affect; infect.*
alius ... alius - *one ... another.*
area, ae, f. - *open space; bald spot.*
clades, is, f. - *destruction, disaster.*
contactus, us, m. - *contact.*
contagio, onis, f. - *contagion.*
contagiosus, a, um - *contagious.*
differentia, ae, f. - *difference, distinction.*
elephantiasis, is, f. - *elephantiasis.*
et - *also.*
ex(s)tinguo, ere - *extinguish.*
fomes, itis, m. - *tinder; infectious material.*
phthisis, is, f. - *consumption.*
primus, a, um - *first; basic.*
quoque - *also, too.*
repente - *suddenly.*
scabies, ei, f. - *scabies.*
triplex, icis - *threefold.*

5   genus (fomitem appello vestes, ligna, et ejusmodi, quae
        incorrupta quidem ipsa existentia conservare nihilominus apta
        sunt contagionis seminaria prima et per ipsa afficere); nonnulla
        porro sunt quae non contactu solo, non solo fomite, sed et ad
        distans etiam transferunt contagionem, ut pestilentes febres, et
10   phthisis, et lippitudines quaedam, et exanthemata illa quae
        variolae vocantur, et similia.

                                                              (I.2)

---

afficio, ere - *affect; infect.*
appello, are - *call.*
aptus, a, um - *fitted, suited.*
conservo, are - *preserve.*
disto, are - *be at a distance, be distant, be separated.*
ejusmodi - *of that kind.*
exanthema, atis, n. - *exanthema, rash.*
ex(s)isto, ere - *exist, be.*
febris, is, f. - *fever.*
incorruptus, a, um - *not corrupted.*
lignum, i, n. - *wood.*
lippitudo, inis, f. - *eye-inflammation*
nihilominus - *nonetheless.*
nonnullus, a, um - *some.*
pestilentis, e - *pestilential, noxious.*
porro - *furthermore.*
primus, a, um - *first; basic.*
quidam, quaedam, quoddam - *certain.*
quidem - *indeed.*
seminarium, ii, n. - *nursery; seedbed; source of seed.*
solus, a, um - *only;* **non solo ... sed et** - *not only ... but also.*
transfero, ferre - *transmit.*
variola, ae, f. - *smallpox.*
vestis, is, f. - *garment, clothing.*

De Contagione Quae Solo Contactu Afficit

Videtur autem quae inter fructus contagio versatur, maxime ejusmodi esse, quae solo contactu afficiat, ut uvae ad uvam, et pomi ad pomum. ...Est autem putrefactio dissolutio quaedam mistionis calido innato evaporante atque humido; ejus vero evaporationis principium semper est aliena caliditas, sive ea in aere sit sive in circumfuso humido. ...Humidum enim partes ejus quod tangit emollit ac laxat beneque separabiles

15

---

alienus, a, um - *foreign.*
autem - *now.*
bene - *readily, easily.*
caliditas, tatis, f. - *heat.*
calidus, a, um - *warm;* **calidum, i, n.** - *heat.*
circumfusus, a, um - *surrounding.*
dissolutio, onis, f. - *dissolution.*
emollio, ire - *soften.*
evaporatio, onis, f. - *evaporation.*
evaporo, are - *evaporate.*
fructus, us, m. - *fruit.*
humidum, i, n. - *moisture.*
humidus, a, um - *moist.*
innatus, a, um - *innate.*
laxo, are - *loosen.*
maxime - *especially.*
mistio, onis, f. - *mixture.*
pars, rtis, f. - *part.*
pomum, i, n. - *apple.*
principium, ii, n. - *beginning; basic principle.*
putrefactio, onis, f. - *putrefaction, decay.*
semper - *always.*
separabilis, e - *separable.*
sive ... sive - *whether ... or.*
solus, a, um - *alone, only.*
tango, ere - *touch.*
uva, ae, f. - *cluster, grape.*
vero - *but.*
versor, ari - *dwell, abide, be.*

20 reddit, calidum autem sursum tollit ac separat, unde dissolutio
mistionis fit evaporante calido et humido innato, quae
putrefactio erat. Quapropter existimandum est calidas et
humidas particulas aut per se aut ex commistione humidas,
quae evaporant e primo, esse principium et seminarium ejus
25 putrefactionis quae in secundo fit. ... Principium autem sunt
particulae illae insensibiles quae evaporant, calidae quidem, et
acres, sed humidae commistione, quae deinceps seminaria
contagionum dicantur.

(I.3)

De Contagione Quae Fomite Afficit

30 Utrum autem et ea, quae per fomitem contagionem
afferunt, per hunc modum et per idem principium fiant,
dubitationem habet, quoniam principium quod est in fomite,
alterius naturae videtur esse, siquidem, ubi in fomitem secessit

acer, acris, acre - *sharp.*
alter, era, erum - *the other;* (the genit. *alterius* is regularly used for the genit. of *alius*).
aut ... aut - *either ... or.*
autem - *moreover, now.*
calidum, i, n. - *heat.*
commistio, onis, f. - *mixture.*
deinceps - *henceforth, hereafter.*
dubitatio, onis, f. - *doubt;* **dubitationem habere** - *be doubtful.*
existimo, are - *think, believe.*
insensibilis, e - *imperceptible.*
modus, i, m. - *manner, method.*
particula, ae, f. - *particle.*
quapropter - *wherefore, for this reason.*
quidem - *to be sure.*
reddo, ere - *render.*
secedo, ere, cessi, cessus - *withdraw, move aside.*
separo, are - *separate.*
siquidem - *since.*
sursum - *up, upward.*
tollo, ere - *raise, lift.*
unde - *whence, as a result of which.*
utrum - *whether.*

a primo infecto, illic diutissime perdurare inservarique
35   incorruptum potest, ut admirationem non parvam praebeant,
quae et phthisici et pestilentes tetigere, lectuli, vestes, ligna, et
id genus. Saepissime enim vidimus virus illud per duos et tres
annos servatum; at particulae quae e putrescentibus evaporant,
nullae tam diu perdurare posse videntur; sed profecto propter
40   hanc causam nemo putare debet non idem esse principium,
quod in fomite est, cum iis quae solo contactu afficiunt. ...Non
sunt autem apta omnia ut fomes fiant, sed solum quae
foraminulenta sunt, et calida, aut parum frigida. In iis enim et
condi possunt seminaria contagionum propter foramina, et non

---

admiratio, onis, f. - *wonder.*
aptus, a, um - *fit, suited.*
condo, ere - *preserve, store.*
debeo, ere - *must, ought.*
diu, diutius, diutissime - *for a long time.*
foramen, inis, n. - *opening, hole, pore.*
foraminulentus, a, um - *having openings, porous.*
frigidus, a, um - *cold.*
illic - *there, in that place.*
infectum, i, n. - *an infected body.*
inservo, are - *preserve.*
lectulus, i, m. - *couch.*
nemo - *nobody.*
parum - *slightly, not very.*
perduro, are - *endure, last.*
pestilens, ntis - *suffering from the plague.*
phthisicus, a, um - *consumptive.*
praebeo, ere - *offer, present.*
profecto - *truly, indeed.*
putresco, ere - *rot, decay.*
saepe - *often.*
tango, ere, tetigi, tactus - *touch.*
virus, i, n. - *poison; virus.*

45   alterari neque ab ipso fomite neque ab extrinsecis, nisi ea
       plurimum excedant, propter quod adversum ignem non
       defenduntur. Igitur neque ferrum, neque lapides, et ejusmodi
       frigida et non foraminulenta idonea sunt ut fomites fiant; lana
       vero et panni et lignorum multa idonea magis sunt.

                                                                    (I.4)

50   *De Contagione Quae ad Distans Fit*

             Majorem autem tum admirationem, tum dubitationem
       praebent ea quae non contactu solo, non solo fomite, sed et ad
       distans etiam contagionem faciunt. Lippitudinis genus est quo
       qui laborat, omnes solet inficere, qui in ipsum spectant;
55   notissimae sunt et pestiferae febres, et phthisis, et alia multa,

---

admiratio, onis, f. - *wonder, surprise.*
adversum (+acc.) - *against.*
altero, are - *change, alter.*
contactus, us, m. - *contact.*
defendo, ere - *defend, protect.*
dubitatio, onis, f. - *doubt, perplexity.*
ejusmodi - *of that kind.*
extrinsecus, a, um - *from without, external.*
ferrum, i, n. - *iron.*
genus, eris, n. - *kind.*
idoneus, a, um - *suitable, suited to, adapted to.*
igitur - *therefore.*
ignis, is, m. - *fire.*
inficio, ere - *infect.*
laboro, are - *labor, suffer.*
lana, ae, f. - *wool.*
lapis, idis, m. - *stone.*
lippitudo, inis, f. - *eye-inflammation.*
magis (advb.) - *more.*
notus, a, um - *known, well-known.*
pannus, i, m. - *cloth, rag.*
pestifer, fera, ferum - *pestiferous, pestilential.*
praebeo, ere - *present, occasion, cause.*
soleo, ere - *be accustomed.*
specto, are - *observe, look at.*

quorum labe cohabitantes, quamquam ne etiam tangant,
coafficiantur. Horum igitur quae natura sit, et quo pacto id
vitium propagetur, dubitatio non parva est. ...Videtur autem
contagio haec et alterius naturae esse, et per aliud principium
60   fieri. ...Si lippus alium lippum reddit, alterius quidem naturae
videtur affectus iste; ...subita et paene momentanea penetratio
harum contagionum idem prorsus ostendit.

(I.5)

*   *   *

The Selective Properties of Contagion

Contagionum autem analogiae multiplices quidem
sunt et maxime admirandae. Pestis quaedam est arboribus aut

---

admiror, ari - *wonder at, be surprised at.*

affectus, us, m. - *infection.*

analogia, ae, f. - *analogy* (Fracastoro means the possession of
specific traits or selective properties that are conducive to the
transmission of contagion from one body to another).

arbor, oris, f. - *tree.*

coafficio, ere - *to affect along with someone else.*

cohabito, are - *live with.*

dubitatio, onis, f. - *doubt, uncertainty.*

est - *there is.*

labes, is, f. - *disaster, cause of disaster, destructive influence.*

lippus, a, um - *having eye-inflammation.*

momentaneus, a, um - *momentary; instantaneous.*

multiplex, plicis - *manyfold, many, numerous, various.*

ostendo, ere - *show.*

pactum, i, n. - *way, manner.*

paene - *almost.*

penetratio, onis, f. - *penetration.*

propago, are - *propagate, spread.*

prorsus - *straightway; certainly, truly.*

quamquam - *although.*

quidam, quaedam, quoddam - *a certain.*

quidem - *to be sure, indeed.*

reddo, ere - *render.*

subitus, a, um - *sudden.*

vitium, ii, n. - *fault; destructive force.*

65   satis, animalium nulli obest. Contra quaedam tangit animalia,
        satis et arboribus parcit; et inter animalia, haec hominem
        carpit, illa boves, illa equos, aut alia; sed et in eadem specie,
        quae pueris et juvenibus est contagio, senum neminem laedit,
        et e contrario; nec quae mares, semper etiam mulieres attingit.
70   Promiscue vero alii certas pestes sensere, alii non; et alii inter
        pestilentes illaesi versantur, alii non. Inter membra porro est et
        sua analogia. Lippitudo nulli membro nocet nisi oculis;
        phthisis vero non oculis, quamquam delicatioribus, sed

---

attingo, ere - *touch, attack.*
bos, bovis, c. - *ox, bull, cow.*
carpo, ere - *pluck; attack.*
certus, a, um - *certain.*
delicatus, a, um - *delicate.*
equus, i, m. - *horse.*
etiam - *also.*
illaesus, a, um - *unharmed.*
juvenis, is, m. - *youth, young man.*
laedo, ere - *harm, hurt.*
mas, maris, m. - *male.*
membrum, i, n. - *limb, member, part of the body.*
mulier, eris, f. - *woman.*
nemo (acc. *neminem*) - *nobody, no one.*
nisi - *except.*
noceo, ere - *harm.*
obsum, esse - *be against, hurt, injure.*
oculus, i, m. - *eye.*
parco, ere - *spare.*
pestilens, ntis - *infected with the plague.*
porro - *furthermore, also.*
promiscue - *indiscriminately, at random.*
quamquam - *although.*
sata, orum, n. - *things sown, plants, crops.*
semper - *always.*
senex, is, m. - *old man.*
sentio, ire, sensi, sensus - *feel, experience.*
species, ei, f. - *appearance; species.*
versor, ari - *dwell, move, be.*

75   pulmoni. Alopeciae et achores caput solum tentant. At vero et
in humoribus quaedam uni est contagio, alii non, quaedam
omnibus, aliae spiritus praecipue perdunt.

(I.8)

*   *   *

Is Contagion a Kind of Putrefaction?

Nunc illud inquiramus, utrum omnis contagio
putrefactio quaedam sit, et an omnis putrefactio contagiosa.
...Omnem autem contagionem in putrefactione quadam
80   consistere dubitationem fortasse habet, quoniam rabies
contagio quaedam videtur, putrefactio autem non. Similiter et
vinum, cum acescit, ab alio contagionem quandam pati
videtur, putrefactionem autem non; nam cum putrescit, tum et

---

acesco, ere - *turn sour.*
achor, oris, m. - *pustular or eczematous eruption on the head.*
alopecia, ae, f. - *scruff, mange.*
an - *whether.*
at - *but.*
consisto, ere - *consist.*
contagiosus, a, um - *contagious.*
dubitatio, onis, f. - *doubt;* **dubitationem habere** - *be doubtful or uncertain.*
inquiro, ere - *enquire.*
patior, i, passus sum - *suffer, undergo.*
perdo, ere - *destroy.*
praecipue - *especially.*
pulmo, onis, m. - *lung.*
putresco, ere - *putrefy, decay.*
quoniam - *since.*
rabies, ei, f. - *rabies.*
similiter - *similarly.*
spiritus, us, m. - *spirit.*
tento, are -*vex, attack.*
utrum - *whether.*
vinum, i, n. - *wine.*

85 foetet et ingustabile est, acetum vero suave est et putredinibus
etiam resistit; sed certe et eae putrefactiones quaedam sunt
existimandae. Verum illud circa putrefactiones est
intelligendum, quod interdum sola misti dissolutio sit, et sola
evaporatio humidi atque innati caloris, generatio autem nova
nulla consequitur, atque haec simplex putrefactio dicitur;
90 interdum in ipsa evaporatione simul et generatio aliqua
provenit aut animalis, aut alterius quod formam unam et
certam habet, et mistionis rationem ac digestionem suam. In
quibus igitur simplex fit putrefactio, generatio autem nulla, et
foetor fit, et abominabilis sapor. ...Ubi vero generatio aliqua

---

abominabilis, e - *repulsive.*
acetum, i, n. - *vinegar.*
autem - *but, however.*
calor, oris, m. - *heat.*
circa (+acc.) - *about.*
consequor, i - *follow, result.*
digestio, onis, f. - *arrangement, distribution.*
dissolutio, onis, f. - *dissolution.*
evaporatio, onis, f. - *evaporation.*
existimo, are - *think, consider.*
foeteo (feteo), ere - *have a bad smell.*
foetor, oris, m. - *offensive odor, stench.*
generatio, onis, f. - *generation, creation.*
ingustabilis, e - *not fit to eat or drink.*
innatus, a, um - *innate.*
intelligo, ere - *understand.*
interdum - *sometimes.*
mistum, i, n. - *what is mixed, a mixture.*
provenio, ire - *come forth.*
putredo, inis, f. - *putrefaction, decay.*
quidam, quaedam, quoddam - *a certain, a certain kind of.*
quod (conj.) - *that.*
ratio, onis, f. - *system, manner.*
resisto, ere - *resist, counteract.*
sapor, oris, m. - *flavor, taste.*
simplex, icis - *simple.*
simul - *at the same time, simultaneously.*
suavis, e - *sweet, pleasant, agreeable.*
verum - *but, nevertheless, still.*

95 intercidit, et digestio ordoque partium pro certa forma, tum saepe neque foetor fit, neque abominabile quicquam. Igitur et vinum quandoque quidem simpliciter putrescit, et marcorem contrahit, et ingratum ingustabileque est, interdum non simpliciter putrescit, sed et simul generatio aliqua sequitur, ut

100 aceti. ...Quod autem praecedat putrefactio aliqua prior, declarant et lac et pituita, quae cum putrescere incipiunt, statim acescunt. In rabie quoque putrefactionem quandam accidere censendum est facta contagione ab alio; latet autem nos, quoniam, quae in vivo animali putrefactiones fiunt, non

105 admodum manifestae sunt; verisimile est autem ita se habere,

---

accido, ere - *happen, occur.*
acesco, ere - *turn sour, become acidic.*
admodum - *completely, quite.*
censeo, ere - *think, believe.*
certus, a, um - *definite.*
contraho, ere - *contract.*
declaro, are - *show, make clear.*
habeo, ere - *have, hold;* **se habere** - *to be.*
ingratus, a, um - *unpleasant.*
ingustabilis, e - *not fit to be tasted, repulsive.*
intercido, ere - *occur, happen.*
lac, lactis, n. - *milk.*
lateo, ere - *escape the notice of.*
manifestus, a, um - *manifest, apparent.*
marcor, oris, m. - *decay, rottenness.*
ordo, inis, m. - *arrangement.*
pituita, ae, f. - *phlegm.*
praecedo, ere - *precede.*
prior, ius - *prior, earlier.*
pro (+abl.) - *in accordance with, according to.*
quandoque - *sometimes.*
quisquam, quicquam - *anyone, anything.*
quoniam - *since.*
simpliciter - *simply, in simple fashion.*
verisimile - *probable.*
vivus, a, um - *living.*

quoniam et canes, cum rabiunt, febre quadam corripi solent. Si igitur in omnes contagiones inductio fiat, omnes quidem in putrefactione quadam consistere videbuntur...

110   Quoniam autem putrefactiones omnes ad continuam saltem partem consimilem putrefactionem inferre aptae sunt, si omnis quidem contagio putrefactio est, videbitur quidem contagio simpliciter et communiter dicta, *putrefactio quaedam consimilis de uno in aliud transiens, sive continuum illud sit sive diversum.*

(I.9)

18. There was some awareness already in antiquity that certain chemical substances could have a deleterious effect on human health. In the following passage Vitruvius, a Roman architect and engineer of the second half of the first century B.C., calls attention to the hazards of lead.

---

aptus, a, um - *suited, apt.*
canis, is, c. - *dog.*
communiter - *commonly, generally.*
consimilis, e - *similar in all respects, entirely similar.*
continuus, a, um - *joining, connecting with, continuous.*
corripio, ere - *seize, attack.*
dictus, a, um - *said, called.*
diversus, a, um - *diverse, separate, separated.*
febris, is, f. - *fever.*
inductio, onis, f. - *assumption; inductive reasoning.*
infero, ferre - *bring on, induce.*
rabio, ere - *rave, be mad.*
saltem - *at least.*
sive ... sive - *whether ... or.*
soleo, ere - *be accustomed.*
transeo, ire - *go over, pass over.*

5

Habent autem tubulorum ductiones ea commoda.
Primum in opere quod si quod vitium factum fuerit, quilibet id
potest reficere. Etiamque multo salubrior est ex tubulis aqua
quam per fistulas, quod plumbum videtur esse ideo vitiosum,
quod ex eo cerussa nascitur;   haec autem dicitur esse nocens
corporibus humanis. Ita si id quod ex eo procreatur, est
vitiosum, non est dubium quin ipsum quoque non sit salubre.
Exemplar autem ab artificibus plumbariis possumus
accipere, quod palloribus occupatos habent corporis colores.

---

accipio, ere - *take.*
artifex, ficis, m. - *craftsman, worker.*
cerussa, ae, f. - *white lead* (carbonate of lead).
color, oris, m. - *color, complexion.*
commodum, i, n. - *advantage.*
corpus, oris, n. - *body.*
dubius, a, um - *doubtful.*
ductio, onis, f. - *a leading off or away;* **ductio tubulorum** - *a
   system of water-pipes.*
exemplar, aris, n. - *example, illustration.*
fistula, ae, f. - *water-pipe* (usually of lead).
humanus, a, um - *human.*
ideo (advb.) - *for that reason.*
nascor, i - *be born, arise.*
noceo, ere - *harm, hurt.*
opus, operis, n. - *work.*
pallor, oris, m. - *pallor.*
plumbarius, a, um - *belonging to lead;* **artifex plumbarius** -
   plumber.
plumbum, i, n. - *lead.*
primum (advb.) - *first.*
procreo, are - *beget, create.*
quilibet, quaelibet, quodlibet - *any one or any thing at all.*
quin (conj.) - *but that.*
reficio, ere - *repair.*
salubris, e - *healthful, wholesome.*
tubulus, i, m. - *small pipe or tube* (especially of earthenware).
vitiosus, a, um - *noxious, harmful, unwholesome, injurious.*
vitium, ii, n. - *fault, defect.*

10   Namque cum fundendo plumbum flatur, vapor ex eo insidens
        corporis artus et inde exurens eripit ex membris eorum
        sanguinis virtutes. Itaque minime fistulis plumbeis aqua duci
        videtur, si volumus eam habere salubrem. Saporemque
        meliorem ex tubulis esse cotidianus potest indicare victus,
15   quod omnes, exstructas cum habeant vasorum argenteorum
        mensas, tamen propter saporis integritatem fictilibus utuntur.
                        (*De Architectura* 8.6.10-11, adapted)

---

argenteus, a, um - *of silver.*
artus, us, m. - *limb, member* (of the body).
cotidianus, a, um - *daily, everyday.*
eripio, ere - *snatch away.*
exstructus, a, um - *piled high.*
exuro, ere - *burn.*
fictile, is, n. - *earthenware, earthen vessel.*
flo, are - *blow; subject to a current of air* (in casting).
fundo, ere - *cast* (of metals).
inde - *thence, thereupon.*
indico, are - *show, demonstrate.*
insido, ere - *settle on, sink in, penetrate.*
integritas, tatis, f. - *(unimpaired) quality, purity.*
itaque - *and so.*
membrum, i, n. - *limb, member.*
mensa, ae, f. - *table.*
minime - *by no means.*
namque - *for.*
plumbeus, a, um - *of lead, leaden.*
propter (+acc.) - *because of.*
sanguis, inis, m. - *blood.*
sapor, oris, m. - *flavor, taste.*
utor, i, usus sum - *use.*
vapor, oris, m. - *steam; vapor, fumes.*
vas, vasis, n. - *vessel.*
victus, us, m. - *food, nourishment.*
videtur - *seems good, seems desirable.*
virtus, tutis, f. - *virtue; potency, efficacy.*

19. Bernardino Ramazzini (1633-1714) recognized that many artisans and craftsmen suffered from the effects of chemicals used in their craft. The publication of his *De Morbis Artificum Diatriba* in 1700 earned him the reputation of being the founder of the study of occupational diseases. He advised physicians when visiting the homes of working-class persons to inquire what the patient's occupation was. The following selection describes the ailments of potters resulting from lead poisoning.

De Figulorum Morbis

Neque desunt in omnibus fere civitatibus alii artifices quibus metallicae pestes labem non parvam affricare solent, inter quos figuli; quae enim civitas, quod oppidum, in quo figlina, artium antiquissima, non exerceatur? Hi ergo cum plumbo usto et calcinato indigeant ad vasa vitreanda, dum

5

---

affrico, are - *inflict.*
antiquus, a, um - *ancient.*
ars, artis, f. - *art, craft.*
artifex, ficis, m. - *artisan, craftsman.*
calcinatus, a, um - *calcined.*
civitas, tatis, f. - *city, state.*
desum, esse, fui - *be absent, be lacking.*
ergo - *therefore, now.*
exerceo, ere - *practise.*
fere - *almost, practically.*
figlina, ae, f. - *pottery.*
figulus, i, m. - *potter.*
indigeo, ere - *need, require.*
labes, is, f. - *disaster, misfortune.*
metallicus, a, um - *metallic, related to or caused by metals.*
morbus, i, m. - *disease.*
oppidum, i, n. - *town.*
pestis, is, f. - *affliction; poisoning.*
plumbum, i, n. - *lead.*
soleo, ere - *be accustomed.*
ustus, a, um - *burnt, roasted.*
vas, vasis, n. (follows 2nd decl. in plur.) - *vessel.*
vitreo, are - *glaze.*

plumbum in vasis marmoreis molunt, lignum teres e tholo
suspensum, illique in altera extremitate quadratum lapidem
affixum circumagendo, seu cum vasa, antequam in fornacem
10   indantur, liquato plumbo penicillis obliniunt; totum id, quod
virulenti habet plumbum aqua sic liquatum ac dissolutum, ore,
naribus, ac toto corpore adsumunt, sicque graves noxas non
multo post persentiunt. Nam et ipsi in manuum tremores
incidunt primo, mox paralytici fiunt, lienosi, veternosi,

---

adsumo, ere - *take in.*
affixus, a, um - *fastened, attached.*
antequam (conj.) - *before.*
circumago, ere - *drive or turn in a circle, turn round and round.*
dissolvo, ere, vi, utus - *dissolve.*
extremitas, tatis, f. - *extremity, end.*
fornax, acis, f. - *oven, furnace, kiln.*
gravis, e - *heavy, serious.*
incido, ere - *fall upon, encounter; experience.*
indo, ere - *place in.*
lapis, idis, m. - *stone.*
lienosus, a, um - *splenetic.*
lignum, i, n. - *wood.*
liquo, are, avi, atus - *melt, liquefy.*
marmoreus, a, um - *of marble.*
molo, ere - *grind.*
mox - *soon, then.*
nares, ium, f. - *nostrils.*
noxa, ae, f. - *injury, harm.*
oblinio, ire - *bedaub, smear.*
os, oris, n. - *mouth.*
paralyticus, a, um - *paralytic, paralyzed.*
peniculus, i, m. - *brush.*
persentio, ire - *perceive, experience.*
post (advb.) - *later, afterwards.*
quadratus, a, um - *square.*
seu - *or.*
suspendo, ere, di, sus - *hang, suspend.*
teres, etis - *rounded;* **lignum teres** - *a pole.*
tholus, i, m. - *dome; roof.*
tremor, oris, m. - *shaking, trembling.*
veternosus, a, um - *lethargic, sluggish.*
virulentus, a, um - *poisonous;* as neuter noun - *poison.*

15   cachectici, edentuli, ut raro figulum quis videat, cui non sit cadaverosa et plumbea facies. In Actis Haffniensibus casus memoratur figuli, cujus cadavere aperto, repertus fuit pulmo dexter costis adnatus, ad ariduram ac phthisim vergens; culpabatur autem hujus malae pulmonum constitutionis ars
20   quam exercuerat; artem enim figulinam didicerat, quam aeger ipse sibi parum salubrem expertus, jam, sed non satis tempestive, deseruerat. Petrus Poterius tradit figulum

---

acta, orum, n. - *transactions* (of a learned society).
adnatus, a, um - *attached to.*
aeger, gri, m. - *sick person, patient.*
aperio, ire, ui, tus - *open.*
aridura, ae, f. - *condition of being parched or shrivelled.*
ars, artis, f. - *art, craft.*
cachecticus, a, um - *consumptive, sickly.*
cadaver, eris, n. - *dead body, corpse, cadaver.*
cadaverosus, a, um - *like a corpse, cadaverous.*
casus, us, m. - *incident, case.*
constitutio, onis, f. - *constitution, state, condition.*
costa, ae, f. - *rib.*
culpo, are - *blame.*
desero, ere, ui, rtus - *desert, abandon.*
dexter, tra, trum - *right.*
disco, ere, didici - *learn.*
edentulus, a, um - *toothless.*
exerceo, ere, ui, itus - *practise.*
experior, iri, pertus sum - *experience, find.*
facies, ei, f. - *face.*
fig(u)linus, a, um - *of or belonging to a potter, potter's.*
Haffniensis, e - *of Copenhagen.*
memoro, are - *tell, relate.*
parum (advb.) - *too little, not enough, not.*
phthisis, is, f. - *phthisis, consumption.*
plumbeus, a, um - *of lead, having the color of lead.*
pulmo, onis, m. - *lung.*
raro - *seldom, rarely.*
reperio, ire, repperi, repertus - *find.*
tempestive - *in good time, early.*
trado, ere - *relate, report.*
vergo, ere - *tend.*

25　　paralyticum factum in dextro latere cum vertebris distortis, ut
collum obriguisset; hunc ait a se curatum decocto ligni
sassafras et baccis lauri; pariter historiam narrat alterius figuli
repentina morte extincti.

　　　Hujusmodi affectibus torqueri solent qui in figlinis
operam suam locant, plumbum tractando. Admiratione dignum
est quomodo plumbum (ex quo chymicorum sollertia tam

---

admiratio, onis, f. - *wonder, amazement.*
affectus, us, m. - *affliction.*
aio, 3rd. sing. **ait** - *say.*
bac(c)a, ae, f. - *berry.*
chymicus, i, m. - *chemist.*
collum, i, n. - *neck.*
curo, are, avi, atus - *cure.*
decoctum, i, n. - *decoction.*
dignus, a, um - *worthy, deserving.*
distortus, a, um - *distorted.*
ex(s)tinctus, a, um - *killed, having died.*
figlina, ae, f. - *pottery works.*
historia, ae, f. - *story, tale.*
hujusmodi - *of this kind.*
latus, eris, n. - *side.*
laurus, i, f. - *laurel, bay.*
loco, are - *to hire out;* **operam locare** - *to hire out one's services,*
　　　hence *to work in, be employed in.*
mors, mortis, f. - *death.*
obrigesco, ere, ui - *become stiff.*
opera, ae, f. - *work, services.*
pariter - *likewise.*
repentinus, a, um - *sudden.*
sassafras (indecl.; here genit.) - *sassafras.*
soleo, ere - *be accustomed.*
sollertia, ae, f. - *ingenuity, skill.*
torqueo, ere - *twist, torture.*
tracto, are - *handle.*
vertebra, ae, f. - *vertebra.*

30   magna salubrium remediorum supellex emanat, tum pro
         internis tum pro externis malis, ut "chirurgorum columna"
         vulgo audiat) tam prava semina in sinu recondat et per solam
         exhalationem exserat dum conteritur et aqua dissolvitur, ut tam
         male afficiantur figuli, qui illius opera indigent. Mirari autem
35   desii, cum, teste experientissimo Boylaeo, mihi innotuit
         argentum vivum, temporis fere momento, plumbi fusi vapore

---

afficio, ere - *affect, afflict.*
argentum, i, n. - *silver.*
Boylaeus, i, m. - *Robert Boyle (1627-91), English chemist and*
     physicist.
chirurgus, i, m. - *surgeon.*
columna, ae, f. - *column, support.*
contero, ere, trivi, tritus - *grind.*
desino, ere, desii - *cease, stop.*
emano, are - *come forth, proceed.*
exhalatio, onis, f. - *exhalation.*
experientissimus, a, um - *most experienced, highly experienced.*
exsero, ere - *thrust out, put forth.*
externus, a, um - *external.*
fere - *practically, almost.*
fusus, a, um - *molten.*
innotesco, ere, tui - *become known.*
internus, a, um - *internal.*
male - *badly.*
malum, i, n. - *ill, evil, malady.*
miror, ari, atus sum - *wonder.*
pravus, a, um - *evil, destructive.*
recondo, ere - *deposit, store, hide.*
remedium, ii, n. - *remedy.*
semen, inis, n. - *seed.*
sinus, us, m. - *fold; bosom.*
supellex, lectilis, f. - *stock, store, supply.*
testis, is, m. - *witness.*
tum ... tum - *both ... and.*
vapor, oris, m. - *vapor, fumes.*
vivus, a, um - *live;* **argentum vivum** - *quicksilver, mercury.*
vulgo (advb.) - *commonly.*

40

figi ac solidari; adeo ut sicuti eleganter Trusthonus in diatriba
De Respirationis Usu, id quod cum Marte Vulcanum fecisse
ajunt poetae, idem prorsus faciat Saturnus cum Mercurio, illi
compedes iniciendo. Mirum itaque non est, si Saturnus a mola
lapidea ita contritus, licet frigidae naturae, in tortores suos sic
incandescat, dum figulos tam dira labe aspergit, in sanguinem

---

adeo ut - *with the result that.*
aio, 3rd pl. **aiunt (ajunt)** - *say.*
aspergo, ere - *sprinkle.*
compedes, um, f. - *fetters, shackles.*
contero, ere, trivi, tritus - *grind.*
diatriba, ae, f. - *discourse, essay, tract.*
dirus, a, um - *horrible, dire, frightful.*
eleganter - *neatly, wittily.*
figo, ere - *fix, fasten, attach.*
frigidus, a, um - *cold.*
incandesco, ere, dui - *become hot, kindle.*
inicio, ere - *put on.*
labes, is, f. - *disaster, destruction.*
lapideus, a, um - *of stone.*
licet - *although, granted that.*
Mars, Martis, m. - *Mars.*
Mercurius, ii, m. - *Mercury.*
mirus, a, um - *strange.*
mola, ae, f. - *millstone.*
poeta, ae, m. - *poet.*
prorsus - *indeed, precisely.*
respiratio, onis, f. - *respiration.*
sanguis, inis, m. - *blood.*
Saturnus, i, m. - *Saturn.*
sicut(i) - *just as.*
solido, are - *solidify.*
tortor, oris, m. - *tormenter.*
usus, us, m. - *use, function.*
Vulcanus, i, m. - *Vulcan.*

45

ac spiritus torporem invehendo ac illorum manibus crucem figendo.

        Inesse autem Saturno spiritum acidum, acerrimum, penetrantissimum, austerum, testantur omnes chymici, ac suo periculo satis norunt depuratores auri et argenti ob plumbi mixturam; tali enim acrimonia pollere spiritum plumbi tradunt Collect. Chymic. Leyden. auctores: "ut si quis ore vel naribus,

50

dum instituitur cupellatio, vapores e plumbo exhalantes excipiat, exinde suffocari possit, ac qui parum caverint,

---

acidus, a, um - *acidic, acid.*
acrimonia, ae, f. - *keenness, fierceness.*
auctor, oris, m. - *author.*
aurum, i, n. - *gold.*
austerus, a, um - *astringent.*
caveo, ere - *beware, be on one's guard.*
crux, crucis, f. - *cross.*
cupellatio, onis, f. - *cupellation* (a refining process for silver and gold).
depurator, oris, m. - *one who purifies.*
excipio, ere - *take in, inhale.*
exhalo, are - *emanate.*
exinde - *therefrom, from it.*
figo, ere - *fasten, affix.*
instituo, ere - *set up.*
insum, esse - *be in.*
inveho, ere - *bring on, impose.*
parum - *insufficiently.*
penetrans, ntis - *penetrating.*
periculum, i, n. - *trial, experience.*
polleo, ere - *be able, have the power.*
satis - *quite well.*
spiritus, us, m. - *breath, spirit.*
suffoco, are - *choke, suffocate.*
talis, e - *such.*
testor, ari - *testify, bear witness.*
torpor, oris, m. - *sluggishness, lethargy.*
trado, ere - *relate, report.*

omnium dentium casum pati soleant."

    Quoad hujusmodi artificum curationem attinet, perraro talia remedia adhiberi possunt, ut integrae sanitati

55   restitui queant. Cum enim auxiliares medicorum manus non exposcant, nisi cum manibus et pedibus omnino capti sunt, et viscera praedura habeant, ac simul aliud malum, summa nimirum paupertas, illos premat, ad pauperum medicinam confugiendum erit et ea praescribenda quae morbum saltem

---

adhibeo, ere - *administer.*
artifex, ficis, m. - *craftsman, worker.*
attineo, ere - (in 3rd sing.) *pertain to, concern.*
auxiliaris, e - *helping.*
casus, us, m. - *falling (out).*
confugio, ere - *resort to.*
curatio, onis, f. - *care, treatment.*
dens, ntis, m. - *tooth.*
exposco, ere - *ask for, seek.*
integer, gra, grum - *whole, complete.*
malum, i, n. - *evil.*
medicina, ae, f. - *medicine, treatment.*
medicus, i, m. - *physician.*
nimirum - *namely, to wit.*
patior, i, passus sum - *suffer.*
pauper, eris - *poor.*
paupertas, tatis, f. - *poverty.*
perraro - *very rarely.*
praedurus, a, um - *very hard.*
praescribo, ere - *prescribe.*
premo, ere - *bear down on, press, oppress.*
queo, quire (irreg. verb, conjugated like **eo**) - *be able.*
quoad - *as far as.*
remedium, ii, n. - *remedy.*
restituo, ere - *return, restore.*
saltem - *at least.*
sanitas, tatis, f. - *health.*
simul - *at the same time.*
soleo, ere - *be accustomed.*
summus, a, um - *highest, greatest.*
talis, e - *such.*
viscera, um, n. - *inner organs, viscera.*

60   leniant, eos imprimis monendo ut artem deserant. Purgationes
mercuriales, ut ex mercurio dulci cum electuario lenitivo ad
plures dies aliquando utiliter adhibui, nec non illinitiones ex
petroleo nostro manibus et pedibus. Chalybeata remedia, quae
non multae sunt impensae, ad viscerum duritiem emolliendam,
65   ad longum tempus tamen adhibita, non levem praestabunt
operam; sola chalybis limatura cum cinnamomo in vino
infusa, ceteris martialibus remediis chymice paratis, veluti

---

ad - *for.*
aliquando - *sometimes.*
ceteri, ae, a - *other, the rest of.*
chalybeatus, a, um - *of or containing iron.*
chalybs, ybis, m. - *steel, iron.*
chymice - *chemically.*
cinnamomum, i, n. - *cinnamon.*
desero, ere - *desert, abandon.*
dulcis, e - *sweet.*
durities, ei, f. - *hardening.*
electuarium, ii, n. - *electuary.*
emollio, ire - *soften.*
illinitio, onis, f. - *anointing.*
impensa, ae, f. - *cost.*
imprimis - *especially, above all.*
infusus, a, um - *poured over or into.*
lenio, ire - *alleviate, mitigate.*
lenitivus, a, um - *soothing.*
limatura, ae. f. - *filings.*
martialis, e - *of or belonging to Mars; of iron.*
mercurialis, e - *of mercury.*
opera, ae, f. - *work, service, help.*
petroleum, i, n. - *mineral oil.*
plures, ium - *several.*
praesto, are - *present, offer, provide.*
purgatio, onis, f. - *purging.*
utiliter - *helpfully, usefully.*
veluti - *as if, as being.*
vinum, i, n. - *wine.*

forsan efficacior et miserae horum artificum conditioni minus
gravis, erit praeferenda.

(*De Morbis Artificum*, cap. 5)

D. *Advent of the Microscope.* Already in antiquity some
thinkers were led by speculation to posit tiny invisible particles as the
cause of disease (cf. Varro and Isidore, No. 13 and No. 16 above). With
the advent of the magnifying glass and increasingly effective
microscopes in the course of the seventeenth century, the confirmation
of the existence of such particles became possible and the first step was
taken toward the development of the Germ Theory. It was only natural
that the first microscopists should frequently not understand or be
mistaken in their identification of what their instrument revealed to
them. Only with time could the necessary experience be acquired to
enable the distinction of protozoans, blood corpuscles, bacteria, and
other microscopic structures and organisms, and ultimately to identify
certain of these microorganisms as the causative agents of particular
diseases.

20. Athanasius Kircher (1601-1680), a German Jesuit and
physician who had settled and practiced medicine in Rome, was one of
the early microscopists. He maintained that the environment teems with
countless tiny "worms," and with the aid of his microscope
demonstrated that all decaying ("putrefying") tissue swarmed with them.
He is credited with being the first to apply the microscope to human
disease. He examined the blood of plague victims under the microscope
and finding tiny organisms in it, concluded that they were the cause of
the malady. He published his findings in his *Scrutinium Physico-
medicum Contagiosae Luis, Quae Dicitur Pestis* (1658). It has
subsequently been determined that while his theory was correct, his
glass was not sufficiently powerful to reveal germs of any kind and that
what he saw were probably red blood corpuscles. In the following
passage Kircher describes an experiment to demonstrate the existence in
decaying tissue of organisms invisible to the naked eye.

---

efficax, acis - *efficacious.*
forsan - *perhaps.*
praefero, ferre - *prefer.*

Aerem, aquam, terram innumerabilibus insectis scatere, adeo certum est, ut id etiam ad oculum demonstrari possit. Notum quoque hucusque est omnibus, vermes e putridis corporibus scaturire; sed non nisi post admirandum Smicroscopii inventum, omnia putrida innumerabili vermium oculo non armato insensibilium foetura scatere, cognitum fuit. Quod et ego numquam credidissem, nisi frequenti multorum annorum experimento id comprobassem. Quod ut patefiat, fit

5

---

adeo - *so.*
admirandus, a, um - *wonderful.*
aer, aeris, m. - *air.*
armatus, a, um - *equipped.*
cognosco, ere, novi, nitus - *learn;* in Perfect tenses *know.*
comprobo, are, avi, atus - *prove, verify.*
corpus, oris, n. - *body.*
credo, ere, didi, ditus - *believe.*
experimentum, i, n. - *experiment.*
foetura, ae, f. - *breeding, production.*
frequens, ntis - *frequent, numerous.*
hucusque - *up to now.*
innumerabilis, e - *innumerable.*
insectum, i, n. - *insect.*
insensibilis, e - *imperceptible.*
inventum, i, n. - *invention.*
non nisi post - *not until after.*
numquam - *never.*
oculus, i, m. - *eye.*
patefio, fieri - *be made evident, become clear.*
putridus, a, um - *decaying.*
quoque - *also.*
scateo, ere - *be full of, swarm, teem.*
scaturio, ire - *swarm, abound, be full of.*
(s)microscopium, ii, n. - *microscope.*
vermis, is, m. - *worm.*

Experimentum I.

10   Accipe particulam carnis, quam noctu lunari madori usque ad sequentis diei exordium expositam relinques, deinde illam attente Smicroscopio contemplaberis, et reperies, totam a Luna contractam putredinem in innumerabiles vermiculos diversae quantitatis degenerasse, quos tamen seposito
15   Smicroscopio nullo visus acumine deprehendere queas, exceptis iis, quos moles notabilis, in quam excreverunt,

---

accipio, ere - *take.*
acumen, inis, n. - *sharpness.*
attente - *carefully, attentively.*
caro, carnis, f. - *flesh, meat.*
contemplor, ari - *look at attentively.*
contractus, a, um - *shrunk, shrivelled.*
degenero, are, avi, atus - *degenerate, deteriorate.*
deinde - *then.*
deprehendo, ere - *detect, observe.*
diversus, a, um - *diverse, varying.*
exceptus, a, um - *excepting, except.*
excresco, ere, crevi, cretus - *grow out, expand.*
exordium, ii, n. - *beginning.*
expono, ere, posui, positus - *expose.*
luna, ae, f. - *moon.*
lunaris, e - *of the moon.*
mador, oris, m. - *dampness, moisture.*
moles, is, f. - *mass.*
noctu - *by night.*
notabilis, e - *noticeable.*
particula, ae, f. - *small piece, bit.*
putredo, inis, f. - *decay, rot, decomposition.*
quantitas, tatis, f. - *quantity, size.*
queo, quire (irreg. verb, conjugated like **eo**) - *be able.*
reperio, ire - *find, discover.*
sepono, ere, posui, positus - *set aside.*
usque ad - *until.*
vermiculus, i, m. - *tiny worm, maggot.*
visus, us, m. - *vision, sight.*

sensibiles facit. Idem experieris in caseo, lacte, aceto,
similibusque putredine redundantibus corporibus.
Smicroscopium tamen non putes vulgare esse debere, sed
20   diligenti non minus quam perita manu elaboratum; cujusmodi
mihi est, quod objecta millies majora quam in se sunt
repraesentat.

(Sectio I, Cap. VII, II)

Kircher summarizes his views on the modes of transmission of
contagion and the nature of the invisible worms which are its cause.

Contagium tribus potissimum modis contingere
potest, vel per contactum immediatum, vel mediante aëre, vel
25   per fomitem in distans...

---

acetum, i, n. - *vinegar.*
caseus, i, m. - *cheese.*
contactus, us, m. - *contact.*
contagium, ii, n. - *contagion.*
contingo, ere - *happen, occur.*
cujusmodi - *of which kind.*
diligens, ntis - *diligent, careful.*
elaboratus, a, um - *carefully worked out, carefully made.*
experior, iri, pertus sum - *try; experience.*
fomes, itis, m. - *tinder; infectious material.*
immediatus, a, um - *immediate.*
in distans - *at a distance.*
lac, lactis, n. - *milk.*
medio, are - *be in the middle, serve as a medium.*
millies - *a thousand times.*
modus, i, m. - *manner, way.*
objectum, i, n. - *object.*
peritus, a, um - *skilled.*
potissimum - *for the most part, principally.*
redundo, are - *abound in.*
repraesento, are - *present, reproduce.*
sensibilis, e - *perceptible.*
vulgaris, e - *common, ordinary.*

Quaeritur itaque primo, quomodo et quibus quotuplicibusque modis pestis per immediatum contactum acquiratur. Respondeo multis modis id contingere posse. ...Dico itaque primo vel terrae pestiferas exspirationes vel aërem contaminatum atque eo hominem infectum totius contagii secuturi originem esse; exhalationes enim pestiferae e terrae visceribus exspirantes primo aërem inficiunt, aër haustus tandem hominem inficit; hic alios innumeros tandem malo acquisito onerat. Dico secundo non tantum per immediatum infecti contactum acquiri pestem, sed et per contactum omnium earum rerum quae in loco ubi decumbit aeger sunt, infirmitatem contrahi posse. Quae quomodo fiant

30

35

---

acquiro, ere - *acquire, contract.*
acquisitus, a, um - *acquired, suffered.*
aeger, gri, m. - *sick person, patient*
contaminatus, a, um - *contaminated.*
contingo, ere - *happen.*
contraho, ere - *contract.*
decumbo, ere - *lie, recline.*
exhalatio, onis, f. - *exhalation.*
exspiratio, onis, f. - *exhalation.*
exspiro, are - *come forth, be exhaled. issue.*
haurio, ire, hausi, haustus - *draw, breathe, inhale.*
inficio, ere, feci, fectus - *infect.*
infirmitas, tatis, f. - *illness, malady.*
innumerus, a, um - *innumerable, countless.*
malum, i, n. - *evil; malady.*
onero, are - *burden.*
origo, inis, m. - *source, origin.*
pestis, is, f. - *pest, pestilence, plague.*
quaero, ere - *seek, ask.*
quomodo - *how.*
quotuplex, plicis - *how many (fold)?*
secundo (advb.) - *secondly.*
sequor, i, secutus sum - *follow, ensue.*
tandem - *finally.*

expono. Pestem plerumque animatam esse supra docuimus;
aeger enim pestifera ferocia infestatus, mox excellentem
40   contrahit putredinem, quam ad vermes generandos omnium
aptissimam esse ibidem docuimus. Sunt autem hi vermiculi
pestis propagatores tam exigui, tam tenues et subtiles, ut
omnem sensus captum eludant, nec non nisi exquisitissimo
Smicroscopio sub sensum cadant, atomos diceres; tanta vero
45   identidem repullulant multitudine ut sub computum non

---

animatus, a, um - *endowed with life, living.*
aptus, a, um - *suited to, likely to.*
atomus, i, m. - *atom; speck, mote.*
cado, ere - *come or fall under.*
captus, us, m. - *taking; perception.*
computus, i, m. - *computation.*
eludo, ere - *elude, escape.*
excellens, ntis - *outstanding, exceptional, unusual.*
exiguus, a, um - *small, tiny.*
expono, ere - *set forth, explain.*
exquisitus, a, um - *choice, excellent.*
ferocia, ae, f. - *fierceness, savageness.*
genero, are - *generate, produce.*
ibidem - *in the same place.*
identidem - *time and again, repeatedly.*
infestatus, a, um - *infested, attacked.*
mox - *soon.*
nec non = *et.*
nisi (conj.) - *unless, if ... not.*
pestifer, era, erum - *pestiferous, pestilential, noxious.*
plerumque - *generally.*
propagator, oris, m. - *propagator.*
repullulo, are - *breed, increase.*
sensus, us, m. - *sense; the senses.*
subtilis, e - *slender, minute, fine.*
supra (advb.) - *above.*
tantus, a, um - *so great.*
tenuis, e - *thin, slender.*
vero - *indeed.*

cadant. Hi uti ex putredine concepti et generati fuerunt, ita per
omnes corporis meatus porosque facile una cum halitibus
sudoriferis extruduntur, at cum vel levissima aëris agitatione
concitentur, non secus ac atomi intra radiosam Solis
50   projecturam in obscuro loco factam, agitantur; atque hinc inde
diffluunt, ita ut quodcumque obvium incurrerint, illi mox
tenacissime adhaereant, intra intimos rerum poros altius
insinuati. Rem autem aliter se non habere ac dixi, me sanguis

---

adhaereo, ere - *cling to, stick to.*
agitatio, onis, f. - *agitation, stirring.*
agito, are - *agitate, stir.*
aliter - *otherwise.*
at - *but.*
concipio, ere, cepi, ceptus - *conceive, beget.*
concito, are - *arouse, stir up.*
diffluo, ere - *float (in different directions).*
extrudo, ere - *thrust out.*
genero, are, avi, atus - *beget, produce, generate.*
habeo, ere - *have, hold;* **se habere** - *be.*
halitus, us, m. - *breath, exhalation.*
incurro, ere - *run into, encounter.*
insinuo, are, avi, atus - *wind one's way into.*
intimus, a, um - *innermost.*
intra (+acc.) - *inside, within.*
meatus, us, m. - *passageway.*
mox - *soon.*
obscurus, a, um - *dark.*
obvius, a, um - *in one's path.*
porus, i, m. - *pore.*
projectura, ae, f. - *projection.*
quicumque, quaecumque, quodcumque - *whoever, whatever.*
radiosus, a, um - *emitting beams or rays.*
secus ac - *otherwise than.*
sol, solis, m. - *sun.*
sudorifer, era, erum - *sudoriferous, sweaty.*
tenax, acis - *tenacious.*
una cum - *along with, together with.*
uti = ut - *as.*

55   putridus febribus laborantium sat superque docuit, quem una
            aut altera hora post emissionem ita plenum vermibus inveni,
            ut paene me attonitum reddiderit. ...Quod et in dissectione
            Bubonum innumerabili vermium minutissimorum foetura
            refertorum, dum Nosodochio praeficeretur, ad meam instantiam
            non semel se observasse testatur eximius et doctissimus
60   Julius Placentius Medicus Romanus.

                                                  (Sectio II, Cap. IV)

     21. In the third quarter of the seventeenth century three of the
"classical microscopists," Marcello Malpighi, Jan Swammerdam, and
Anthony van Leeuwenhoek, working independently of each other,
discovered red blood cells. Of these Malpighi was probably the earliest
(1665), but he mistakenly took them for globules of fat. Swammerdam
also detected them at about the same time in his study of the serum of
the frog; his work, however, was only published posthumously in
1737-38. In 1674 Leeuwenhoek found them in examining a drop of his
own blood. He believed at first that they were spherical globules. Thus

---

attonitus, a, um - *thunderstruck, amazed.*

bubo, onis, m. - *swollen gland, swelling, tumor.*

dissectio, onis, f. - *dissection.*

doctus, a, um - *learned.*

emissio, onis, f. - *a letting out, releasing.*

eximius, a, um - *distinguished.*

febris, is, f. - *fever.*

foetura, ae, f. - *breeding, production.*

hora, ae, f. - *hour;* **una aut altera hora** - *in an hour or two.*

laboro, are - *labor, suffer.*

medicus, i, m. - *physician.*

minutus, a, um - *minute.*

nosodochium, ii, n. - *hospital.*

observo, are, avi, atus - *observe.*

plenus, a, um - *full.*

praeficio, ere - *put in charge of.*

reddo, ere, didi, ditus - *render.*

refertus, a, um - *filled.*

Romanus, a, um - *of* (the city of) *Rome.*

sat = satis.

semel - *one time, once.*

superque - *and more.*

testor, ari - *bear witness, testify.*

Swammerdam who immediately recognized their flat shape was the earliest to identify them correctly. His description follows.

> In sanguine serum conspiciebam, in quo immensus fluctuabat orbicularium particularum, ex plano veluti ovata, penitus tamen regulari, figura gaudentium, numerus. Videbantur autem hae ipsae particulae alium insuper humorem
> 5   intra se continere. Quodsi a latere eas contuebar, crystallinos quasi bacillos, pluresque alias figuras simulabant, prout nimirum diversimode in sero sanguinis circumvolvebantur.

---

bacillus, i, m. - *small stick, rod.*
circumvolvo, ere - *roll around.*
conspicio, ere - *look at attentively, descry, observe.*
contineo, ere - *contain.*
contueor, eri - *observe.*
crystallinus, a, um - *crystalline.*
diversimode - *in different ways.*
figura, ae, f. - *figure, shape.*
fluctuo, are - *float.*
gaudeo, ere - *rejoice.*
humor, oris, m. - *humor, liquid, fluid.*
immensus, a, um - *immense.*
insuper (advb.) - *on top.*
latus, eris, n. - *side.*
nimirum - *undoubtedly.*
numerus, i, m. - *number.*
orbicularis, e - *circular, orbicular.*
ovatus, a, um - *ovate, oval.*
particula, ae, f. - *particle.*
penitus - *inward(ly), on the inside.*
plures, ium - *several.*
prout - *according to, according as.*
quasi - *as if, like.*
quodsi - *but if.*
regularis, e - *regular, uniform.*
sanguis, inis, m. - *blood.*
serum, i, n. - *serum.*
simulo (similo), are - *resemble.*
veluti - *like.*

Animadvertebam praeterea, quod color objectorum tanto
semper remissior adpareat, quo ea, microscopii interventu,
10   grandiora repraesentantur.

(*Biblia Naturae* [Leyden, 1737-38], II, p. 835)

22. Anthony van Leeuwenhoek (1632-1723), of Delft in
Holland, made his own microscopes. He developed great proficiency in
grinding lenses and fashioned instruments superior to any made up to
that time. He placed every sort of object and material under his lenses
and delighted in the strange new shapes and creatures that he saw. He
recorded and described his observations meticulously and communicated
his findings in an extensive correspondence carried on with the Royal
Society of London and various individuals, from which the following
selections are taken.

---

adpareo (app-), ere - *appear.*
animadverto, ere - *notice.*
color, oris, m. - *color.*
grandis, e - *large.*
interventus, us, m. - *a coming between; mediation, assistance.*
microscopium, ii, n. - *microscope.*
objectum, i, n. - *object.*
praeterea - *moreover, furthermore.*
remissior, ius - *softer, less brilliant.*
repraesento, are - *represent.*
semper - *always.*
tanto - *by so much, by as much (as).*

On Animalcules in the Human Mouth

Soleo mane dentes meos sale fricare, ac postea os
aqua colluere; ac ubi comedi, saepius dentes meos molares
dentiscalpio purificare, ut et aliquando eos linteo vehementer
fricare, quo fit, ut dentes mei adeo puri maneant et candidi, ut
5   paucos mihi coaetaneos hoc pacto raro videas, nec gingivae
meae, (quantumvis duro eas fricuero sale) umquam sanguinem
emittant. Nec tamen ideo dentes mei adeo sunt puri, quin, ubi

---

adeo - *to such a degree, so.*
aliquando - *sometimes.*
candidus, a, um - *white.*
coaetaneus, a, um - *of the same age, contemporary.*
colluo, ere - *rinse.*
comedo, ere, edi, esus - *eat.*
dens, ntis, m. - *tooth.*
dentiscalpium, ii, n. - *toothpick.*
durus, a, um - *hard.*
emitto, ere - *let out.*
frico, are, ui, ctus - *rub.*
gingiva, ae, f. - *gum.*
ideo - *for that reason.*
linteum, i, n. - *linen cloth.*
mane - *in the morning.*
molaris, e - *molar.*
os, oris, n. - *mouth.*
pactum, i, n. - *way.*
pauci, ae, a - *few.*
postea - *afterwards.*
purifico, are - *clean.*
purus, a, um - *clean.*
quantumvis - *however.*
raro - *rarely, seldom.*
saepe - *often.*
sal, salis, m. - *salt.*
sanguis, inis, m. - *blood.*
soleo, ere - *be accustomed.*
umquam - *ever.*
vehementer - *vigorously, hard.*

10

15

eos per speculum objecta augens intueor, viderim manentem
vel crescentem inter dentes quosdam materiam quandam albam,
ac, ob crassitiem, farinae aqua subactae similem. Hoc
observans, (licet motum in ea dignoscere non possem) tamen
judicavi ei viva animalcula inesse. Saepius ergo eam materiam
aquae pluviatili purae, cui nulla animalcula inerant, ac etiam
salivae immiscui, quam ex ore meo petieram, postquam aëris
bullulas ab ea separassem, ne illae in saliva motum excitarent.

---

aer, aeris, m. - *air.*
albus, a, um - *white.*
animalculum, i, n. - *small animal, animalcule.*
augeo, ere - *enlarge.*
bullula, ae, f. - *bubble.*
crassities, ei, f. - *thickness, consistency.*
cresco, ere - *grow.*
di(g)nosco, ere - *distinguish, make out.*
excito, are - *stir up, cause.*
farina, ae, f. - *meal, flour.*
immisceo, ere, cui - *mix into.*
insum, esse - *be in.*
intueor, eri - *look at, examine.*
judico, are - *judge.*
licet - *granted that, although.*
maneo, ere - *remain.*
materia, ae, f. - *material, matter.*
motus, us, m. - *motion, movement.*
objectum, i, n. - *object.*
observo, are - *observe.*
peto, ere, ii, itus - *seek, take.*
pluviatilis, e - *of rain, rain-.*
saliva, ae, f. - *saliva.*
separo, are, avi, atus - *separate.*
speculum, i, n. - *mirror.*
subigo, ere, egi, actus - *work, knead.*
vivus, a, um - *living.*

Ac fere semper magna cum admiratione vidi dictae illi materiae inesse multa exigua admodum animalcula, jucundissimo modo se moventia. Maximum genus simile erat Fig. A; haec maximum et celerrimum habebant motum, ac per aquam aut
20 salivam ferebantur, instar lupi piscis per aquam; ...exiguus horum fere semper erat numerus.

Secundum genus simile erat Fig. B. Haec saepe turbinis in modum circumagebantur, ac aliquando instituebant cursum ut in C et D ostenditur; haec multo majori erant
25 numero.

Tertii generis figuram dinoscere non potui, nam aliquando videbantur esse figurae oblongae, aliquando perfecte rotundae; haec adeo erant exigua, ut majora non apparerent quam Fig. E ac praeterea tam celeriter progrediebantur, ut per
30 se hinc et inde ferrentur, aeque ac si magnum culicum aut

---

adeo (advb.) - *so.*
admiratio, onis, f. - *wonder.*
aeque - *equally.*
aliquando - *sometimes, from time to time.*
appareo, ere, ui - *appear.*
circumago, ere - *drive around.*
culex, icis, m. - *gnat.*
di(g)nosco, ere - *distinguish.*
exiguus, a, um - *small, tiny.*
fere - *almost.*
figura, ae, f. - *figure.*
genus, eris, n. - *class, kind.*
instituo, ere - *establish;* **cursum instituere** - *take a course.*
jucundus, a, um - *pleasant, delightful.*
lupus, i, m. - *wolf;* (of fish) *pike.*
numerus, i, m. - *number.*
oblongus, a, um - *oblong.*
ostendo, ere - *show.*
perfecte - *perfectly.*
piscis, is, m. - *fish.*
praeterea - *in addition, further, besides.*
progredior, i, gressus sum - *move forward.*
rotundus, a, um - *round.*
semper - *always.*
turbo, inis, m. - *a whirling round; eddy; top.*

muscarum sine ordine volitantium numerum videremus. Haec ultima mihi quidem ita apparuerunt, ut putarem me videre aliquot millia in aliqua aquae parte, vel salivae cum supra dicta materia permixtae, quae aliquo arenae grano non erat major; 35 licet ibi quidem partes novem essent aquae vel salivae, et una saltem materiae, quam ex dentibus incisoriis sive molaribus detraxeram.

Porro constabat maxima pars materiae ex immensa striarum multitudine; quarum quidem una ab alia longitudine 40 plurimum differebat, unius tamen ejusdemque erant crassitiei, aliae incurvatae, aliae rectae, ut in Fig. F quae sine ordine jacebant. Et quia antehac animalcula eandem habentia figuram

---

aliquot (indecl.) - *some, several.*
antehac - *before this, previously.*
consto, are - *consist.*
crassities, ei, f. - *thickness, density.*
detraho, ere, traxi, tractus - *draw from.*
differo, ferre - *differ.*
granum, i, n. - *grain.*
(h)arena, ae, f. - *sand.*
ibi - *there.*
incisorius, a, um - *incisor.*
incurvatus, a, um - *curved in, bent.*
jaceo, ere - *lie.*
longitudo, inis, f. - *length.*
multitudo, inis, f. - *large number, multitude.*
musca, ae, f. - *fly.*
novem - *nine.*
ordo, inis, m. - *order.*
pars, rtis, f. - *part; quantity, amount.*
plurimum (advb.) - *very much.*
porro - *furthermore.*
quia - *because.*
quidem - *indeed.*
stria, ae, f. - *fluting; streak.*
tractus - *draw from.*
volito, are - *fly or flit about.*

vidi in aqua viventia, idcirco omni molimine contendi, ut
observarem utrum in illis esset vita; sed nullum motum, ex
45   quo minimum vitae conjiceres, potui animadvertere.
    Cepi quoque salivam ex binarum feminarum ore, quas
cotidie os suum colluere mihi constat; hanc autem quantum
pote accurate observavi, sed nec in ea animalcula dignoscere
potui; sed postea eam immiscui materiae, etiam acu ex
50   dentium earum interstitiis exemptae, atque tum in ea etiam tot
animalcula viva una cum particulis seu striis oblongis, de
quibus supra, detexi. ...
    Porro ori meo infudi acetum acidissimum, ac dentes
ad se invicem compressi, atque ita acetum bis terve per eorum
55   intervalla transegi; hoc facto, ter os meum aqua pura collui; ac

---

acetum, i, n. - *vinegar.*
acidus, a, um - *acidic, strong.*
acus, us, f. - *needle.*
animadverto, ere - *notice.*
bini, ae, a - *two each, two.*
bis - *twice.*
comprimo, ere, pressi, pressus - *press together.*
conjicio, ere - *conjecture.*
consto, are - *be established, be well-known.*
contendo, ere - *strive, make an effort.*
cotidie - *daily.*
detego, ere, texi, tectus - *discover.*
eximo, ere, emi, emptus - *take out, remove.*
idcirco - *for this reason.*
immisceo, ere, cui - *mix in.*
infundo, ere, fudi, fusus - *pour into.*
interstitium, ii, n. - *space between, interstice.*
intervallum, i, n. - *space between, interstice.*
invicem - *in turn;* **ad se invicem** - *against each other.*
molimen, inis, n. - *exertion, effort, endeavor.*
quantum pote accurate - *as carefully as possible.*
ter - *three times, thrice.*
transigo, ere, egi, actus - *drive through, run through.*
utrum - *whether.*
vivo, ere - *live.*

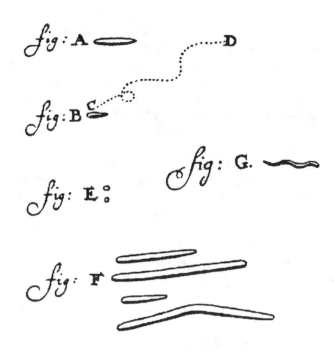

postea iterum dictam hanc materiam ex utriusque generis dentibus exemi, ac varie eam iterum miscui tam salivae quam aquae purae pluviatili, ac fere semper incredibilem vivorum animalculorum numerum detexi, sed plurimum quidem in
60 materia quam ex dentibus molaribus exemeram, sed pauca vidi quae similia erant Fig. A.

Parum quoque aceti vini tam salivae mixtae quam aquae indidi, unde animalcula statim moriebantur. Hinc concludebam acetum, quod in ore habueram, non per omnem

---

concludo, ere - *conclude.*
incredibilis, e - *unbelievable.*
indo, ere, didi, ditus - *put in.*
iterum - *again.*
morior, i, mortuus sum - *die.*
parum - *a little.*
pauci, ae, a - *few.*
statim - *immediately.*
uterque, utraque, utrumque - *both.*
varie - *diversely, at different times.*

65   materiam, quae arcte in interstitiis dentibus erat affixa,
penetrasse, ac solummodo ea animalcula occidisse, quae in
exteriore materiae albae superficie fuerant. ...
     Variae domi meae fuere matronae cupidae videndi in
aceto anguillulas, quarum quasdam tale capiebat aceti
70   fastidium, ut sibi certum dicerent se numquam posthac velle
uti aceto. Sed quid nunc fiet, ubi in posterum ejusmodi
hominibus dixerimus, plura esse animalcula in sordibus quae
dentibus in ore hominum adhaerescunt, ac sunt homines in
toto regno, ac praesertim in eorum ore qui id numquam eluunt?
75   ... Quod ad me, de me ipso censeo (licet os meum dicto modo
quotidie eluam) non tot in his unitis provinciis vivere

---

adhaeresco, ere - *cling or adhere to.*
affigo, ere, fixi, fixus - *fasten to.*
anguillula, a, f. - *little eel.*
arcte - *tightly.*
capio, ere - *seize, grip.*
censeo, ere - *estimate, judge.*
certus, a, um - *certain, definite.*
cupidus, a, um - *desirous.*
ejusmodi - *of that kind.*
eluo, ere - *wash out, rinse, cleanse.*
exterior, ius - *outer.*
fastidium, ii, n. - *disgust.*
matrona, ae, f. - *lady.*
numquam - *never.*
occido, ere, cidi, cisus - *kill.*
posterus, a, um - *subsequent, future;* **in posterum** - *in the future.*
posthac - *afterward.*
praesertim - *especially.*
provincia, ae, f. - *province.*
regnum, i, n. - *kingdom.*
solummodo - *only.*
sordes, is, f. (often plur.) - *dirt, filth.*
superficies, ei, f. - *surface.*
tot - *so many.*
unitus, a, um - *united.*
utor, i, usus sum - *use.*
varius, a, um - *various, several.*
vivo, ere - *live.*

homines, quot in meo ore gero viva animalcula; nam quondam
videns prope gingivas uni ex posterioribus dentibus meis
molaribus adhaerere crassitiem circiter pili equini supra dictae
80   materiae--quam partem, ut opinor, per aliquot dies sal in
colluendo ore non attigerat--materiam illam inde exemi, ac in
ea tantum conspexi vivorum animalculorum numerum, ut
mille quidem mihi viderentur contineri spatio non majori
centesima arenulae parte.

(Letter 39, Sept. 17, 1683)

23.   *On Anaerobic Microorganisms*

Ubi intellexissem varias circa animalculorum
generationem sententias, et praecipue quidem Dominum

---

aliquot - *several.*
animalculum, i, n. - *animalcule.*
attingo, ere, tigi, tactus - *reach, touch.*
centesimus, a, um - *hundredth.*
circa (+acc.) - *about.*
circiter - *about, approximately.*
conspicio, ere, spexi, spectus - *see, behold.*
dominus, i, m. - *lord, master; gentleman.*
equinus, a, um - *of a horse, horse-.*
generatio, onis, f. - *generation, reproduction.*
gero, ere - *carry.*
(h)arenula, ae, f. - *fine sand, grain of sand.*
intellego, ere, lexi, lectus - *understand, hear, realize.*
opinor, ari - *think, believe.*
pilus, i, m. - *a hair.*
posterior, ius - *posterior, back.*
praecipue - *especially.*
quondam - *once, on one occasion.*
quot - *how many; as.*
sententia, ae, f. - *opinion.*
spatium, ii, n. - *space.*
varius, a, um - *diverse, various.*

quendam scripsisse nullum animatum posse produci, si vas
quoddam sive ampulla, cui antea humor quidam aut caro fuit
5   imposita, quam accuratissime obturetur, hujus quoque
experimenta quaedam capere conatus sum. Accepi igitur duos
tubos vitreos ABCDEFGHIKL, qui, ubi ambo in parte
inferiore AL essent obturati, implebantur pipere contuso ad BK
et porro ad CI aqua pura pluviali, quae eo ipso tempore, die 26
10   Maji, lance pura fictili (quae decem annorum spatio cibum non

---

accipio, ere, cepi, ceptus - *take.*
accurate - *carefully.*
ambo, ae, o - *both.*
ampulla, ae, f. - *bottle, jar.*
animatus, a, um - *animate, living.*
antea - *before, previously.*
caro, carnis, f. - *flesh, meat.*
cibus, i, m. - *food.*
conor, ari, atus sum - *try.*
contundo, ere, tudi, tusus - *grind, crush, pound.*
experimentum, i, n. - *trial, experiment.*
fictilis, e - *of earthenware, china.*
humor, oris, m. - *moisture, liquid.*
igitur - *therefore.*
impleo, ere, evi, etus - *fill.*
impono, ere, posui, positus - *put in, insert.*
inferior, ius - *lower, bottom.*
lanx, lancis, f. - *plate, dish.*
Majus, i, m. - *May.*
obturo, are, avi, atus - *stop up, close.*
pars, partis, f. - *part.*
piper, eris, n. - *pepper.*
pluvialis, e - *from rain, rain-.*
porro - *further, then.*
produco, ere - *produce.*
purus, a, um - *clean, pure.*
spatium, ii, n. - *space, period.*
tubus, i, m. - *tube.*
vas, vasis, n. - *vessel, receptacle.*
vitreus, a, um - *of glass.*

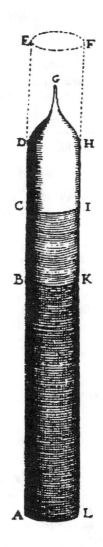

continuerat) erat accepta. Et tunc vitro calore ignis figuram
dedi ABCDGHIKL, relicta tantum in acuta parte G parva
apertura, considerans, vitro calefacto, aërem vitro contentum
aequale aëri extra vitrum frigus recepturum; dilapsa autem
15   quarta horae parte, aperturam G arctissime clausi ignis ope.
Praeparavi etiam mihi alterum vitrum, quocum eodem modo
egi, praeterquam quod aperturam G non clauserim, ut, si
possem, observarem in qua aqua primum prodirent viva
animalcula; sed ubi ita per tres dies mansisset, et interim

---

accipio, ere, cepi, ceptus - *take, collect.*
acutus, a, um - *sharp, pointed.*
aequalis, e - *equal.*
aër, aëris, m. - *air.*
alter, era, erum - *the other; another, a second.*
apertura, ae, f. - *aperture, opening.*
arcte - *tightly.*
autem - *then.*
calefacio, ere, feci, factus - *heat.*
calor, oris, m. - *heat.*
claudo, ere, si, sus - *close.*
considero, are - *consider.*
contineo, ere, ui, tentus - *contain.*
dilabor, i, lapsus sum - *pass, pass by.*
etiam - *also.*
extra (+acc.) - *outside.*
figura, ae, f. - *figure, shape.*
frigus, oris, n. - *cold.*
hora, ae, f. - *hour.*
ignis, is, m. - *fire.*
interim - *meanwhile.*
maneo, ere, mansi, mansurus - *remain.*
observo, are - *observe.*
ope (abl.) - *with the help of.*
praeparo, are, avi, atus - *prepare.*
primum (advb.) - *first.*
prodeo, ire - *come forth, appear.*
recipio, ere, cepi, ceptus - *receive.*
relinquo, ere, liqui, lictus - *leave.*
tantum (advb.) - *only.*
vitrum, i, n. - *glass.*
vivus, a, um - *living.*

20   saepius illi attendissem, judicavi, licet minima animalcula
viva huic aquae innatassent, impossible tamen mihi fore ea
detegere, quia vitrum nimis erat crassum, et quia multae
piperis particulae, adhaerentes lateribus vitri, tales accuratas
observationes, quales requirebantur, non admittebant,

25   idcirco ex parva apertura G alterius vitri parum aquae effudi, et
in ea offendi magnum animalculorum vivorum numerum, varii
generis, et inter se moventium, pro cujusque generis celeritate.

---

accuratus, a, um - *accurate.*
adhaereo, ere - *adhere to, cling to.*
admitto, ere - *admit, allow.*
attendo, ere, di, tentus - *give attention to, examine.*
celeritas, tatis, f. - *speed.*
crassus, a, um - *thick.*
detego, ere, texi, tectus - *detect.*
effundo, ere, fudi, fusus - *pour out.*
genus, eris, n. - *kind.*
idcirco - *for this reason.*
impossibilis, e - *impossible.*
innato, are, avi, atus - *swim in.*
judico, are, avi, atus - *judge.*
latus, eris, n. - *side.*
licet - *although.*
nimis - *too.*
observatio, onis, f. - *observation.*
offendo, ere - *hit upon, encounter, come across.*
particula, ae, f. - *particle.*
parum - *a little.*
qualis, e - *of which kind, as.*
quia - *because.*
requiro, ere - *require.*
saepe - *often.*
talis, e - *such.*

30

35

Sed quoniam prior tubus tenuioris erat texturae, eum
ad quintum usque diem occlusum reliqui, et interim saepius
pericula feci, sed nulla animalcula viva detegere potui, donec
proposueram vitrum sub G rumpere, quo fracto, aër, qui vitro
per quinque dies ita fuerat inclusus (quique per aëris bullulas,
quae passim ex aqua sursum ferebantur, valde erat compressus)
magna vi ex vitro erupit, qua de causa, utcumque persuadebam
mihi, nulla animalcula in hac aqua fore. Sed e contrario vix
aquam ex parva apertura G visui exposueram, quin viderem
animalcula, quae rotunda et grandiora erant maximo genere
eorum quae alteri aquae innatasse dixi, attamen adeo exigua, ut

adeo - *so.*
attamen - *however, yet.*
comprimo, ere, pressi, pressus - *compress.*
donec - *until.*
erumpo, ere, rupi, ruptus - *break out.*
exiguus, a, um - *small, slight.*
expono, ere, posui, positus - *set out, expose.*
fore (future infin. of *sum*).
frango, ere, fregi, fractus - *break.*
grandis, e - *large.*
passim - *everywhere.*
periculum, i, n. - *trial, examination.*
prior, ius - *earlier, first.*
propono, ere, posui, positus - *propose, determine.*
quoniam - *since, because.*
rotundus, a, um - *round.*
rumpo, ere, rupi, ruptus - *break.*
sursum - *upwards.*
tenuis, e - *thin.*
textura, ae, f. - *texture, construction.*
tubus, i, m. - *tube.*
usque - *up to, until.*
valde - *strongly; very much.*
vis, vis, f. - *force.*
visus, us, m. - *sight, view.*
vix - *scarcely, barely.*

ea per tubum vitreum nullo modo internoscere possem.

40 Postquam autem ille tubus per 24 horas apertus mansisset, denuo perscrutatus sum aquam, et observavi, praeter dicta animalcula, varia alia genera, sed adeo minuta, ut haud facile possent dignosci.

Sed puto Dominum illum, ubi de vivis loquitur
45 creaturis, nihil aliud intelligere quam vermes sive acaros, qui vulgo in carne corrupta conspiciuntur, et ex ovis muscarum plerumque proveniunt, quique tantae sunt magnitudinis, ut ad

---

acarus, i, m. - *mite.*
corruptus, a, um - *rotted.*
creatura, ae, f. - *creature.*
denuo - *again.*
dignosco, ere - *distinguish, discern.*
haud - *not at all, by no means.*
intellego, ere - *understand, mean.*
internosco, ere, novi, notus - *distinguish, discern.*
loquor, i, locutus sum - *speak.*
magnitudo, inis, f. - *size.*
minutus, a, um - *tiny, minute.*
modus, i, m. - *manner, way.*
musca, ae, f. - *fly.*
ovum, i, n. - *egg.*
perscrutor, ari, atus sum - *examine.*
plerumque - *generally, commonly.*
provenio, ire - *come forth.*
puto, are - *think.*
tantus, a, um - *so great, such.*
vermis, is, m. - *worm.*
vitreus, a, um - *of glass.*
vulgo - *commonly.*

eos contemplandos microscopio accuratissimo non opus sit.

Dabam Delphis Batavorum, XVIII Kalend. Quintil.
50   Anno salutis 1680

(Letter 32)

24. *How Leeuwenhoek Calculated the Size and Number of the Animalcules*

Doctissimo Viro
Do. Henrico Oldenburgio,
Regiae Societati a Secretis
Antonius a Leeuwenhoek S.

5   Gratissimas mihi, Vir Doctissime, litteras tuas, datas 12 et 22 die superioris mensis, in tempore accepi.

---

accipio, ere, cepi, ceptus - *receive.*
Batavi, orum, m. - *the Batavians, the Dutch.*
contemplo, are - *look at attentively, examine, view.*
datus, a, um - *given (for dispatch), dated.*
Delphi, orum, m. - *Delft* (city of the Netherlands).
do, dare - *give (for dispatch).*
doctus, a, um - *learned.*
dominus, i, m. - *master, lord; gentleman; Mr.*
gratus, a, um - *pleasing, welcome.*
littera, ae, f. - *letter (of the alphabet);* (plur.) *missive, epistle, letter.*
mensis, is, m. - *month.*
microscopium, ii, n. - *microscope.*
opus esse - *be necessary.*
regius, a, um - *royal.*
salus, utis, f. - *health; greeting; salvation.*
secretum, i, n. - *something secret;* (plur.) *secret papers, papers.*
societas, tatis, f. - *society.*
superior, ius - *previous.*

Haud exiguo perfusus fui gaudio, videns Do. Boilium
ac Greuium mei memores; eos meo nomine ut salutes perquam
velim. Gratissimum quoque visu mihi fuit, Acutissimis
10   Philosophis haud displicere meas observationes circa viva in
aquis etc. animalcula, sed simul Eos non capere tantum eorum
in una gutta numerum.

Non mirum hoc mihi est, utpote conscio quam
difficulter id, nisi a testibus oculatis, queat concipi.

---

acutus, a, um - *intelligent, sagacious.*
animalculum, i, n. - *animalcule.*
capio, ere - *grasp.*
circa (+ acc.) - *about, concerning.*
concipio, ere - *grasp, conceive.*
conscio, ire - *be conscious of, know well.*
difficulter - *with difficulty.*
displiceo, ere - *displease.*
exiguus, a, um - *small, slight.*
gaudium, ii, n. - *joy, pleasure.*
gutta, ae, f. - *drop.*
haud - *by no means, not.*
memor, oris - *mindful, remembering.*
mirus, a, um - *strange.*
nisi - *if not, unless.*
nomen, inis, n. - *name.*
observatio, onis, f. - *observation.*
oculatus, a, um - *having eyes, seeing.*
perfundo, ere, fudi, fusus - *steep in, fill with.*
perquam - *very much, extremely.*
philosophus, i, m. - *philosopher, learned person, scholar, scientist.*
quam - *how.*
queo, quire (conj. like *eo*) - *be able.*
quoque - *also.*
saluto, are - *greet.*
simul - *at the same time.*
testis, is, m. - *witness.*
utpote - *since.*
vivus, a, um - *living.*

15   Numquam autem pro certo statui tot aquae inesse
animalcula, sed passim dixi me imaginari mihi tot apparere.
        Aquae vero divisionem ac animalculorum
supputationem hoc pacto instituere soleo. Imaginatione mihi
repraesento guttam aquae, piso aequalem; postea exiguam

20   capio aquae copiam, quam ad rotundam redigo figuram,
ejusdem fere molis cum granulo milii; postremam hanc

---

aequalis, e - *equal.*
appareo, ere - *appear.*
autem - *however.*
capio, ere - *take.*
divisio, onis, f. - *division.*
exiguus, a, um - *tiny, very small.*
fere - *approximately.*
figura, ae, f. - *figure, shape.*
granulum, i, n. - *small grain.*
hoc pacto - *in this way.*
imaginatio, onis, f. - *imagination, supposition.*
imaginor, ari - *imagine, picture.*
instituto, ere - *set up, go about.*
insum, esse - *be in.*
milium, ii, n. - *millet.*
moles, is, f. - *mass, size, volume.*
numquam - *never.*
passim - *everywhere.*
pisum, i, n. - *pea.*
postea - *afterwards, then.*
postremus, a, um - *last; last mentioned.*
pro certo - *for certain, definitely.*
redigo, ere - *make into, turn into.*
repraesento, are - *represent, picture.*
rotundus, a, um - *round.*
soleo, ere - *be accustomed.*
statuo, ere, ui - *assert, affirm.*
supputatio, onis, f. - *computation.*
tot - *so many.*
vero - *now, indeed.*

25　　molem aquae centesimam circiter ejusmodi guttae partem
aequare mihi imaginor; statuo enim si axis ejusmodi granuli
sit 1, tum axem vulgaris pisi esse quidem 4 1/2. Quod si ita
sit, tum ea aquae moles, quae ejusmodi granum aequat, juxta
vulgares leges metricas circiter est 1/91 pars guttae aquae. Ut
V. G.

$$
\begin{array}{r}
4.5 \\
\underline{4.5} \\
225 \\
\underline{180} \\
20.25 \\
\underline{4.5} \\
10125 \\
\underline{8100} \\
91.125
\end{array}
$$

30

35

Atque ita paulo plura 91 ejusmodi granulis aequant
molem vulgaris pisi.

Hanc granuli molem aqueam juste indo tubo vitreo

---

aequo, are - *equal.*
aqueus, a, um - *of water, watery.*
axis, is, m. - *axis, diameter.*
centesimus, a, um - *hundredth.*
circiter - *approximately.*
ejusmodi - *of that kind.*
gratia (+gen.) - *for the sake of.*
indo, ere - *put into.*
juste - *rightly, duly.*
juxta (+acc.) - *according to.*
lex, legis, f. - *law, rule.*
metricus, a, um - *relating to measuring, arithmetic.*
pars, partis, f. - *part.*
paulum, i, n. - *a little, small amount.*
quidem - *indeed, to be sure.*
statuo, ere - *posit.*
tubus, i, m. - *tube.*
verbum, i, n. - *word.*
vitreus, a, um - *of glass.*
vulgaris, e - *common, ordinary.*

40   (tum temporis quando animalcula alicui curioso sum
               exhibiturus), hunc tubulum vitreum iterum in 30 aut 35
               pluresve divido partes, atque ita eum microscopio oppono ope
               duorum pessulorum, sive aereorum sive argenteorum, a me
               eum in finem confectorum, ut tubulum vitreum eo pacto
45   microscopio obvertam quo res exigit atque etiam vel attollam
               vel demittam pro arbitrio.
                   Viro cuidam Doctissimo hac ratione animalcula
               exhibui, qui aquae 1/30 circiter partem, supra memorati
               granuli, aequanti plus mille vivis animalculis inesse censuit,
50   atque id spectaculum magna cum admiratione vidit, idque eo
               magis, cum ex me disceret eidem aquae duo aut tria inesse

---

admiratio, onis, f. - *wonder, amazement.*
aereus, a, um - *of copper.*
arbitrium, ii, n. - *will.*
argenteus, a, um - *of silver.*
attollo, ere - *raise.*
censeo, ere, ui - *believe, judge.*
conficio, ere, feci, fectus - *make.*
curiosus, a, um - *inquiring, curious.*
demitto, ere - *let down, lower.*
disco, ere, didici - *learn.*
divido, ere - *divide.*
etiam - *also.*
exhibeo, ere, ui, itus - *show.*
finis, is, m. - *end; purpose.*
magis - *more;* **eo magis** - *all the more.*
memoro, are, avi, atus - *mention.*
obverto, ere - *turn toward.*
ope - *with the help of.*
oppono, ere - *place against or before.*
pactum, i, n. - *agreement, pact;* **eo pacto** - *in the way.*
pessulus, i, m. - *bolt.*
pro (+abl.) - *according to.*
quando - *when.*
ratio, onis, f. - *manner.*
spectaculum, i, n. - *sight.*
tubulus, i, m. - *small or slender tube.*
vitreus, a, um - *of glass.*

animalculorum minorum genera, oculorum ejus aciem
effugientia, quaeque ego ope aliorum Microscopiorum, aliaque
methodo quam mihi soli servo, vidi.

55   Si jam verum esset illi Viro 1000 animalcula in 1/30
parte granuli esse visa, tum aquae unum granulum mole
aequanti 30000 inessent animalculorum, ac consequenter uni
guttae aqueae 2730000.

         Alio modo mihi repraesento molem aqueam arenulae
60   aequalem, atque in ea videre me mihi persuadeo plus mille
animalculis vivis. Arenulae vero proportionem ad guttam
aqueam hoc pacto mihi imaginor: si nempe axis grani arenae
sit 1, tum axem guttae aqueae esse plus 10, atque guttam
aqueam consequenter millies esse majorem arenula, ac plura
65   1000000 vivorum animalculorum inesse guttae aqueae; atque
hunc in modum incertam hanc ac imaginariam animalculorum
in aqua instituo numerationem. Sed quantum possum mihi
caveo ne numerum augere videar...

---

acies, ei, f. - *sight.*
aequalis, e - *equal.*
augeo, ere - *enlarge, exaggerate.*
caveo, ere - *beware, be on one's guard.*
consequenter - *consequently.*
effugio, ere - *escape.*
imaginarius, a, um - *imaginary, theoretical.*
imaginor, ari - *imagine, picture.*
incertus, a, um - *uncertain, doubtful, imprecise.*
instituo, ere - *set up, go about.*
methodus, i, f. - *method.*
millies - *a thousand times.*
nempe - *indeed, to be sure.*
numeratio, onis, f. - *numeration, counting.*
oculus, i, m. - *eye.*
persuadeo, ere - *persuade, convince.*
proportio, onis, f. - *proportion, ratio.*
quantum possum - *as much as I can.*
servo, are - *keep.*
verus, a, um - *true.*

70   Ut Celeberrimis Philosophis magis satisfiat, iisque certius in posterum constet veritas multiplicium eorum animalculorum in exigua aquae mole, statui, ubi mihi iterum tot animalcula in aqua obvenerint, eam rem fide dignorum testium testimoniis confirmandam, atque ita ad Te mittendam curare...

75   Dabam Delphis Hollandorum
                        X Kalendas Apriles 1677

[Sequuntur excerpta ex Epistola post obitum Do. Oldenburgii data ad Do. Guilielmum Brounkerum.]

---

celeber, bris, bre - *renowned, distinguished, esteemed.*
confirmo, are - *confirm.*
consto, are - *stand firm, be established (as a fact).*
Delphi, orum, m. - *Delft* (city of the Netherlands).
dignus, a, um - *worthy.*
do, dare - *give (for dispatch).*
epistola, ae, f. - *letter, epistle.*
excerptum, i, n. - *excerpt.*
fides, ei, f. - *faith, trust.*
Hollandorum - *in Holland.*
iterum - *again.*
magis - *more.*
multiplex, plicis - *manifold, many, various.*
obitus, us, m. - *demise, death.*
obvenio, ire, veni, venturus - *come to, encounter, meet.*
satisfio, fieri - *be satisfied.*
sequor, i, secutus sum - *follow.*
statuo, ere, ui - *establish; decide, determine.*
testimonium, ii, n. - *testimony, testimonial.*
testis, is, m. - *witness.*
veritas, tatis, f. - *truth.*

Doctissime Domine:

80   ...Promisi quoque, si posthaec iterum tantus mihi
animalculorum vivorum numerus in aqua obveniret, me, ut
Doctissimis Philosophis satisfacerem, fide dignorum
testimonia transmissurum, quibus promissis ut starem, nunc
Tibi mitto testimonia octo Doctissimorum Virorum,

85   quorum quidam testantur se 10000, alii 30000, imo et alii
45000 animalculorum in mole aquea granulum aequante
vidisse.

Passim Viris testimonium daturis commendavi ut
dimidium tantum dicerent numeri animalculorum quae se

90   videre censebant, ratus numerum animalculorum in tam exigua
aquae copia tamen fore tantum, ut apud multos forte non
mereatur fidem. Cum in Epistola data VII Idus Octobris 1676
statuerem guttae aquae piperi infusae plura 100000 vivorum

---

apud (+acc.) - *among, with.*
commendo, are, avi, atus - *recommend.*
dimidium, ii, n. - *half.*
doctus, a, um - *learned.*
dominus, i, m. - *master, lord; Mr., Sir.*
forte - *perhaps.*
im(m)o - *indeed.*
iterum - *again.*
mereor, eri, itus sum - *deserve, earn.*
passim - *generally.*
posthaec - *hereafter.*
promitto, ere, misi, missus - *promise.*
quoque - *also.*
reor, reri, ratus sum - *think, reason.*
satisfacio, ere - *satisfy.*
statuo, ere - *establish; state.*
tantum - *only.*
tantus, a, um - *so great.*
testor, ari - *testify, attest.*
transmitto, ere - *transmit, send.*

95

animalculorum inesse, non veritatis terminos excessissem, si
tunc eum numerum octies dixissem majorem. Vale, Vir
Doctissime.

Dabam Delphis Tertio Nonas
Octobris 1677.
(Letter 96, Nov. 9, 1695; excerpts reprinted from Letter 19, Mar.
23, 1677 and Letter 21, Oct. 5, 1677)

25. Leeuwenhoek incontestably had seen bacteria, but
expressed no opinion of the significance of the creatures he saw. He was
content to have discovered their existence.

By the end of the seventeenth century microscopes were
available that made these organisms readily apparent, and their existence
became common knowledge. Since they were found everywhere--in the
air, in water, in spoiling wine, in blood, urine, in the pustules of pox
victims, etc.--it was only natural that some persons should note their
association with decay ("putrefaction") and disease, thus reviving the old
Varronian notion (see above, No. 13), and that they should regard the
little "worms" as the cause of contagious diseases. However, there was
much skepticism in this matter and medical opinion remained divided
throughout the eighteenth century and into the fourth decade of the
nineteenth.

The description and classification of microorganisms was, of
course, an essential prerequisite for the resolution of the question.
Outstanding work in this area was carried on by the Dane Otto
Friederich Müller (1730-1784). In the first passage below taken from
his *Animalcula Infusoria Fluviatilia et Marina* (1786) he briefly
indicates the initial lack of interest in classification of microscopic
organisms; the second presents his description of the amoeba (now
Amoeba proteus). With Müller's work the stage was set for the great
nineteenth-century microbiologists like Jakob Henle and Louis Pasteur
who conclusively demonstrated the specific origins of infectious
diseases.

---

excedo, ere, cessi, cessus - *go outside, exceed.*
octies - *eight times.*
terminus, i, m. - *limit, bounds, boundary.*
tunc = tum.
vale - *farewell.*

(i)   Plurimi meris eorum imaginibus stupuere, nonnulli eorum obiter meminere, vel absque justa descriptione speciei, de qua sermo esset, vage disseruere, pauci ultra progressi in obscurae generationis explicatione varie desudarunt, omnes a
5   Leeuwenhoek ad clarissimum Spallanzani usque, seculari intervallo, de distincta specierum determinatione incuriosi.

(Praefatio, p. III)

---

absque (+abl.) - *without.*
clarus, a, um - *brilliant; illustrious.*
descriptio, onis, f. - *description.*
desudo, are, avi, atus - *exert oneself.*
determinatio, onis, f. - *determination.*
dissero, ere, ui, rtus - *treat, discuss.*
distinctus, a, um - *distinct, specific.*
explicatio, onis, f. - *explanation.*
generatio, onis, f. - *generation.*
imago, inis, f. - *image, picture.*
incuriosus, a, um - *not concerned about, heedless, disinterested.*
intervallum, i, n. - *interval, period (of time).*
justus, a, um - *just, proper.*
memini, meminisse (defective verb) - *remember.*
merus, a, um - *mere, nothing but.*
nonnullus, a, um - *some.*
obiter - *in passing, on the way.*
obscurus, a, um - *dark, obscure; not known.*
pauci, ae, a - *few; a few.*
progredior, i, gressus sum - *advance.*
s(a)ecularis, e - *of a century.*
sermo, onis, m. - *speech, conversation.*
species, ei, f. - *appearance; species.*
stupeo, ere, ui - *be stunned or amazed.*
ultra - *beyond.*
vage - *vaguely.*
varie - *variously.*
vel - *or.*

(ii) Proteus diffluens

Proteus in ramulos diffluens.

    Animalculum singularissimum, mera nempe massa mucosa, grisea, globulis majoribus et minoribus nigricantibus
5   impleta, varie intra dimidium minuti temporis dilatabilis; materies enim gelatinosa, pellucida, absque certo ordine ex aliqua marginis parte, semper diversa, diffluit in unum aut plures nodos aut ramulos diversae longitudinis et directionis,

---

certus, a, um - *certain, definite.*
diffluo, ere - *flow in different directions.*
dilatabilis, e - *characterized by expanding or dilating.*
dimidium, ii, n. - *half.*
directio, onis, f. - *direction.*
diversus, a, um - *different, diverse.*
gelatinosus, a, um - *gelatinous.*
globulus, i, m. - *globule.*
griseus, a, um - *grey.*
impleo, ere, evi, etus - *fill.*
intra (+acc.) - *within.*
longitudo, inis, f. - *length.*
margo, inis, f. - *edge, border, margin.*
massa, ae, f. - *mass.*
materies, ei, f. - *matter, substance.*
minutus, a, um - *made small;* **minutum tempus** - *a minute.*
mucosus, a, um - *mucous, gelatinous.*
nempe - *certainly, to be sure.*
nigrico, are - *be blackish.*
nodus, i, m. - *knot; knob; node.*
ordo, inis, m. - *order, arrangement.*
pars, rtis, f. - *part.*
pellucidus, a, um - *transparent, pellucid.*
plures, a - *more, several.*
Proteus, i, m. - *a minor sea-god of Greek mythology who often changed his form; hence an early name for the Amoeba.*
ramulus, i, m. - *a little branch or bough.*
semper - *always, ever.*
singularis, e - *singular, extraordinary, remarkable.*
varie - *in various ways.*

globuli mox in novam corporis partem divolvuntur; haec
10   dilatatur ac rursus passim e margine propullascit,
insequentibus continuo globulis, in novam animalculi
formam. ...
Quem div. Wagler Brunsvici, ego Havniae,
reperimus, multoties minor Roeselii est, nudo enim oculo
15   prorsus invisibilis, forte junior. ...
In aqua palustri.

(pp. 9-10)

Brunsvicum, i, n. - *Brunswick.*
continuo - *continually.*
dilato, are - *dilate.*
divolvo, ere - *roll.*
forma, ae, f. - *form, shape.*
forte - *perhaps.*
Havnia, ae, f. - *Copenhagen.*
insequor, i, secutus sum - *follow.*
invisibilis, e - *invisible.*
juvenis, e (Comparative **junior**) - *young.*
mox - *soon, shortly.*
multoties - *many times.*
novus, a, um - *new.*
nudus, a, um - *naked.*
oculus, i, m. - *eye.*
paluster, tris, tre - *marshy, swampy.*
passim - *everywhere, generally.*
propullasco, ere - *be pushed or propelled.*
prorsus - *to be sure, indeed.*
reperio, ire, peri, pertus - *find, discover.*
rursus - *again.*

PART TWO: CIRCULATION OF THE BLOOD

A. *Greco-Roman Notions*. Understanding of human physiology was necessarily incomplete and imperfect in classical antiquity. The functioning of the vascular system and its relationship to the respiratory and nervous systems were no exception; indeed it can be fairly stated that the ancients were ignorant of any idea of the circulation of the blood as it is understood today. Rather, it was believed that the blood was contained in the blood vessels, which extended to every part of the body, and that the blood transuded or oozed through the walls of the blood vessels and was thus "consumed" in the nutrition of local tissue throughout the body. There was no radical distinction between arteries and veins; they all contained blood of the same quality, although the difference in their size and the structure of their coat was recognized. The following passages from Aristotle (384-322 B.C.) and Galen (A.D. 129 - c. 200/210) reflect some of the views prevailing at the time.

26. At venarum natura sic sese habet: duae in pectore venae intus apud spinam sitae sunt, altera quidem in anteriori parte major, altera vero pone illam minor, atque major quidem in dextro potius latere sita est, minor vero in sinistro, cujus

5   pars nervosa cum etiamnum in cadaveribus perspiciatur, aortam appellant quidam.

(*De Animalibus Historiae* III.3)

27. Idem ramorum modus minoris quoque venae, quam aortam appellamus; majoris enim venae ramos comitantur,

---

anterior, ius - *anterior, front.*
aorta, ae, f. - *aorta.*
cadaver, is, n. - *corpse, cadaver.*
comitor, ari - *accompany, run alongside of.*
dexter, tra, trum - *right.*
etiamnum - *still, yet, even.*
habeo, ere - *have, hold*; **se habere** - *to be.*
intus - *inside.*
latus, eris, n. - *side.*
modus, i, m. - *manner.*
natura, ae, f. - *nature.*
nervosus, a, um - *sinewy.*
pars, rtis, f. - *part.*
pectus, oris, n. - *chest.*
perspicio, ere - *see, perceive.*
pone (+acc.) - *behind.*
potius - *rather.*
quidam, quaedam, quoddam - *certain, some.*
quidem - *indeed, to be sure.*
quoque - *also.*
ramus, i, m. - *branch.*
sinister, tra, trum - *left.*
situs, a, um - *situated, located.*
spina, ae, f. - *spine.*
vena, ae, f. - *vein, blood vessel.*
vero - *however, but.*

verum tubuli et venulae multo minores sunt quam majoris venae rami.

(*De Animalibus Historiae* III.4)

28. Aorta dicta nervosa vena est; omnino autem ejus extrema nerveae naturae; neque enim cava sunt, atque eodem modo tenduntur, quo nervi, qua desinunt, ad ossium flexiones.

(*De Animalibus Historiae* III.5)

29. The purpose of the blood vessels; why the two principal vessels (the vena cava and the aorta) radiate from a single source (the heart); the reason for the existence of a double system (venous and arterial); why the blood vessels extend throughout the entire body.

---

aorta, ae, f. - *aorta.*
autem - *moreover, indeed.*
cavus, a, um - *hollow.*
desino, ere - *end, terminate.*
extrema, orum, n. - *farthermost parts, extremities.*
flexio, onis, f. - *bending; joint.*
modus, i, m. - *manner, way.*
nervosus, a, um - *sinewy.*
nervus, i, m. - *sinew.*
omnino - *wholly, entirely.*
os, ossis, n. - *bone.*
qua - *where.*
quo - *in which, as.*
tendo, ere - *stretch.*
tubulus, i, m. - *tubule, small vessel.*
vena, ae, f. - *vein, vessel.*
venula, ae, f. - *small vein, vessel.*
verum - *but.*

Sequitur ut de venis disseramus, videlicet de magna et de aorta; hae namque ex corde primae recipiunt sanguinem; reliquae earum suboles sunt. Igitur sanguinis gratia eas esse dictum jam est; humor enim conceptaculum quisque desiderat;

5   venarum autem genus vas est sanguisque in iis continetur; sed quamobrem duae sint, et de eadem origine per totum corpus pertendant, explicandum nunc est.

Causa cur ad unum principium convergant et ab uno proficiscantur, haec est, quod animam sentientem unam actu

10   habent omnia; hinc enim pars etiam quae eam animam primo

---

aorta, ae, f. - *aorta.*
causa, ae, f. - *cause, reason.*
conceptaculum, i, n. - *receptacle.*
contineo, ere - *contain.*
convergo, ere - *converge.*
cor, cordis, n. - *heart.*
corpus, oris, n. - *body.*
desidero, are - *desire, want, need.*
dissero, ere - *treat, discuss.*
explico, are - *explain.*
gratia (+ gen.) - *for the sake of.*
humor, oris, m. - *fluid, liquid.*
origo, inis, f. - *origin, source, beginning.*
pertendo, ere - *stretch, extend.*
proficiscor, i - *depart from, diverge from.*
quamobrem - *for what reason, why.*
quisque, quaeque, quodque - *each, every.*
recipio, ere - *receive.*
reliquus, a, um - *remaining, rest of.*
sanguis, inis, m. - *blood.*
sequor, i - *follow.*
suboles, is, f. - *sprout, shoot, offshoot, branch.*
totus, a, um - *whole, entire.*
vas, vasis, n. - *vessel, container.*
vena, ae, f. - *vein, vessel.*
videlicet - *namely, to wit.*

continet, una est ... Quamobrem caloris quoque originem in eodem loco esse necesse est; haec eadem causa est etiam, cur sanguis humidus sit et calidus. Cum igitur una in parte sit principium sensus et caloris, sanguis etiam ex uno originem

15 ducit; unitate autem sanguinis fit quod venae etiam ex uno oriuntur.

Duae autem numero sunt, quoniam corpora animalium quae sanginem habent et gradiuntur, bipartita sunt; haec enim omnia parte priori et posteriori, dextra et sinistra,

20 superiori et inferiori distinguuntur. Quanto autem nobilior ac principalior pars prior quam posterior est, tanto et vena magna praestantior est aorta; altera enim in priori parte, altera vero in posteriori jacet; et altera in omnibus sanguine praeditis exstat

---

animal, alis, n. - *animal.*
bipartitus, a, um - *divided into two parts, bilateral.*
calidus, a, um - *hot.*
calor, oris, m. - heat.
dexter, tra, trum - *right.*
distinguo, ere - *differentiate, distinguish.*
exsto, are - *stand out, stand forth; be visible, exist, be.*
gradior, i - *walk.*
inferior, ius - *lower.*
jaceo, ere - *lie.*
locus, i, m. - *place.*
necesse est - *it is necessary, it must.*
nobilis, e - *noble.*
numerus, i, m. - *number.*
orior, iri - *arise, originate.*
posterior, ius - *in back, posterior.*
praeditus, a, um - *endowed with, possessing.*
praestans, ntis - *outstanding, preeminent.*
principalis, e - *fundamental, important.*
prior, ius - *in front, anterior.*
quanto ... tanto - *how much ... so much.*
quoniam - *because, since.*
sinister, tra, trum - *left.*
superior, ius - *upper.*
unitas, tatis, f. - *oneness, unity.*
vero - *indeed; but; while.*

25   manifesto, altera in nonnullis obscure, in aliis parum
       manifeste.
            Causa vero cur venae in totum corpus distribuantur
       haec est, quod sanguis, aut humor qui vicem sanguinis tenet in
       animalibus sanguine carentibus, totius corporis materia est,
       isque in vena, aut in vicario venae continetur.

                    (*De Partibus Animalium* III 5, adapted)

30. The heart (where the blood presumably is made) is part of
the vascular system. It is the only part of the body where the blood is
not contained in vessels. From the heart the blood flows into the blood
vessels; it does not flow from elsewhere into the heart.

       Medium enim cordis corpus spissum cavumque est;
       plenum etiam sanguinis, quasi hinc venae oriantur; cavum
       quidem, ut recipiat sanguinem; spissum vero, ut principium

---

careo, ere - *lack, be without.*
cavus, a, um - *hollow.*
cor, cordis, n. - *heart.*
corpus, oris, n. - *body.*
distribuo, ere - *distribute.*
etiam - *also, and.*
hinc - *from here, from this point.*
manifesto - *clearly, visibly.*
materia, ae, f. - *matter, substance, material.*
medium, ii, n. - *middle, center.*
nonnullus, a, um - *some.*
obscure - *darkly, not clearly, obscurely.*
orior, iri - *arise, have (their) origin.*
parum (advb.) - *little, not very.*
plenus, a, um - *full.*
principium, ii, n. - *source.*
quasi - *as if; since.*
quidem - *indeed, to be sure.*
recipio, ere - *receive, contain, hold.*
sanguis, inis, m. - *blood.*
spissus, a, um - *thick, dense.*
vena, ae, f. - *vein, vessel.*
vero - *indeed.*
vicarius, ii, m. - *substitute, counterpart.*
vicem (acc.) - *the place.*

5

caloris servet. In hoc enim solo viscerum et partium omnium corporis sanguis sine venis continetur; ceterae vero partes omnes sanguinem in venis habent, idque probabili ratione: sanguis enim ex corde ad venas derivatur, at vero ad cor non aliunde. Id enim principium et fons sanguinis est aut conceptaculum primum.

(*De Partibus Animalium* III 4)

31. Life and possession of soul are dependent upon heat, for assimilation requires digestion of the ingested nutriment, and digestion involves fire and heat. These are located in the heart, and here the blood and the vessels which contain it have their source.

Cum vero antea dictum sit, vitam et animae possessionem calorem quendam comitari (non enim concoctio, qua animantes nutriuntur, sine anima et calore absolvi potest,

---

absolvo, ere - *perform, take place, accomplish.*
aliunde - *from elsewhere.*
anima, ae, f. - *soul; vitality, vital principle.*
animans, ntis - *animate (being), animal.*
antea - *previously, already.*
at - *but.*
calor, oris, m. - *heat.*
ceteri, ae, a - *the other, rest of.*
comitor, ari - *accompany.*
conceptaculum, i, n. - *receptacle.*
concoctio, onis, f. - *digestion.*
contineo, ere - *contain.*
derivo, are - *disperse, distribute.*
fons, ntis, m. - *spring, fountain.*
nutrio, ire - *nourish.*
pars, rtis, f. - *part.*
possessio, onis, f. - *possession.*
primus, a, um - *first, prime.*
quidam, quaedam, quoddam - *a certain.*
ratio, onis, f. - *reason.*
servo, are - *preserve, protect.*
viscera, erum, n. - *the internal organs.*
vita, ae, f. - *life.*

quandoquidem omnes igni cibum conficiunt), idcirco in quo
5   primo corporis loco et in qua prima hujus loci particula
ejusmodi principium esse necessarium est, ibidem et animam
vegetalem, quae prima est, collocari necesse est. ... Ea
igitur particula in exsanguibus nomine vacat; in sanguineis
vero cor ista pars est. Alimentum enim, ex quo jam partes
10   animalium fiunt, natura sanguinis est; sanguinis autem et
venarum idem esse principium necesse est, nam alterum
alterius gratia exstat, quasi vas et conceptaculum. Venarum

---

alimentum, i, n. - *nutriment, nutrition.*
animal, alis, n. - *animal.*
cibus, i, m. - *food.*
colloco, are - *situate, locate.*
conceptaculum, i, n. - *receptacle.*
conficio, ere - *consume, digest.*
cor, cordis, n. - *heart.*
corpus, oris, n. - *body.*
exsanguis, e - *bloodless.*
exsto, are - *exist.*
gratia (+gen,) - *for the sake of.*
ibidem - *in the same place, there.*
igitur - *(and) so.*
ignis, is, m. - *fire.*
iste, ista, istud - *that.*
natura, ae, f. - *nature, substance.*
necessarius, a, um - *necessary.*
necesse - *necessary.*
nomen, inis, n. - *name.*
pars, rtis, f. - *part.*
particula, ae, f. - *small part, particle; organ.*
primus, a, um - *first; principal.*
principium, ii, n. - *principle, starting-point.*
quandoquidem - *since.*
quasi - *as.*
sanguineus, a, um - *possessing blood.*
vaco, are - *be without, lack.*
vas, vasis, n. - *vessel.*
vegetalis, e - *animating; vital; nutritive.*

vero principium in sanguineis cor est; non enim hoc
transmeant, sed ex hoc omnes dependent. Quod nobis constat
15   ex dissectionibus.
   Ceterae igitur vires animae sine vegetali esse
nequeunt (quamobrem, dictum est supra in libris de anima),
vegetalis vero non sine igni naturali; in hoc enim natura eam
inussit.

(De Respiratione 8)

32. The blood moves from the heart to all parts of the body
much as in an irrigated garden water is distributed along increasingly
narrower channels to deliver the requisite amount of moisture to every
part.

   Sane luculenter id intelligas ex iis, qui in horto sunt,
canalibus; ex iis namque in omnia quidem quae juxta sunt et

---

anima, ae, f. - *vital principle.*
canalis, is, m. - *channel, conduit, trench.*
ceteri, ae, a - *the other, the rest of.*
consto, are - *be established, be well known.*
dependo, ere - *hang down from, come out of, proceed from.*
dissectio, onis, f. - *dissection.*
hortus, i, m. - *garden.*
igitur - *and so, therefore.*
intelligo, ere - *understand.*
inuro, ere, ussi, ustus - *burn; kindle.*
juxta - *near, nearby, by the side of.*
luculenter - *clearly.*
nequeo, ire (conj. like **eo**) - *can not.*
quamobrem - *for what reason, why.*
quidem - *indeed, to be sure.*
sane - *indeed, to be sure.*
supra - *above.*
transmeo, are - *go through, pass through.*
vegetalis, e - *pertaining to nutrition.*
vires, ium, f. - *strength; functions.*

vicina defertur aliquis humor; in ea vero quae longius absunt
pervenire non potest; eoque coguntur, multis canaliculis parvis
5   a magno derivatis, in omnes horti partes confluxum aquae
moliri. ...Sic se res habet et in animalium corporibus. Canales
multi per omnes partes sparsi sanguinem illis, veluti in
hortulo quandam rigationem adducunt; atque horum canalium
media ipsa quae interveniunt spatia mirifice a natura statim
10   inter initia sunt disposita sic, ut nec praeparce mediis eorum

---

absum, esse - *be away, be distant.*
adduco, ere - *bring to or in.*
animal, alis, n. - *animal.*
canaliculus, i, m. - *small channel or duct.*
cogo, ere - *compel, force.*
confluxus, us, m. - *abundant flow.*
corpus, oris, n. - *body.*
defero, ferre - *carry down, bring.*
derivo, are, avi, atus - *lead off.*
dispono, ere, posui, positus - *arrange.*
hortulus, i, m. - *small garden.*
humor, oris, n. - *moisture, water.*
intervenio, ire - *come between, intervene.*
longius - *too far.*
medius, a, um - *middle, in between.*
mirifice - *wonderfully.*
molior, iri - *endeavor, strive; bring about, effect.*
natura, ae, f. - *nature.*
pars, rtis, f. - *part.*
pervenio, ire - *come to, arrive, reach.*
praeparce - *very sparingly.*
quidam, quaedam, quoddam - *a certain.*
rigatio, onis, f. - *watering, wetting, irrigation.*
sanguis, inis, m. - *blood.*
sparsus, a, um - *scattered.*
spatium, ii, n. - *space.*
statim - *immediately.*
veluti - *as.*
vicinus, a, um - *near, neighboring.*

partibus sanguis, quem ad se trahunt, subministretur, nec copia supervacui humoris intempestive ad ea confluentis aliquando obruantur.

(Galen, *De Naturalibus Facultatibus* III 15)

Prior to Galen's time, three fundamental errors thwarted understanding of the circulation of the blood. These were (1) that the arteries contained only air; (2) that the septum between the two ventricles of the heart was perforated; and (3) that the veins carried the blood to the extremities instead of bringing it from them. Galen dispelled the first of these fallacies; the other two persisted through the Middle Ages into early modern times.

Ancient theory, as it had been worked out in the Alexandrian period by Erasistratus and as it had come down to Galen's time, held that air is taken into the lungs by the "rough arteries" (i.e. the trachea and its subdivisions); this air is then passed directly by the "venous arteries" (our pulmonary veins) to the left ventricle of the heart. In the left ventricle it is converted by the heat of the heart into the Vital Spirit (or Vital Pneuma); this Vital Spirit, on which all the vital processes depend, fills the left chambers of the heart. It is then distributed by the arteries (which contain no blood) to all parts of the body. That portion of the Vital Spirit which reaches the brain is there transformed into a still finer substance, the Animal Spirit, (or Psychic Pneuma), which is then distributed by the nerves (whose lumen was believed to be so small as to be invisible) and which controls sensation and motion.

It was Galen's conviction that Erasistratus was fundamentally wrong in maintaining that the left ventricle and the arteries contained only air. The following passages, selected from two of Galen's works, illustrate his views and present his experiments and proofs in support of them.

---

aliquando - *sometimes, at times.*
confluo, ere - *flow.*
copia, ae, f. - *supply, abundance.*
intempestive - *at the wrong time, unseasonably.*
obruo, ere - *overwhelm.*
subministro, are - *furnish, supply.*
supervacuus, a, um - *excessive, superfluous.*
traho, ere - *draw, pull, attract.*

33.   *The Conversion of Air into Spirit*

Ceterum spiritus, qui ab asperis arteriis extrinsecus
trahitur, in pulmonis quidem carne primam elaborationem
sortitur; postea vero in corde atque arteriis, et iis maxime quae
in plexu sunt retiformi, alteram; ultimam ac perfectissimam in
5   cerebri ventriculis, ubi utique et animalis spiritus primum
exacte efficitur.

(*De Usu Partium Corporis Humani* 7.8)

---

alter, era, erum - *the other; second.*
animalis, e - *pertaining to the* anima (spirit in the brain).
arteria, ae, f. - *artery.*
asper, era, erum - *rough.*
caro, carnis, f. - *flesh.*
cerebrum, i, n. - *brain.*
ceterum - *but.*
cor, cordis, n. - *heart.*
efficio, ere - *make, produce.*
elaboratio, onis, f. - *processing.*
exacte - *fully.*
extrinsecus - *from without, from outside.*
maxime - *especially.*
perfectus, a, um - *complete.*
plexus, us, m. - *a twining; plexus.*
postea - *afterwards, after that.*
primum (advb.) - *first, the first time.*
pulmo, onis, m. - *lung.*
quidem - *indeed, to be sure.*
retiformis, e - *net-like, retiform.*
sortior, iri - *obtain, receive.*
spiritus, us, m. - *spirit, air.*
traho, ere - *draw.*
ultimus, a, um - *last, final.*
ventriculus, i, m. -*ventricle.*

34.   *Proof that Arteries, in their Normal Condition, Contain only Blood and no Air*

Quoniam arteria quacumque vulnerata sanguinem egredi videmus, duorum alterum sit oportet: vel in arteriis sanguinem contineri, vel aliunde ipsum in eas confluere. Quodsi aliunde sanguis in eas confluit, manifestum est unicuique, cum se naturaliter arteriae habebant, spiritum ipsas solummodo continuisse. Quod si verum esset, oportebat in vulneratis, priusquam sanguis egrederetur, spiritum exire conspiceremus; cum autem hoc fieri non videamus, nec antea solum spiritum in arteriis contentum fuisse colligemus.

(*An in Arteriis Natura Sanguis Contineatur* 1)

5

---

aliunde - *from elsewhere.*
antea - *previously, before.*
arteria, ae, f. - *artery.*
colligo, ere, legi, lectus - *gather, conclude, deduce.*
confluo, ere - *flow.*
conspicio, ere - *see, behold.*
contineo, ere, ui, tentus - *contain.*
egredior, i - *come out.*
exeo, ire - *go out, pass out.*
habeo, ere - *have, hold;* **se habere** - *to be.*
ipsas=eas.
ipsum=eum.
manifestus, a, um - *obvious, clear.*
nec - *neither.*
oportet, ere - *it is necessary.*
priusquam (conj.) - *before.*
quacumque - *wherever.*
quodsi - *but if.*
quoniam - *since.*
sanguis, inis, m. - *blood.*
solummodo - *solely, only.*
spiritus, us, m. - *air.*
unusquisque - *each, each and every (person).*
vel...vel - *either...or.*
verus, a, um - *true.*
vulnero, are, avi, atus - *wound, damage.*

35.   Si namque tenuissima acu perforetur arteria, haec quamprimum sanguinem ejaculatur. Oportebat autem (arbitror), etsi non magno, mediocri saltem vulnere, non repente neque extra sensum, sed ampliori tempore spiritum vacuari. Priusquam enim ille vacuatus fuerit, prorsus non excidet per vulnus sanguis, cum Erasistratus ipse dicat, remotissime positas arterias primas transfusione frui.

5

(Ibid. 2)

---

acus, us, f. - *needle.*
amplus, a, um - *large, long.*
arbitror, ari - *think, believe.*
arteria, ae, f. - *artery.*
ejaculor, ari - *hurl out, spurt out.*
Erasistratus, i, m. - *Erasistratus* (Alexandrian physician of the 3rd cent. B. C.).
etsi - *even if.*
excido, ere - *fall out, come out.*
extra (+acc.) - *outside, beyond.*
fruor, i - *have the benefit of, profit by; obtain, receive.*
mediocris, e - *moderate.*
namque - *for.*
oportet, ere - *be necessary.*
perforo, are - *pierce through, prick.*
pono, ere, posui, positus - *place, situate.*
priusquam (conj.) - *before.*
prorsus - *absolutely, indeed.*
quamprimum - *at once.*
remotus, a, um - *remote.*
repente - *suddenly.*
saltem - *at least.*
sanguis, inis, m. - *blood.*
sensus, us, m. - *perception.*
spiritus, us, m. - *air.*
tenuis, e - *thin, slender, fine.*
transfusio, onis, f. - *transfusion, transfer.*
vacuo, are, avi, atus - *empty.*
vulnus, eris, n. - *wound.*

36.   At quicumque voluerit, ipsi licet in eo periculum
facere, quod et nos in secta praedicta arteria multoties experti
sumus. Neque difficile ipsam comperies, etiam antequam cute
nudaveris, ex pulsu conjiciens. Motus enim signo prodit, in

5   macilentis quidem animalibus magis, in pinguibus vero prope
articulum cubiti. Hanc igitur, si opus fuerit, vulnerabis directo

---

animal, alis, n. - *animal.*
antequam (conj.) - *before.*
arteria, ae, f. - *artery.*
articulus, i, m. - *joint.*
at - *but.*
comperio, ire - *find.*
conjicio, ere - *conjecture, guess.*
cubitum, i, n. - *elbow.*
cutis, is, f. - *skin.*
directus, a, um - *standing upright, straight.*
experior, iri, pertus sum - *try, test, prove, put to the test.*
ipsam=eam.
ipsi=ei.
licet, ere - *it is permitted.*
macilentus, a, um - *thin, lean.*
magis (advb.) - *more.*
motus, us, m. - *movement, motion.*
multoties - *many times.*
nudo, are - *make naked, make bare, strip.*
opus est - *it is necessary.*
periculum, i, n. - *trial.*
pinguis, e - *fat.*
praedictus, a, um - *aforementioned.*
prodo, ere - *betray, reveal.*
prope (+acc.) - *near.*
pulsus, us, m. - *pulse.*
quicumque, quaecumque, quodcumque - *whoever, whatever.*
quidem - *indeed, to be sure.*
seco, are, secui, sectus - *cut.*
signum, i, n. - *signal, sign.*
vero - *but, however.*
vulnero, are - *wound.*

ac imposito stilo, vel acu, vel aliquo medico scalpello tenui,
aut alio quodam simili instrumento, quod angustam possit
sectionem facere, ut, quaecumque omnia praedicta sunt, ex eo
10   loco demonstres, et ut neque arteriarum neque musculorum
motus intercipiantur.

(Ibid. 4, adapted)

37.   Deteximus nos interdum arterias magnas opportunas
(opportunae sunt quae in brachiis et cruribus existunt),
interrogavimusque Erasistrati sectatores, an ne tum quidem,
cum detectae forent, sanguis inesse arteriis videretur.

---

acus, us, f. - *needle.*
angustus, a, um - *narrow, small.*
anne - *whether.*
arteria, ae, f. - *artery.*
brac(c)hium, ii, n. - *arm.*
crus, cruris, n. - *shin, leg.*
demonstro, are, avi, atus - *show, demonstrate.*
detego, ere, xi, ctus - *uncover, lay bare.*
ex(s)isto, ere - *be, be situated.*
impono, ere, posui, positus - *put or place on, apply.*
instrumentum, i, n. - *instrument.*
insum, esse - *be in.*
intercipio, ere - *interrupt, hinder, cut off.*
interdum - *occasionally, from time to time.*
interrogo, are, avi, atus - *ask.*
medicus, a, um - *medical.*
musculus, i, m. - *muscle.*
opportunus, a, um - *convenient, handy.*
praedico, ere, dixi, dictus - *mention earlier.*
quicumque, quaecumque, quodcumque - *whoever, whatever.*
quidam, quaedam, quoddam - *a certain, some.*
quidem - *indeed, to be sure.*
sanguis, inis, m. - *blood.*
scalpellum, i, n. - *scalpel, lancet.*
sectator, oris, m. - *follower, adherent.*
sectio, onis, f. - *cut, incision.*
stilus, i, m. - *stylus.*

5   Fatebantur autem ex necessitate, simul quia ipse Erasistratus
       asseverat, cum pellis detrahitur, ex arteriis sanguinem migrare,
       simul quia sensus ita dijudicat. Nam ubi funiculo dissectam
       arteriam utrinque ligavimus et quod in medio comprehensum
       fuerat incidimus, sanguine plenam ipsam esse monstravimus.
10   Sed quomodo, reclamant, in totum corpus aër veniet, quem
       respirando attrahimus, si sanguinem arteriae contineant?
       Quibus respondendum est, quae necessitas hoc eos fateri cogat,
       cum possit totus qui respirando admissus est aër foras remitti,

---

admitto, ere, misi, missus - *let in.*
aer, aeris, m. - *air.*
assevero, are - *assert.*
attraho, ere - *draw in, inhale.*
autem - *now, moreover.*
cogo, ere - *compel.*
comprehendo, ere, di, sus - *hold, contain.*
contineo, ere - *contain.*
corpus, oris, n. - *body.*
detraho, ere - *pull away, pull off.*
dijudico, are - *decide, determine.*
dissectus, a, um - *cut away, separated, exposed.*
fateor, eri, fassus sum - *confess, acknowledge.*
foras (advb.) - *forth, out.*
funiculus, i, m. - *slender cord, string.*
incido, ere, cidi, cisus - *cut into, make an incision.*
ipsam=eam.
ligo, are, avi, atus - *bind, tie.*
medium, ii, n. - *middle.*
migro, are - *migrate, move.*
monstro, are, avi, atus - *show, demonstrate.*
necessitas, tatis, f. - *necessity.*
pellis, is, f. - *skin, coating.*
plenus, a, um - *full.*
quomodo - *how.*
reclamo, are - *cry out against, contradict.*
remitto, ere - *send back.*
respiro, are - *breathe.*
respondeo, ere - *answer.*
sensus, us, m. - *sense, perception.*
utrinque - *on both sides, at both ends.*

quemadmodum pluribus, iisque diligentissimis tam
15   philosophis quam medicis, visum est, qui cor, inquiunt, non
aëris substantiam exposcere, sed frigiditatem solummodo, qua
recreari desiderat, atque hunc esse respirationis usum.

(*Ibid.* 6)

In the following passage Galen addresses the question why the
truth in this matter has been so long obscured by the errors of the past.

38.   Hic aliquis mirari posset et quaerere, unde tam
prudentibus viris in mentem venerit velle absurdas usque adeo
tueri opiniones; neque enim ullo mentis vitio ducti, sed

---

absurdus, a, um - *absurd, stupid, senseless.*
aliquis, aliquid - *someone, something.*
cor, cordis, n. - *heart.*
desidero, are - *lack, desire, need.*
diligens, ntis - *attentive, careful.*
exposco, ere - *require, need.*
frigiditas, tatis, f. - *coldness.*
inquam (3 pl. pres. **inquiunt**) - *say.*
medicus, i, m. - *physician.*
mens, mentis, f. - *mind.*
miror, ari - *wonder.*
opinio, onis, f. - *opinion, view.*
philosophus, i, m. - *philosopher, scholar.*
plures, a - *more; several, many.*
prudens, ntis - *prudent, wise.*
quaero, ere - *ask.*
quemadmodum - *how, as.*
recreo, are - *refresh.*
respiratio, onis, f. - *respiration, breathing.*
solummodo - *only.*
substantia, ae, f. - *substance.*
tueor, eri - *observe; maintain, hold.*
ullus, a, um - *any.*
unde - *whence, how.*
usque adeo - *to such a degree.*
usus, us, m. - *use, purpose, function.*
vitium, ii, n. - *fault, defect.*

5

10

probabili quapiam ratione persuasi in hanc sententiam omnes devenere. Cui ego ita responsum velim, ipsos suis in libris scriptum reliquisse probationes, quibus ad haec credendum inducti sint; quas ut verisimiles fuisse, ita veras non esse, me nunc ostensurum recipio, si prius, quid in quavis argumentatione plerosque decipiat, summatim et paucis commemoravero. Quaecumque in cognitionem hominum veniunt, aut sensu aut ratione deprehenduntur; atque ut sensilium multa multis de causis sensum effugiunt, ita rationem quoque rationabilium multa praetereunt. Quod cum

---

argumentatio, onis, f. - *argumentation, (system of) proof.*
causa, ae, f. - *cause, reason.*
cognitio, onis, f. - *cognizance.*
commemoro, are, avi, atus - *mention.*
credo, ere - *believe.*
decipio, ere - *mislead, deceive.*
deprehendo, ere - *grasp, comprehend.*
devenio, ire, veni, ventus - *arrive at, reach.*
effugio, ere - *escape.*
induco, ere, xi, ctus - *lead, induce.*
ostendo, ere, di, sus - *show, demonstrate.*
pauci, ae, a - *few, a few.*
persuadeo, ere, si, sus - *persuade.*
plerique, pleraeque, pleraque - *several; many.*
praetereo, ire - *pass by.*
prius (advb.) - *before, first.*
probabilis, e - *credible, probable, plausible.*
probatio, onis, f. - *proof, demonstration.*
quicumque, quaecumque, quodcumque - *whoever, whatever.*
quispiam, quaepiam, quodpiam - *some, any.*
quivis, quaevis, quodvis - *any.*
quoque - *also.*
ratio, onis, f. - *reason.*
rationabilis, e - *which can be reasoned out.*
sensilis, e - *sensitive; which can be sensed.*
sensus, us, m. - *feeling, perception, the senses.*
sententia, ae, f. - *opinion.*
summatim - *summarily, briefly.*
verisimilis, e - *probable, plausible.*
verus, a, um - *true.*

ita sit, quisquis sincerus veritatis amator extiterit, is nec ab
15   evidenter cognitis ob ea, quae nondum comperta habet, recedet,
nec ob evidenter cognita iis, quae adhuc sibi incomperta sunt,
accedet. ...
Hic autem, quo pacto Erasistratus labatur, solum
patefaciemus. Neque enim ex propriis demonstrationibus
20   pronuntiavit arterias sanguine carere, sed ex aliis, de quibus
quod ab evidentibus descisceret dubitabat, persimilis factus
illis, qui motum non esse dicebant, quia rationes quasdam

---

accedo, ere - *move towards, accept.*
adhuc - *still.*
amator, oris, m. - *lover.*
careo, ere - *lack, be without.*
cognosco, ere, novi, nitus - *learn;* (perfect tenses with present
meaning) *know.*
compertus, a, um - *discovered, known for a certainty.*
demonstratio, onis, f. - *demonstration.*
descisco, ere - *break away from, reject.*
dubito, are - *doubt.*
Erasistratus, i, m. - *Erasistratus* (Alexandrian physician of the 3rd
cent. B.C.).
evidens, ntis - *evident, obvious.*
evidenter - *obviously, plainly.*
ex(s)to, are, (s)titi - *be.*
factus, a, um - *made; becoming.*
incompertus, a, um - *not known for a certainty.*
labor, i, lapsus sum - *slip, fall.*
motus, us, m. - *motion.*
nondum - *not yet.*
pactum, i, n. - *way.*
patefacio, ere - *reveal, disclose.*
persimilis, e - *very similar.*
pronuntio, are, avi, atus - *pronounce, declare.*
proprius, a, um - *one's own, personal.*
quidam, quaedam, quoddam - *certain.*
quisquis, quidquid - *whoever, whatever.*
recedo, ere - *move away from, reject.*
sanguis, inis, m. - *blood.*
sincerus, a, um - *sincere.*
veritas, tatis, f. - *truth.*

contra se factas solvere nesciebant. Sed melius, opinor, et isti
sibi consuluissent, si motum esse ut evidens quiddam primo

25   concessissent, tum objectiones contra se factas diluere per
otium studuissent. Et Erasistratus melius egisset, si arterias
ideo sanguinem continere concessisset, quod videamus ipsas
acu etiam subtilissima perforatas illico sanguinem fundere,
seorsumque postea secum discussisset, cur natura, quae nihil

30   frustra molitur, duo receptacula genere distincta unam rem
continentia fabricasset; item et illud, quo pacto in universum

---

acus, us, f. - *needle.*
concedo, ere, cessi, cessus - *grant, concede.*
consulo, ere, ui, ultus - *have regard for the interests of.*
contineo, ere - *contain.*
diluo, ere, ui, utus - *wash away; do away with, remove.*
discutio, ere, cussi, cussus - *investigate, examine.*
distinctus, a, um - *separate, distinct.*
fabrico, are, avi, atus - *form, make.*
factas - *brought.*
frustra - *in vain, without a purpose.*
fundo, ere - *pour.*
genus, eris, n. - *class, kind.*
ideo - *for that reason, therefore.*
illico - *at once.*
ipsas=eas.
item - *likewise.*
molior, iri - *strive after, toil at, do.*
natura, ae, f. - *nature.*
nescio, ire - *not to know.*
objectio, onis, f. - *objection.*
opinor, ari - *think, believe.*
otium, ii, n. - *leisure.*
pactum, i, n. - *way.*
perforo, are, avi, atus - *puncture.*
postea - *afterward.*
primo (advb.) - *first, in the first place.*
receptaculum, i, n. - *receptacle.*
seorsum - *apart, separately.*
solvo, ere - *solve, resolve, dispel.*
studeo, ere, ui - *be eager, take pains, strive.*
subtilis, e - *fine, slender.*
universus, a, um - *whole, entire.*

corpus aër, quem respirando attrahimus, perveniat, si arteriae
sanguinem contineant; vel, si non pervenit, quo modo, prout
libuerit, movere nos possimus, aut qua ratione sine
35 impedimento spiritus arterias movere queat, cum sanguis ipsis
reluctetur. Hasce quaestiones seorsum proponere et sigillatim
quamque discutere aequum sane fuerat eum etiam fortasse qui
infinitum concedit; nam quamvis solutu difficiles sint, non
tamen ad rerum evidentiam submovendam satis valere debent.
40 Atque ut ab eo exordiar quod primum diximus, perinde est ac si

---

ac si - *as if.*
aequum esse - *be right, be just, be proper.*
aer, aeris, m. - *air.*
attraho, ere - *draw in, inhale.*
debeo, ere - *owe; ought, must.*
evidentia, ae, f. - *evidence.*
exordior, iri, orsus sum - *begin.*
fortasse - *perhaps, probably.*
hasce (strengthened form of **has**).
infinitus, a, um - *infinite, endless.*
ipsis=eis.
libet, ere, libuit - *it pleases, is agreeable.*
moveo, ere - move.
perinde - *just as.*
pervenio, ire - *reach, arrive at.*
propono, ere - *put forth, pose.*
prout - *as, according as.*
quaestio, onis, f. - *question.*
quamvis (advb.) - *however (much).*
queo, quire (conj. like **eo**) - *be able.*
quisque, quaeque, quodque - *each.*
reluctor, ari - *struggle against, resist.*
respiro, are - *respire, breathe.*
sane - *indeed, to be sure.*
si(n)gillatim - *one by one, singly.*
solvo, ere, vi, utus - *solve, resolve.*
spiritus, us, m. - *breath, air.*
submoveo, ere - *remove.*
valeo, ere - *be strong; be able.*

quis in iis quae ruminant animantibus plures ventres
conspicatus, hunc credat pabulum, illum potum, alium
spiritum excipere, neque naturam, quae numquam frustra
quicquam egit, unius rei gratia multa receptacula fecisse.
45   Quemadmodum enim in illis, etiamsi tot ventres unam rem
excipiant, diversum tamen usum habuerunt, cujus gratia plures
etiam existunt, sic in arteriis et venis se res habet. Sanguinem
enim ambae continent, ut praecedens oratio docuit, et
constitutione dissimili sunt certi cujusdam usus causa, quem
50   nos aliis in libris explicavimus.

(*Ibid.* 5f.)

B. *Vesalius.* Andreas Vesalius (1514-1564) of Brussels served
for some years as professor of anatomy at the University of Padua. He
was the author of what has been called the first modern anatomical
treatise, the *De Corporis Humani Fabrica* (1543). He had been trained in

---

ambo, ae, o - *both.*
animans, ntis - *living.*
conspicor, ari, atus sum - *behold, see.*
constitutio, onis, f. - *constitution, structure.*
credo, ere, didi, ditus - *believe.*
diversus, a, um - *diverse, different.*
doceo, ere, ui, ctus - *show.*
etiamsi - *even if.*
excipio, ere, cepi, ceptus - *take up or in, receive.*
explico, are, avi, atus - *explain.*
gratia (+gen.) - *for the sake of.*
liber, bri, m. - *book.*
numquam - *never.*
oratio, onis, f. - *oration, statement, remarks.*
pabulum, i, n. - *fodder.*
potus, us, m. - *drink.*
praecedens, ntis - *preceding, foregoing.*
quemadmodum - *how; as.*
quisquam, quicquam - *anyone, anything.*
rumino, are - *chew the cud, ruminate.*
spiritus, us, m. - *breath, air.*
tot (indecl.) - *so many.*
usus, us, m. - *use, function.*
vena, ae, f. - *vein.*
venter, tris, m. - *stomach.*

the old Galenic anatomy, but was of an independent mind, and from his extensive practice of dissection (which often brought him into difficulties with the political and religious authorities) he was able to correct a number of errors in Galen's anatomy. In regard to the circulation of the blood he was less successful; the following passage reveals him as still largely under the influence of the traditional teaching of his times.

39.   *De Venarum et Arteriarum Usu*

Ceterum in venarum usu inquirendo, vix quoque
vivorum sectione opus est, cum in mortuis affatim discamus,
eas sanguinem per universum corpus deferre, et partem aliquam
5   non nutriri, in qua insignis vena in vulneribus praescinditur.
Item in arteriis, vivorum sectionem vix requirimus, quamquam

---

affatim - *sufficiently, amply.*
aliqui, aliquae, aliquod - *some, a particular.*
arteria, ae, f. - *artery.*
ceterum - *but.*
corpus, oris, n. - *body.*
defero, ferre - *carry.*
disco, ere - *learn.*
inquiro, ere - *inquire, investigate.*
insignis, e - *prominent, major.*
mortuus, a, um - *dead.*
nutrio, ire - *nourish.*
opus est - *there is need.*
pars, rtis, f. - *part.*
praescindo, ere - *cut off in front, cut.*
quoque - *also.*
sanguis, inis, m. - *blood.*
sectio, onis, f. - *cutting, section.*
universus, a, um - *entire.*
usus, us, m. - *function.*
vena, ae, f. - *vein.*
vivus, a, um - *live.*
vix - *scarcely.*
vulnus, eris, n. - *wound.*

licebit alicui arteriam in inguina procedentem nudare,
vinculoque intercipere, ac intueri, partem arteriae vinculo
subtensam non amplius pulsare. Atque ita levi negotio
10   observatur in arteriis sanguinem natura contineri, si quando
arteriam in vivis aperimus.

(*De Corporis Humani Fabrica*, Lib. VII, Cap. XIX)

C. *Fabricius*. Hieronymus Fabricius (1533?-1619) of Acquapendente (in northern Latium, Italy), was one of a series of distinguished anatomists who followed in the tradition of Vesalius at Padua, where he served as professor of anatomy for 39 years. He is especially known for his discovery of the valves in the veins, which he described in his *De Venarum Ostiolis* (1603). This piece of basic information was essential for the development of a correct understanding of the circulatory system, and it brought Fabricius to the verge of grasping the circulation of the blood. However, like Vesalius, he was unable to free himself entirely from the errors of the traditional system and the truth eluded him. His description and ingenious but faulty theory of their purpose are presented in the following excerpts.

---

aperio, ire - *open*.
contineo, ere - *contain*.
inguen, inis, n. (usually plur.) - *groin*.
intercipio, ere - *interrupt, hinder, cut off*.
intueor, eri - *look at attentively, observe*.
item - *likewise*.
lenis, e - *light, easy*.
licet, ere, licuit - *it is permitted, one may*.
natura, ae, f. - *nature*.
negotium ii, n. - *task, procedure*.
non amplius - *no more, no longer*.
nudo, are - *lay bare, strip*.
observo, are - *observe*.
procedo, ere - *go to, extend to*.
pulso, are - *pulsate*.
quamquam - *although*.
si quando - *if ever*.
subtensus (subtentus), a, um - *stretched beneath, extending
        below*.
vinculum, i, n. - *band, cord*.

40.   *Ostiola Venarum Quid*

Venarum ostiola a me nuncupantur, membranulae
aliquot tenuissimae in interna cavitate venarum, quae
potissimum in artus distribuuntur per intervalla nunc
5   singulatim, nunc geminatim dispositae, ac sursum quidem
versus venarum radicem orificium habentes; infra autem
clusae, et non dissimilem formam exterius prae se ferentes, ac
nodi in plantarum ramulis et caule apparent.

---

ac - *than.*
aliquot (indecl.) - *some, several.*
appareo, ere - *appear.*
artus, us, m. - *limb.*
caulis, is, m. - *stalk, stem.*
cavitas, tatis, f. - *cavity.*
clusus, a, um - *closed.*
dispono, ere, posui, positus - *place at intervals, arrange.*
distribuo, ere - *distribute.*
exterius (advb.) - *on the outside.*
forma, ae, f. - *form, shape.*
geminatim - *in pairs.*
infra (advb.) - *below, at the bottom.*
internus, a, um - *inner, interior.*
membranula, ae, f. - *small membrane.*
nodus, i, m. - *knot; node.*
nuncupo, are - *call, name.*
orificium, ii, n. - *orifice, opening.*
ostiolum, i, n. - *(a little door), valve.*
per intervalla - *at intervals.*
planta, ae, f. - *plant.*
potissimum (advb.) - *mostly, chiefly.*
quidem - *indeed.*
radix, icis, f. - *root.*
ramulus, i, m. - *small branch, twig.*
singulatim - *singly.*
tenuis, e - *thin.*
vena, ae, f. - *vein.*

Ostiolorum Usus

10   Ea ratione, uti opinor, a natura genitae, ut sanguinem quadantenus remorentur, ne confertim ac fluminis instar, aut ad pedes aut in manus et digitos universus influat colligaturque, duoque incommoda eveniant: tum ut superiores artuum partes alimenti penuria laborent, tum vero manus et pedes tumore

---

alimentum, i, n. - *food, nourishment.*
artus, us, m. - *limb, member.*
colligo, ere - *gather, collect.*
confertim - *in a compact body, in a mass.*
digitus, i, m. - *finger.*
evenio, ire - *come out, result.*
flumen, inis, n. - *flood, stream.*
gigno, ere, genui, genitus - *beget, create.*
incommodum, i, n. - *disadvantage.*
influo, ere - *flow into.*
instar, n. (only nom. and acc. sing.) - *image, likeness;* (usually with gen.=*like*).
laboro, are - *labor, suffer.*
manus, us, f. - *hand.*
natura, ae, f. - *nature.*
opinor, ari - *think, believe.*
pars, rtis, f. - *part.*
penuria, ae, f. - *scarcity, inadequacy.*
pes, pedis, m. - *foot.*
quadantenus - *to a certain extent, in some measure.*
ratio, onis, f. - *reason.*
remoror, ari - *hold back, stay, hinder.*
sanguis, inis, m. - *blood.*
superior, ius - *upper.*
tum...tum - *not only...but also; partly...partly.*
tumor, oris, m. - *swelling, tumidity.*
universus, a, um - *all, entire.*
usus, us, m. - *use, function.*
vero - *indeed, to be sure.*

15   perpetuo premantur. Ut igitur iustissima mensura et admirabili
          quadam proportione sanguis ad singulas partes alendas
          quoquoversum distribuatur, ostiola venarum comparata fuere.
          ...

Ostiolorum Alter Usus

          Dicere proculdubio tuto possumus ad prohibendam
20   quoque venarum distensionem fuisse ostiola a summo opifice
          fabrefacta; distendi autem ac dilatari facile potuissent venae,
          cum ex membranosa substantia eaque simplici ac tenui sint

---

admirabilis, e - *wonderful, remarkable.*
alo, ere - *nourish.*
alter, era, erum - *other; second.*
autem - *now, indeed.*
comparo, are, avi, atus - *prepare, devise.*
dilato, are, avi, atus - *dilate, extend, enlarge.*
distendo, ere - *distend.*
distensio, onis, f. - *distension.*
distribuo, ere - *distribute.*
fabrefacio, ere - *make, fashion, or do skilfully.*
igitur - *consequently, therefore.*
iustus, a, um - *just, proper, correct.*
membranosus, a, um - *membranous.*
mensura, ae, f. - *measure, quantity.*
perpetuus, a, um - *continual, perpetual.*
premo, ere - *press, crush.*
proculdubio - *without doubt.*
prohibeo, ere - *prevent, avert.*
proportio, onis, f. - *proportion.*
quidam, quaedam, quoddam - *a certain.*
quoque - *also.*
quoquoversum - *in every direction.*
simplex, icis - *simple, single.*
singuli, ae, a - *single, separate, individual.*
substantia, ae, f. - *substance.*
tenuis, e - *thin.*
tuto - *safely.*

25   conflatae. Quodsi dilatarentur, praeterquam quod multus
sanguis, inibi plus iusto cumulatus, et venas et partes
circumiacentes laederet, atque in tumorem attolleret (uti evenire
iis compertum est, quibus varices membris innascuntur),
superioribus quoque partibus quadantenus subriperetur
alimentum, sanguine utputa copioso, quo dilatatum vas est,
praecipitante, et tamquam in lacuna reservato.

30   *Arteriae Cur Carent Ostiolis*

Arteriis autem ostiola non fuere necessaria, neque ad
distensionem prohibendam propter tunicae crassitiem ac robur,

---

attollo, ere - *raise, enlarge.*
careo, ere - *be without, lack.*
circumiaceo, ere - *lie around, surround.*
compertus, a, um - *known, proven.*
conflo, are, avi, atus - *bring about, produce, make.*
copiosus, a, um - *abundant, in large quantity.*
crassities, ei, f. - *thickness.*
cumulo, are, avi, atus - *heap up, collect, gather.*
evenio, ire - *happen, befall.*
inibi - *in that place, there.*
innascor, i - *be born, spring up, develop.*
lacuna, ae, f. - *pit, hole, pool, pond.*
laedo, ere - *harm, injure.*
membrum, i, n. - *limb, leg.*
necessarius, a, um - *necessary.*
praecipito, are - *rush headlong.*
praeterquam quod - *besides the fact that.*
propter (+acc.) - *because of, on account of.*
quodsi - *but if.*
reservo, are, avi, atus - *keep or hold back, store.*
robur, oris, n. - *strength.*
subripio, ere - *take away.*
tamquam - *as if.*
tunica, ae, f. - *coat.*
utputa - *as for instance, namely.*
varix, icis, m. & f. - *varicose vein.*
vas, vasis, n. - *vessel.*

35

neque ad sanguinem remorandum quod sanguinis fluxus
refluxusque in arteriis perpetuo fiat. Sed age ostiolorum
numerum, formam, constitutionem, situm, distantiam, ac
reliqua perpendamus. Erat profecto necessaria ostiolorum
constructio in artuum venis, quae non exiguae, sed vel magnae
vel moderatae sunt magnitudinis, ut scilicet sanguis ubique
eatenus retardetur, quatenus cuique particulae alimento fruendi

40

congruum tempus detur, quod alioqui propter artuum declivem
situm confertim ac rapidi fluminis instar in artuum

---

age (impv. of **ago**) - *come!*
alioqui - *otherwise.*
artus, us, m. - *limb.*
congruus, a, um - *appropriate, suitable.*
constitutio, onis, f. - *constitution, structure.*
constructio, onis, f. - *construction, establishing, placing.*
declivis, e - *inclining downwards.*
distantia, ae, f. - *distance.*
eatenus...quatenus - *to the extent that.*
exiguus, a, um - *small.*
fluxus, us, m. - *flowing (forward).*
forma, ae, f. - *shape, form.*
fruor, i - *avail oneself, utilize.*
magnitudo, inis, f. - *magnitude, size.*
moderatus, a, um - *moderate.*
numerus, i, m. - *number.*
particula, ae, f. - *small part.*
perpendo, ere - *consider, examine, investigate.*
perpetuo - *continually.*
profecto - *indeed, assuredly.*
quisque, quaeque, quodque - *each.*
rapidus, a, um - *rushing.*
refluxus, us, m. - *flowing backward, ebb.*
reliquus, a, um - *remaining, rest of.*
remoror, ari - *hinder, slow down.*
retardo, are - *slow down.*
scilicet - *obviously, of course.*
situs, us, m. - *location, situation.*
ubique - *everywhere.*

extremitates universus conflueret ac colligeretur, idque tum
harum partium tumore, tum superpositarum marcore.

Ostiola Retardant Sanguinem. Auctor Quo in Notitiam
45   *Ostiolorum Est Deductus*

Quod vero ab ostiolis sanguinis cursus retardetur,
praeterquamquod ipsa constructio id patefecit, omnes quoque
possunt periculum facere tum in nudis venis mortui corporis,
tum in vivo artus ligantes, ut in missione sanguinis sit. Si
50   enim premere, aut deorsum fricando adigere sanguinem tentes,
cursum ipsius ab ipsis ostiolis intercipi remorarique aperte
videbis; neque enim aliter ego in huiusmodi notitiam sum
deductus. Exiguae autem venae ostiolis non indigebant, tum

---

adigo, ere - *drive, force, push.*
aliter - *otherwise.*
aperte - *openly, clearly.*
auctor, oris, m. - *author.*
cursus, us, m. - *course, running; flow.*
deduco, ere, xi, ctus - *lead, bring.*
deorsum - *downwards.*
extremitas, tatis, f. - *extremity.*
frico, are - *rub, rub down.*
huiusmodi - *of this kind.*
indigeo, ere - *need, require.*
intercipio, ere - *interrupt, hinder, cut off.*
ipsius=eius.
ligo, are - *bind, tie, ligate.*
marcor, oris, m. - *faintness, languor, languishing, wasting.*
missio, onis, f. - *a letting go, sending away.*
mortuus, a, um - *dead.*
notitia, ae, f. - *awareness, knowledge.*
nudus, a, um - *naked, bared, exposed.*
patefacio, ere, feci, factus - *reveal, disclose.*
periculum, i, n. - *trial, test.*
praeterquamquod - *apart from the fact that.*
premo, ere - *press.*
superpositus, a, um - *situated above.*
tento, are - *try.*
tum...tum - *partly...partly.*
vivus, a, um - *living.*

55 propter earum parvitatem modicum sanguinis, ac totum, quod pro ipsis satis est, tantum modo continentes, tum quia satis erat in maioribus vasis ceu fonte immorari alimentum; sic enim non defuturum etiam parvis quasi rivulis necessarium erat.

60 *Ostiolorum in Artubus Necessitas. Partes Principes, Cur Sanguine Abundare Debent*

Porro alia ostiolorum in artubus necessitas est. Nam cum crura et brachia motu locali frequentissime exerceantur, eoque interdum vehementi ac violentissimo, unde plurimum ac

---

abundo, are - *have an abundance or superabundance of, abound.*
artubus (abl. plur.)=**artibus.**
brac(c)hium, ii, n. - *arm.*
ceu - *as.*
crus, cruris, n. - *shin, leg.*
desum, esse, fui, futurus - *fail.*
exerceo, ere - *exercise.*
fons, ntis, m. - *spring, fountain, well-source, fountain-head.*
frequenter - *frequently.*
immoror, ari - *delay, linger, tarry.*
interdum - *sometimes.*
localis, e - *local.*
modicum, i, n. - *a small amount.*
motus, us, m. - *movement, motion.*
necessarius, a, um - *necessary.*
necessitas, tatis, f. - *necessity, need.*
parvitas, tatis, f. - *smallness, small size.*
porro - *furthermore.*
princeps, cipis - *principal.*
propter (+acc.) - *on account of, because of.*
quasi - *so to speak.*
rivulus, i, m. - *a small stream, rivulet.*
tantum modo - *only.*
unde - *whence, as a result of which.*
vas, vasis, n. (abl. plur. **vasis**) - *vessel.*
vehemens, ntis - *strong, vigorous.*
violentus, a, um - *forcible, violent, forceful.*

65   vehementem in ipsis excitari calorem contingat, proculdubio
vi caloris excitati, sanguis ad artus in tanta copia fluxisset
atque attractus fuisset, ut vel partibus principalibus ex Cava
Vena subriperetur alimentum, vel artuum vasa ruptionis
periculo periclitarentur. Quorum utrumque maxime
perniciosum toti animali erat futurum, quando principes partes,
70   ut hepar, cor, pulmones, et cerebrum perpetuo sanguine
abundare copiosissimo oportebat. Quam ob causam, uti
opinor, factum est, ut vena cava, qua per corporis truncum

---

animal, alis, n. - *animal.*
attraho, ere, xi, ctus - *draw to, attract.*
calor, oris, m. - *heat.*
cava vena - *the vena cava.*
cerebrum, i, n. - *brain.*
contingo, ere - *happen, occur.*
copia, ae, f. - *supply, abundance, quantity.*
copiosus, a, um - *plentiful, abundant.*
cor, cordis, n. - *heart.*
excito, are, avi, atus - *arouse, stir up.*
fluo, ere, xi, ctus - *flow.*
hepar, hepatis, n. - *liver.*
ipsis=eis.
maxime - *extremely.*
oportet, ere - *needs, is necessary, must.*
periclitor, ari - *be in danger of, risk.*
periculum, i, n. - *danger.*
perniciosus, a, um - *ruinous, destructive.*
perpetuo - *continually.*
proculdubio - *doubtless.*
pulmo, onis, m. - *lung.*
quando - *when; since.*
ruptio, onis, f. - *rupture, bursting.*
subripio, ere - *take away.*
truncus, i, m. - *trunk, body.*
uterque, utraque, utrumque - *each, both.*
vel...vel - *either...or.*
vis, vis, f. - *force.*

perreptat, similiter et iugulares, ostiolis prorsus fuerint
destitutae. Decebat enim cerebrum, cor, pulmones, hepar, ac
75   renes, quae totius animalis conservationem procurant affluere
alimento, neque ipsis retardari ne momentum quidem
oportebat, tum ad deperditam substantiam refarciendam, tum ad
gignendos vitales atque animales spiritus, quorum causa vita
animalibus conservatur.

80   *Ostiola Venarum Iugularium, ad Quid Possent Esse*
Utilia. Ostiolorum Situs

Quodsi in iugularium venarum origine ostiola in
homine observes, ea ad sanguinem detinendum, ne in declivi

---

affluo, ere - *flow in rich abundance, abound in.*
animal, alis, n. - *animal.*
animalis, e - *animal* (pertaining to the *anima*).
conservatio, onis, f. - *maintenance.*
conservo, are - *preserve, maintain.*
decet, ere, decuit - *be fitting, be appropriate.*
declivis, e - *sloping downwards, downward.*
deperdo, ere, didi, ditus - *lose.*
destituo, ere, ui, utus - *forsake, abandon, leave without.*
detineo, ere - *hold back, detain.*
gigno, ere - *create, generate.*
homo, hominis, m. - *man, human being.*
iugularis, e - *jugular.*
momentum, i, n. - *moment.*
ne...quidem - *not even.*
observo, are - *look at, examine.*
origo, inis, f. - *origin, source, beginning.*
perrepto, are - *creep through, pass through.*
procuro, are - *take care of, look after.*
prorsus - *utterly, completely.*
quodsi - *but if.*
refarcio, ire - *restock, restore.*
renes, um, m. - *kidneys.*
situs, us, m. - *location.*
spiritus, us, m. - *air, breath, spirit.*
substantia, ae, f. - *substance, material.*
utilis, e - *useful.*
vitalis, e - *vital.*

85

capitis situ in cerebrum instar fluminis irruat, atque in eo plus
iusto cumuletur, posita esse dicas. His igitur de causis ostiola
artuum venis non quidem exiguis, sed mediocribus et magnis,
sed neque etiam venae cavae trunco et iugularibus tradita sunt.
Quod vero ostiola plerisque locis sint posita ubi scilicet rami
minores sparguntur atque oblique propagantur, et hoc

90

admirabilis est sapientiae specimen: ut scilicet eo loci sanguis
moram trahat, quo opus est ipsum ad alias partes distribuere,
qui alioqui totus per unicum ampliorem magisque rectum
ramum canalemque confluxisset; quasi vero ostiola solertes

---

admirabilis, e - *wonderful.*
alioqui - *otherwise.*
amplus, a, um - *large.*
canalis, is, m. - *channel, conduit.*
caput, pitis, n. - *head.*
confluo, ere, xi, ctus - *flow.*
cumulo, are - *collect, accumulate.*
distribuo, ere - *distribute.*
irruo, ere - *rush into, rush.*
iustus, a, um - *right, proper, normal.*
magis (advb.) - *more.*
mediocris, e - *moderate.*
mora, ae, f. - *delay.*
oblique - *obliquely, at an angle.*
opus est - *there is need.*
plerique, pleraeque, pleraque - *several, many.*
pono, ere, posui, positus - *put, place.*
propago, are - *split, divide.*
quasi - *as if, like.*
ramus, i, m. - *branch.*
rectus, a, um - *straight.*
sapientia, ae, f. - *wisdom.*
scilicet - *namely, for instance.*
situs, us, m. - *location; position.*
sol(l)ers, ertis - *skilled, clever, adroit.*
spargo, ere - *scatter, branch out.*
specimen, inis, n. - *specimen, example.*
trado, ere, didi, ditus - *give.*
traho, ere - *draw; undergo.*
unicus, a, um - *single.*

95   quoque multarum partium ianitores exsistant, ne scilicet
      concedant inferius elabi ac descendere alimentum, donec
      superiores partes congruam illius portionem sint assecutae.

                    (*De Venarum Ostiolis* [1603]. pp. 1-3)

D. *Harvey.* William Harvey (1578-1657) was a pupil of
Fabricius at Padua, and saw him demonstrate the valves in the veins.
Harvey was fascinated with the demonstration, but was skeptical of
Fabricius' explanation of their purpose. Later he reasoned that the
valves allowed the blood in the veins to flow in only one direction,
viz., *towards* the heart. Then by calculating how much blood the heart
pumped per hour, he concluded that the body could not incessantly
manufacture that quantity of new blood from the ingesta, and that the
blood must flow from the heart via the arteries to the extremities, then
return by way of the veins to the heart. This of course dealt the death-
blow to the old Galenic notion of the unidirectional movement of the
blood. Harvey published his views in his *Exercitatio Anatomica de
Motu Cordis et Sanguinis in Animalibus* (1628), the ninth chapter of
which is here presented.

---

assequor, i, secutus sum - *gain, obtain.*
concedo, ere - *yield; allow.*
congruus, a, um - *fitting.*
descendo, ere - *go down, descend.*
donec - *until.*
elabor, i - *slip away, escape.*
exsisto, ere - *exist.*
ianitor, oris, m. - *doorkeeper.*
inferius (advb.) - *lower.*
portio, onis, f. - *share, portion.*
superior, ius - *upper.*

41. Sed ne verba dare nos dicat quispiam, et assertiones speciosas tantum facere sine fundamento, et non justa de causa innovare, tria confirmanda veniunt; quibus positis, necessario hanc sequi veritatem et rem palam esse, arbitror.

5   Primo, continue et continenter sanguinem e vena cava in arterias in tanta copia transmitti pulsu cordis, ut ab assumptis suppeditari non possit, et adeo ut tota massa brevi tempore illinc pertranseat; secundo, continue, aequabiliter, et

---

aequabiliter - *evenly.*
arbitror, ari - *think, believe.*
arteria, ae, f. - *artery.*
assertio, onis, f. - *assertion.*
assumptus, a, um - *taken in, received, ingested.*
causa, ae, f. - *cause.*
confirmo, are - *confirm.*
continenter - *without interruption.*
continue - *continuously.*
copia, ae, f. - *supply, abundance.*
cor, cordis, n. - *heart.*
fundamentum, i, n. - *basis.*
innovo, are - *introduce innovation, change.*
justus, a, um - *just.*
massa, ae, f. - *mass.*
necessario (advb.) - *necessarily.*
palam (advb.) - *evident, plain.*
pertranseo, ire - *pass across, pass over.*
primo (advb.) - *first, in the first place.*
pulsus, us, m. - *beat; pulse.*
quispiam, quidpiam - *someone, anyone, something, anything.*
sanguis, inis, m. - *blood.*
secundo (advb.) - *secondly, in the second place.*
sequor, i - *follow.*
speciosus, a, um - *well-sounding, plausible, specious.*
suppedito, are - *provide, supply.*
tantum (advb.) - *only.*
tantus, a, um - *so great.*
transmitto, ere - *transmit.*
vena cava, venae cavae, f. - *the vena cava.*
verbum, i, n. - *word.*
veritas, tatis, f. - *truth.*

10   continenter sanguinem in quodcumque membrum et partem
pulsu arteriarum impelli et ingredi, majori copia multo quam
nutritioni sufficiens sit, vel tota massa suppeditari possit; et
similiter tertio, ab unoquoque membro ipsas venas hunc
sanguinem perpetuo retroducere ad cordis locum.

His positis, sanguinem circumire, revolvi, propelli et
15   remeare, a corde in extremitates, et inde in cor rursus, et sic
quasi circularem motum peragere, manifestum puto fore.

---

circularis, e - *circular.*
circumeo, ire - *go round.*
extremitas, tatis, f. - *extremity.*
fore=futurum esse.
impello, ere - *drive, impel.*
inde - *thence, from there.*
ingredior, i - *enter.*
manifestus, a, um - *manifest, clear.*
membrum, i, n. - *member.*
motus, us, m. - *motion, movement.*
nutritio, onis, f. - *nutrition.*
pars, partis, f. - *part.*
perpetuo - *perpetually, constantly.*
positus, a, um - *stated, posited.*
propello, ere - *drive forward.*
pulsus, us, m. - *beat, pulse.*
puto, are - *think.*
quasi - *so to speak.*
quicumque, quaecumque, quodcumque - *whoever, whatever;*
    any.
remeo, are - *come back, return.*
retroduco, ere - *lead back, bring back.*
revolvo, ere - *return.*
rursus - *again.*
similiter - *similarly.*
sufficiens, ntis - *sufficient.*
tertio (advb.) - *thirdly, in the third place.*
unusquisque, unaquaeque, unumquodque - *each single, each and*
    every.

Supponamus (vel cogitatione vel experimento)
quantum sanguinis sinister ventriculus in dilatatione (cum
repletus sit) contineat, sive uncias duas, sive uncias tres, sive
20   sescunciam (ego in mortuo reperi ultra uncias duas).
Supponamus similiter quanto minus in ipsa contractione, vel
quantum sese contrahat cor; et quanto minorem ventriculus
capacitatem habeat in ipsa contractione, vel ipsis
contractionibus; quantum sanguinis in arteriam magnam
25   protrudat (protrudere enim aliquid semper, et ante
demonstratum est capite tertio, et omnes in systole fatentur, ex

---

capacitas, tatis, f. - *capacity.*
caput, itis, n. - *head; heading; chapter.*
cogitatio, onis, f. - *thinking, theorizing.*
contineo, ere - *contain.*
contractio, onis, f. - *contraction.*
contraho, ere - *contract.*
dilatatio, onis, f. - *dilation.*
experimentum, i, n. - *trial, test.*
fateor, eri - *confess, acknowledge.*
mortuus, a, um - *dead.*
protrudo, ere - *thrust.*
quantum (advb.) - *how much.*
quantum, i, n. - *how much.*
reperio, ire, rep(p)eri, repertus - *find.*
repletus, a, um - *full.*
semper - *always.*
sescuncia, ae, f. - *one and a half ounces.*
sinister, tra, trum - *left.*
sive...sive - *whether...or.*
suppono, ere - *suppose, state hypothetically.*
systole, es, f. (Greek 1st decl.; abl. sing. **systole**) - *contraction,*
    systole.
ultra (+acc.) - *beyond, over.*
uncia, ae, f. - *ounce.*
ventriculus, i, m. - *ventricle.*

fabrica valvularum persuasi); et verisimili conjectura ponere
liceat, in arteriam immitti partem vel quartam, vel quintam,
vel sextam, et ad minimum octavam.

30   Ita in homine, protrudi singulis cordis pulsibus
supponamus unciam semis, vel drachmas tres, vel drachmam
unam sanguinis; quae propter impedimentum valvularum in
cor remeare non potest. Cor una semihora plus quam mille
pulsus facit; imo in aliquibus, et aliquando, bis, ter, vel quater

35   mille. Jam multiplicatis drachmis, videbis una semihora aut
millies drachmas tres, vel drachmas duas, vel uncias quinquies
centum, aut talem aliquam proportionatam quantitatem

---

aliquando - *sometimes.*
aliquis, aliquid - *someone, something.*
bis - *twice.*
conjectura, ae, f. - *conjecture.*
drachma, ae, f. - *dram* (one-eighth oz.).
fabrica, ae, f. - *structure.*
homo, minis, m. - *man, human being.*
immitto, ere - *send into, discharge into.*
impedimentum, i, n. - *impediment, obstacle, barrier.*
licet, ere, licuit - *it is permitted or allowed.*
millies - *a thousand times.*
multiplico, are - *multiply.*
pars, rtis, f. - *part.*
persuadeo, ere, suasi, suasus - *persuade.*
pono, ponere - *suppose, posit.*
proportionatus, a, um - *proportionate.*
propter (+acc.) - *because of.*
quantitas, tatis, f. - *quantity, amount.*
quater - *four times.*
quinquies - *five times.*
semihora, ae, f. - *half-hour.*
talis, e - *such.*
ter - *thrice, three times.*
unciam semis - *half an ounce.*
valvula, ae, f. - *valve.*
verisimilis, e - *probable, plausible.*

sanguinis per cor in arterias transfusam; majori semper copia quam in universo corpore contingat reperiri. Similiter in ove
40   aut cane, pertransit (esto) scrupulus unus in una cordis contractione; tum una semihora mille scrupuli, vel circa libras tres et semis sanguinis, [transeunt]; in quo corpore plerumque non continetur plus quatuor libris sanguinis. Hoc in ove expertus sum.
45   Ita paene, supputatione facta secundum quod nimirum conjectare possimus transmissi sanguinis, et enumeratis pulsationibus, videatur omnem massae quantitatem sanguineae pertransire de venis in arterias per cor, et similiter per pulmones.

---

canis, is, c. - *dog.*
circa (+acc.) - *about.*
conjecto, are - *conjecture.*
contingo, ere - *happen, occur.*
corpus, oris, n. - *body.*
enumero, are, avi, atus - *reckon up, count.*
esto (3rd sing. fut. impv. of **sum**).
experior, iri, pertus sum - *prove, put to the test;* (in perf. tenses, *know by experience*).
libra, ae, f. - *pound.*
nimirum - *undoubtedly, certainly, to be sure.*
ovis, is, f. - *sheep.*
paene - *almost.*
pertranseo, ire - *pass through, pass.*
plerumque - *usually, generally.*
pulmo, onis, m. - *lung.*
pulsatio, onis, f. - *pulsation, beat.*
quantitas, tatis, f. - *quantity.*
reperio, ire - *find.*
sanguineus, a, um - *bloody, of blood.*
scrupulus, i, m. - *scruple* (one scruple=one-third dram).
secundum (+acc.) - *according to.*
semis, semissis (or indecl.), **m.** - *half.*
supputatio, onis, f. - *computation, calculation.*
transeo, ire - *pass through.*
transfundo, ere, fudi, fusus - *transfuse, discharge.*
transmitto, ere, misi, missus - *transmit.*
universus, a, um - *all, entire.*

50   Sed esto, quod non una semihora, sed una hora, vel una die [id fiat]; utcumque, manifestum facit plus sanguinis per cor ejus pulsu transmitti continue, quam vel ingestum alimentum possit suppeditare, vel in venis simul contineri.

          Nec est dicendum, quod cor in sua contractione
55   aliquando protrudat, aliquando non, vel quasi nihil, et imaginarium quid; hoc enim ante confutatum est, et praeterea sensui contrarium est et rationi. Si enim dilatato corde repleri necesse [sit] ventriculos sanguine, contracto necesse [est] protrudere semper, et non parum (cum et ductus non parvi, et
60   contractio non pauca sit), in quavis proportione, videlicet subtripla, subsextupla, vel suboctupla. Similiter proportio sanguinis exclusi debet esse ad ante contentum et in dilatatione replentem, uti se habet capacitas contracti ventriculi ad illam quae est dilatati. Et cum in dilatatione non contingit repleri

---

ante (advb.) - *before.*
confuto, are, avi, atus - *confute, refute, disprove.*
contrarius, a, um - *contrary.*
ductus, us, m. - *duct, channel.*
exclusus, a, um - *excluded; ejected.*
habeo, ere - *have; hold*; **se habere** - *to be.*
imaginarius, a, um - *imaginary;* **imaginarium quid** - *an imaginary something.*
ingestus, a, um - *taken in, ingested.*
manifestus, a, um - *manifest, obvious, clear.*
necesse - *necessary.*
parum - *little, a small amount.*
paucus, a, um - *small, slight.*
praeterea - *besides, in addition.*
proportio, onis, f. - *proportion.*
quasi nihil - *practically nothing.*
quivis, quaevis, quodvis - *whoever, whatever.*
ratio, onis, f. - *reason.*
repleo; ere - *fill, refill.*
sensus, us, m. - *sense.*
suboctuplus, a, um - *one-eighth.*
subsextuplus, a, um - *one-sixth.*
subtriplus, a, um - *one-third.*
videlicet - *namely.*

65　　　nihilo vel imaginario, ita in contractione numquam nihil vel
　　　　imaginarium expellit, sed semper aliquid secundum
　　　　proportionem contractionis. Quare concludendum, si uno pulsu
　　　　in homine, vel ove, vel bove, cor emittit drachmam unam, et
　　　　mille sunt pulsus in una semihora, contingit eodem tempore
70　　　libras decem et uncias quinque transmissas esse; si uno
　　　　pulsu drachmas duas, libras viginti et uncias decem; si
　　　　semiunciam, libras quadraginta et unam, cum unciis octo; si
　　　　unciam, libras octoginta tres et uncias quatuor contingit in una
　　　　semihora transfusas (inquam) esse de venis in arterias. Sed
75　　　quantum in unoquoque protrudatur singulis pulsationibus, et
　　　　quando plus et quando minus, et qua de causa, accuratius
　　　　posthaec ex multis observationibus a me forsan palam fiet.
　　　　　　Interim hoc scio, et omnes admonitos velim, quod
　　　　aliquando uberiori copia pertransit sanguis, aliquando minore,
80　　　et sanguinis circuitus quandoque citius, quandoque tardius

---

accurate - *carefully, precisely.*
admoneo, ere, ui, itus - *advise, inform.*
aliquando - *sometimes.*
circuitus, us, m. - *circuit.*
cito - *quickly.*
concludo, ere - *conclude.*
emitto, ere - *send out, emit, eject.*
expello, ere - *drive out, expel.*
forsan - *perhaps.*
inquam (defective verb) - *I say.*
interim - *meanwhile.*
nihilum, i, n. - *nothing.*
observatio, onis, f. - *observation.*
palam - *clear, plain.*
posthaec - *hereafter.*
quando - *when.*
quandoque - *sometimes.*
secundum (+acc.) - *according to.*
tarde - *slowly.*
uber, eris - *full, copious, abundant.*
unusquisque, unaquaeque, unumquodque - *each, single.*

peragitur, secundum temperamentum, aetatem, causas externas
et internas, et res naturales et non naturales, somnum,
quietem, victum, exercitia, animi pathemata, et similia.

85 Verum enimvero cum per pulmones et cor vel minima copia
transeat sanguis, longe uberiori proventu in arterias et totum
corpus diducitur, quam ab alimentorum ingestione suppeditari
possibile sit, aut omnino, nisi regressu per circuitum facto.

Hoc etiam palam fit sensu, vivorum dissectionem
intuentibus; non solum aperta magna arteria, sed (quod

---

aetas, tatis, f. - *age.*
animus, i, m. - *mind.*
aperio, ire, ui, rtus - *open.*
diduco, ere, xi, ctus - *distribute.*
dissectio, onis, f. - *dissection.*
enimvero - *indeed.*
exercitium, ii, n. - *exercise.*
externus, a, um - *external.*
ingestio, onis, f. - *ingestion.*
internus, a, um - *internal.*
intueor, eri - *look at, observe, contemplate.*
longe - *far.*
magna arteria=aorta.
naturalis, e - *natural.*
nisi - *unless.*
non solum ...sed - *not only...but.*
omnino - *entirely; at all, altogether.*
pathema, atis, n. - *condition, trouble, disorder.*
perago, ere, egi, actus - *carry through, accomplish, complete.*
possibilis, e - *possible.*
proventus, us, m. - *yield; supply, quantity.*
quies, etis, f. - *rest, repose.*
regressus, us, m. - *return.*
sensus, us, m. - *feeling; perception, observation.*
somnus, i, m. - *sleep.*
temperamentum, i, n. - *mixture or blend (of the humors),*
        temperament.
verum - *but.*
victus, us, m. - *food, diet.*
vivus, a, um - *alive, living.*

90   confirmat Galenus in ipso homine) si quaevis vel minima
         arteria dissecta fuerit, unius paene semihorae spatio totam
         sanguinis massam et [e] toto corpore, tam venis quam arteriis,
         exhaustam fore. Similiter, laniones omnibus hoc satis attestari
         possunt; quando, rescissis arteriis jugularibus in mactando
95   bove, unius horae quadrante minus, totam sanguinis massam
         exhauriunt, et vasa omnia inanita reddunt. In membrorum
         excisione et tumorum, ex larga sanguinis profusione, idem
         comperimus aliquando brevi contingere.
                  Nec perstringit hujus argumenti vim, quod per venas
100   effluere in jugulatione et in membrorum excisione aeque
         [sanguinem], si non magis, quam per arterias, dicat quispiam,

---

aeque - *equally, in equal amounts.*
attestor, ari - *attest, confirm.*
bos, bovis, c. - *ox.*
brevi - *in a short time.*
comperio, ire, peri, pertus - *find out, ascertain, learn.*
confirmo, are - *establish, confirm.*
disseco, are, secui, sectus - *cut asunder, dissect.*
effluo, ere - *flow out.*
excisio, onis, f. - *cutting out, excision.*
exhaurio, ire, hausi, haustus - *draw off.*
inanio, ire, ii, itus - *emptyout.*
jugulatio, onis, f. - *cutting of the throat.*
lanio, onis, m. - *butcher.*
largus, a, um - *abundant, copious, plentiful.*
macto, are - *kill, slaughter.*
paene - *almost.*
perstringo, ere, nxi, ctus - *make dull, blunt.*
profusio, onis, f. - *pouring forth, effusion.*
quadrans, ntis, m. - *a fourth part, quarter.*
quispiam, quidpiam - *someone, something.*
reddo, ere, didi, ditus - *render.*
rescindo, ere, scidi, scissus - *cut open.*
spatium, ii, n. - *space; period.*
tam...quam - *not only...but also.*
tumor, oris, m. - *swelling, tumor.*
vis, vis, f. - *force.*

cum contra se res habeat. Venae enim quia subsidunt, quia in
ipsis nulla vis cogens foras sanguinem, et quia impedimento
valvularum positio est (ut postea patebit), parum admodum
105   reddunt; arteriae vero impetu impulsum sanguinem foras
largius, impetuosius, tamquam cum syphone ejectum
profundunt. Sed experiunda res est, omissa vena et incisa
jugulari [arteria], in ove vel cane; et quanto impetu, quanta
protrusione, quam cito omnem sanguinem e toto corpore, tam
110   venis quam arteriis, contingit inanire, admirabile videbitur.

---

admirabilis, e - *wonderful, remarkable.*
admodum - *quite.*
cogo, ere - *force, drive, propel.*
contra (advb.) - *contrary, opposite.*
ejicio, ere, jeci, jectus - *thrust out, eject.*
experior, iri, pertus sum - *try, put to the test;*
     (**experiunda=experienda**).
foras (advb.) - *outwards, out.*
impedimentum, i, n. - *obstacle, impediment.*
impello, ere, puli, pulsus - *impel, drive.*
impetuosus, a, um - *impetuous, forceful.*
impetus, us, m. - *onward movement or force, impulse,* (of blood)
     spurt.
inanio, ire, ii, itus - *empty out, evacuate.*
incido, ere, cidi, cisus - *cut into, make an incision.*
ipsis=eis.
omitto, ere, misi, missus - *pass over, disregard, leave alone.*
parum - *little, limited amount.*
pateo, ere - *be evident.*
positio, onis, f. - *position, location.*
postea - *later, hereafter.*
profundo, ere, fudi, fusus - *pour forth.*
reddo, ere - *produce.*
sipho (sypho), onis, m. - *instrument for forcing liquids under
     pressure, syringe.*
subsido, ere - *sit down, sink, collapse.*
tam...quam - *not only...but also; as well as.*
tamquam - *as if.*
vero - *but.*

Arterias autem nullibi sanguinem e venis recipere, nisi
transmissione facta per cor, ex ante dictis patet. Sed ligando
aortam ad radicem cordis, et aperiendo jugularem vel aliam
arteriam, si solum arterias inanitas et venas repletas
115   conspexeris, non continget dubitare.
Hinc causam aperte videbis cur, in anatome, tantum
sanguinis reperiatur in venis, parum vero in arteriis; cur
multum in dextro ventriculo, parum in sinistro; quae res
antiquis dubitandi occasionem forsan praebuit et existimandi
120   spiritus solos in illis concavitatibus contineri dum vita
superstes animali fuerat. Causa forsan est, quod de venis in
arterias nullibi datur transitus, nisi per cor ipsum et per
pulmones. Cum autem exspiraverint, et pulmones moveri

---

ad (+acc.) - *at, near.*
anatome, es, f. - *dissection.*
ante (advb.) - *previously, before.*
antiquus, a, um - *ancient.*
aperte - *openly, plainly.*
causa, ae, f. - *cause, reason.*
concavitas, tatis, f. - *hollow, cavity.*
conspicio, ere, spexi, spectus - *behold, see.*
dubito, are - *doubt, be uncertain.*
dum - *while, so long as.*
existimo, are - *think, believe.*
exspiro, are, avi, atus - *breathe out, expire; die.*
forsan - *perhaps, probably.*
hinc - *hence, from this.*
ligo, are - *tie, ligate.*
nisi - *except.*
nullibi - *nowhere.*
occasio, onis, f. - *occasion, cause.*
praebeo, ere, ui - *furnish, provide.*
radix, icis, f. - *root; base.*
recipio, ere, cepi, ceptus - *receive.*
repletus, a, um - *full.*
superstes, stitis - *surviving, living.*
transitus, us, m. - *transit, passage.*
transmissio, onis, f. - *transmission, transfer.*
vero - *but.*

125 desiverint, de venae arteriosae ramulis in arteriam venosam, et
inde in sinistrum ventriculum cordis, sanguis permeare
prohibetur; ... cum vero una cum pulmonibus cor non desinat
moveri, sed postea pulsare et supervivere pergat, contingit
sinistrum ventriculum et arterias emittere in venas ad habitum
corporis sanguinem, et per pulmones non recipere, et proinde
130 quasi inanitas esse. Sed hoc etiam in rem nostram non parum
facit fidei, cum hujus nulla alia causa, nisi quam nos ex nostra
suppositione asserimus, adduci possit.
  Praeterea hinc patet, quo magis aut vehementius
arteriae pulsant, eo citius in omni sanguinis haemorrhagia
135 inanitum iri corpus. Hinc etiam in omni lipothymia, omni
timore, et hujusmodi, quando cor languidius et infirmius,

adduco, ere - *bring; adduce.*
arteriosus, a, um - *artery-like.*
assero, ere - *assert, declare.*
cito - *quickly.*
desino, ere, sivi, situs - *cease, stop.*
fides, ei, f. - *faith; assurance, confirmation.*
haemorrhagia, ae, f. - *hemorrhage.*
hinc - *from here, hence; from this.*
hujusmodi - *of this kind.*
inde - *from there.*
infirmus, a, um - *weak.*
languidus, a, um - *languid.*
lipothymia, ae, f. - *fainting.*
pateo, ere, ui - *be evident, be obvious.*
pergo, ere - *proceed, continue.*
permeo, are - *move, pass.*
praeterea - *moreover, furthermore.*
prohibeo, ere, ui, itus - *keep from, prevent.*
proinde - *consequently, therefore.*
pulso, are - *beat; pulsate.*
quasi - *as if, as it were; almost.*
supervivo, ere - *outlive, survive.*
suppositio, onis, f. - *supposition, assumption.*
timor, oris, m. - *fear.*
vehementer - *strongly, forcefully.*
venosus, a, um - *vein-like.*

nullo impetu, pulsat, omnem contingit haemorrhagiam sedari
et cohiberi.

140

Hinc etiam est quod, corpore mortuo, postquam cor
cessavit pulsare, non poteris vel e jugularibus vel cruralibus
venis et arteriis apertis, ullo conatu massae sanguineae ultra
partem mediam elicere. Nec lanio, si bovi (postquam ejus
caput percusserit et attonitum reddiderit) jugulum prius non
secuerit quam cor pulsare desierit, totum sanguinem exhaurire

145

inde poterit.

Denique hinc de anastomosi venarum et arteriarum,
ubi sit, et quomodo sit, et qua de causa nemo hactenus super ea

---

anastomosis, moseos, abl. **anastomosi, f.** - *anastomosis*
(opening by which the blood passed from the arterial system
into the venous system).
attonitus, a, um - *stunned.*
bos, bovis, c. - *ox.*
caput, itis, n. - *head.*
cesso, are - *cease.*
cohibeo, ere - *hold in check, repress, restrain.*
conatus, us, m. - *attempt.*
cruralis, e - *pertaining to the leg.*
denique - *finally.*
desino, ere, sivi (sii), situs - *cease, stop.*
elicio, ere - *draw out.*
exhaurio, ire, hausi, haustus - *draw off, drain.*
hactenus - *up to now.*
jugulum, i, n. - *throat.*
lanio, onis, m. - *butcher.*
medius, a, um - *middle; half.*
morior, i, mortuus sum - *die.*
percutio, ere, cussi, cussus - *strike, smite.*
prius...quam=priusquam - *before.*
quomodo - *how.*
reddo, ere, didi, ditus - *render.*
seco, are, cui, ctus - *cut.*
sedo, are, - *allay, calm, check.*
super (+abl.) - *on, concerning.*
ullus, a, um - *any.*
ultra (+acc.) - *beyond, exceeding.*

recte quidquam dixit, licet suspicari. Ego in illa disquisitione
jam sum.

(De Motu Cordis Cap. 9, adapted)

E. *Marcello Malpighi (1628-1694)*. Harvey left one question
in his presentation of the circulation of the blood unresolved--the
precise means by which the blood passed from the arterial system into
the venous system. He was familiar of course with the theory of
anastomosis, which went back to Alexandrian times and was supported
by Galen. Galen had observed that if several of the principal arteries of
an animal are opened, all the blood of the animal will be drained off. He
concluded therefore that such anastomoses must exist, but that since
these communications are never found in the large vessels, they must
be situated at the ends of the vessels where they fan out into tiny
branches, too small to be perceptible. Harvey, working in an era before
the introduction of the microscope and hence unable to find these
anastomoses, was reluctant to accept their existence and preferred instead
to believe that the blood filtered from the arteries into the veins through
porosities in the organs and tissues.

Only a few years after Harvey's death, the Italian Marcello
Malpighi was able to demonstrate under the microscope the capillaries
in the lungs of the frog. This discovery (1661) supplied the final
missing link in the circuitry of the vascular system.

42.   Ut propius ... rem tangam, duo erant, quae in mea de
pulmonum observationibus epistola, ut dubia, indaganda
exactiori studio reliqui:

---

disquisitio, onis, f. - *inquiry, investigation.*
dubius, a, um - *doubtful, uncertain.*
epistola, ae, f. - *letter, epistle.*
exactus, a, um - *precise, accurate, exact.*
indago, are - *investigate.*
observatio, onis, f. - *observation.*
propius - *more closely, nearer.*
pulmo, onis, m. - *lung.*
recte - *rightly, correctly.*
relinquo, ere, liqui, lictus - *leave.*
studium, ii, n. - *study.*
suspicor, ari - *suspect, surmise.*
tango, ere - *touch; treat.*

primum erat, quodnam sit rete illud
5　descriptum, quo singulae vesicae et sinus quodammodo
vinciuntur in pulmonibus;

alterum erat, an pulmonum vasa mutua anastomosi
iungantur, an vero hient in communem pulmonum
substantiam et sinus;

10　problemata quae, soluta, maioribus sibi viam agent,
et ob oculos naturae operationes clarius sunt positura. Pro
quibus enodandis fere totum ranarum genus perdidi, quod non

---

alter, era, erum - *the other; second.*
an...an - *whether...or.*
anastomosis, moseos, f. - *anastomosis.*
clarus, a, um - *clear.*
communis, e - *common.*
describo, ere, scripsi, scriptus - *describe.*
enodo, are - *free from knots; elucidate, explain.*
fere - *almost.*
genus, eris, n. - *race.*
hio, are - *be open, gape.*
iungo, ere - *join, connect.*
mutuus, a, um - *mutual.*
natura, ae, f. - *nature.*
oculus, i, m. - *eye.*
operatio, onis, f. - *working, operation.*
perdo, ere, didi, ditus - *destroy.*
pono, ere, posui, positus - *place.*
problema, atis, n. - *problem.*
quinam, quaenam, quodnam - *which, what.*
quodammodo - *in a certain way.*
rana, ae, f. - *frog.*
rete, retis, n. - *net, network.*
singuli, ae, a - *single, individual.*
sinus, us, m. - *fold; bay; sinus.*
solvo, ere, solvi, solutus - *solve, resolve.*
substantia, ae, f. - *substance, tissue.*
vas, vasis, n. - *vessel.*
vero - *indeed, to be sure.*
vesica, ae, f. - *bladder; blister.*
vincio, ire - *bind, connect.*

contigit in effera illa Homeri Batrachomyomachia. In ranarum
enim anatome ... propter structurae simplicitatem, vasorumque
15   et fere totius diaphaneitatem, quae oculos in penitiora admittit,
evidentius res ita demonstrantur, ut ceteris obscurioribus lucem
sint tandem allaturae. ...
      His visis ad meram structuram et compagem
attinentibus, mirabiliora microscopica deteget observatio.
20   Nam, pulsante adhuc corde, sanguinis contrarius motus, licet

---

adhuc - *still.*
admitto, ere - *admit, allow.*
affero, ferre, tuli, latus - *bring.*
anatome, es, (abl. sing. **anatome**) (Greek lst decl.), **f.** - *dissection.*
attineo, ere - *concern.*
ceteri, ae, a - *other.*
compages, is, f. - *connection, joint.*
contingo, ere, tigi, tactus - *happen.*
contrarius, a, um - *contrary, opposite.*
cor, cordis, n. - *heart.*
demonstro, are - *demonstrate, show.*
detego, ere - *uncover, disclose, reveal.*
diaphaneitas, tatis, f. - *translucence, transparency.*
efferus, a, um - *wild, savage.*
evidens, ntis - *visible, plain, clear.*
Homerus, i, m. - *Homer* (Greek epic poet).
licet - *although.*
lux, lucis, f. - *light.*
merus, a, um - *mere.*
microscopicus, a, um - *microscopic.*
mirabilis, e - *wonderful.*
obscurus, a, um - *obscure.*
penitus, a, um - *inward, inner, interior.*
propter (+acc.) - *because of.*
pulso, are - *beat, pulsate.*
simplicitas, tatis, f. - *simplicity.*
structura, ae, f. - *structure.*
tandem - *at last, finally.*

difficulter, in vasis observatur, ita ut evidenter detegatur
sanguinis circulatio, quae et felicius etiam in mesenterio
ceterisque venis maioribus abdomine contentis deprehenditur.
Sanguis itaque--hoc impetu per arterias in quascumque cellulas
25   uno vel altero ramo conspicuo pertranseunte, seu ibi
desinente--per modum effluvii in minima depluit, et, ita
multipliciter divisus, rubrum colorem exuit, et, sinuose

---

abdomen, inis, n. - *abdomen.*
cellula, ae, f. - *cell.*
circulatio, onis, f. - *circulation.*
color, oris, m. - *color.*
conspicuus, a, um - *visible.*
contineo, ere, ui, tentus - *contain.*
defluo, ere - *rain down.*
deprehendo, ere - *discern, observe.*
desino, ere - *end, terminate.*
difficulter - *with difficulty.*
divido, ere, visi, visus - *divide.*
effluvium, ii, n. - *a flowing out, a discharge (of liquid), shower.*
exuo, ere, ui, utus - *take off, pull off, shed.*
feliciter - *happily; successfully.*
impetus, us, m. - *push, impulse.*
mesenterium, ii, n. - *mesentery.*
multipliciter - *in manifold or various ways.*
observo, are - *observe.*
per modum - *in the manner of.*
pertranseo, ire - *pass through, run through.*
quicumque, quaecumque, quodcumque - *whoever, whatever.*
ramus, i. m. - *branch.*
ruber, bra, brum - *red.*
seu - *or.*
sinuose - *in a winding manner.*
vas, vasis, (abl. pl. **vasis**), **n.** - *vessel.*

circumductus, undique spargitur, donec ad parietes, angulos, et
venarum ramos resorbentes appellat.

30   Non ulterius vis oculi in vivente animante aperto
potuit extendi. Hinc credideram sanguineum corpus in spatium
inane erumpere, et, hiante vase et parietum structura, recolligi.
Huic ansam praebebant tortuosus et in diversa diffusus
sanguinis motus, et eius ad determinatam partem unio. Fidem

---

angulus, i., m. - *angle, corner.*
animans, ntis - *a living, animate being.*
ansa, ae, f. - *handle.*
apertus, a, um - *open, opened.*
appello, ere, puli, pulsus - *drive to; land, arrive at.*
circumduco, ere, xi, ctus - *lead around, carry around.*
credo, ere, didi, ditus - *believe.*
determinatus, a, um - *fixed, determinate, specific.*
diffundo, ere, fudi, fusus - *pour out, spread, diffuse.*
diversus, a, um - *diverse, different;* **in diversa** - *in different
          directions.*
donec - *until.*
erumpo, ere - *break out, burst out.*
extendo, ere - *extend.*
fides, ei, f. - *faith, confidence.*
hinc - *hence.*
hio, are - *be open, gape.*
inanis, e - *empty.*
motus, us, m. - *movement, motion.*
paries, etis, m. - *wall.*
pars, rtis, f. - *part.*
praebeo, ere - *present, offer.*
recolligo, ere - *collect again.*
resorbeo, ere - *suck back, reabsorb.*
spargo, ere - *scatter, sprinkle.*
spatium, ii, n. - *space.*
tortuosus, a, um - *tortuous.*
ulterius (advb.) - *farther.*
undique - *on all sides.*
unio, onis, f. - *union; gathering, collecting.*
vis, vis, f. - *force, power.*
vivo, ere - *live.*

35   tamen meam dubiam fecit exsiccatus ranae pulmo, qui forte in
       minimis (ut postea deprehensum) vasculis sanguineam
       rubedinem servaverat. Ibi enim perfectiori vitro, oculis non
       amplius puncta efformantia corium quod dicitur "sagrino," sed
       vascula annulatim immixta occurrebant; et tanta est horum
40   vasculorum divaricatio, dum hinc inde a vena et arteria
       prodeunt, ut non amplius vasis ordo servetur, sed rete
       conflatum ex duorum vasorum productionibus appareat. Hoc
       rete non solum totam aream occupat, verum ad parietes

annulatim - *in rings.*
appareo, ere - *appear.*
area, ae, f. - *floor.*
conflo, are, avi, atus - *make by combining, form, produce.*
corium, ii, n. - *leather.*
deprehendo, ere, di, sus - *discover, discern, observe.*
divaricatio, onis, f. - *spreading, divarication, divergence.*
efformo, are - *form, shape.*
exsicco, are, avi, atus - *dry out.*
forte - *by chance.*
immisceo, ere, scui, xtus - *intermix, intermingle.*
occupo, are - *occupy.*
occurro, ere - *turn up; become visible, meet the view.*
ordo, inis, m. - *order.*
perfectus, a, um - *perfect.*
postea - *afterwards, later.*
prodeo, ire - *go out, go forth.*
productio, onis, f. - *extension, prolongation.*
rete, is, n. - *net, network.*
rubedo, inis, f. - *redness.*
sanguineus, a, um - *of blood, bloody.*
servo, are, avi, atus - *preserve, keep.*
solum - *only;* **non solum...verum** - *not only...but (also).*
vasculum, i, n. - *small vessel.*
vitrum, i, n. - *glass; lens.*

45   extenditur, et excurrenti vasi adnascitur, prout copiosius, licet
difficilius, potui in testudinis oblongo pulmone, pariter
membraneo et diaphano, observare. Hinc patuit ad sensum,
sanguinem per tortuosa vasa divisum excurrere, nec in spatia
effundi, sed per tubulos semper agi, et multiplici flexu
vasorum disici.

(*De Pulmonibus Observationes Anatomicae*, Epist. 2, adapted)

F. *Leeuwenhoek.* There was almost no object that
Leeuwenhoek (cf. above, No. 22) did not subject to his microscope. In
the following excerpts from his famous 65th Letter to the Royal
Society (Sept. 7, 1688) he describes his observations of the capillary
circulation in the tadpole, thus confirming Malpighi's findings.

---

adnascor (agnascor), i, atus sum - *be attached or connected to.*
ago, ere - *drive.*
copiose - *abundantly.*
diaphanus, a, um - *diaphanous, transparent.*
disicio, ere - *disperse, scatter.*
effundo, ere - *pour out.*
excurro, ere - *run out, go forth, issue.*
extendo, ere - *extend.*
flexus, us, m. - *bending, winding.*
licet - *although.*
membraneus, a, um - *membranous.*
multiplex, plicis - *multiple.*
oblongus, a, um - *oblong.*
pariter - *equally.*
pateo, ere, ui - *be open; be plain, be clear.*
prout - *as.*
semper - *always.*
sensus, us, m. - *sense(s), feeling, perception.*
testudo, inis, f. - *tortoise.*
tubulus, i, m. - *tubule.*

43.   ...Cum voluptate distinctissime videbam sanguinis circulationem, qui ex partibus corpori proximis protrudebatur ad exteriores, atque ita assidue citissimum peragebat circuitum. Circulatio haec non aequabilem habebat motum, sed
5   brevissimo tempore, idque assidue citissima de novo protrusione peragebatur; et prius quam haec repentina fieret protrusio, dixerit quis (nisi assiduam in cursu elevationem vidisset) cursus cessationem secuturam fuisse, sed vix sanguinis cursus retardari incipiebat, quin de novo repentina
10   fieret elevatio protrusionis, adeo ut in sanguine hujus animalculi assiduus esset cursus; ac ubi accurate attenderem ut

---

accurate - *accurately.*
adeo ut - *to the extent that, so that.*
aequabilis, e - *equable, consistent, uniform.*
animalculum, i, n. - *little animal.*
assidue - *constantly.*
assiduus, a, um - *constant, continual.*
attendo, ere - *turn one's attention to, look (at).*
cessatio, onis, f. - *cessation, stopping.*
circulatio, onis, f. - *circulation.*
citus, a, um - *quick, swift, rapid.*
corpus, oris, n. - *body.*
cursus, us, m. - *course, flow.*
distincte - *distinctly.*
elevatio, onis, f. - *raising; increase.*
exterior, ius - *external.*
fio, fieri, factus sum - *be made, take place, happen.*
incipio, ere - *begin.*
motus, us, m. - *motion, movement.*
nisi - *unless.*
pars, rtis, f. - *part.*
perago, ere - *execute, complete.*
protrudo, ere - *thrust, drive.*
protrusio, onis, f. - *impulse, thrust, spurt.*
proximus, a, um - *nearest.*
repentinus, a, um - *sudden.*
retardo, are - *slow down.*
sanguis, inis, m. - *blood.*
sequor, i, secutus sum - *follow, ensue.*
vix - *hardly, scarcely.*
voluptas, tatis, f. - *pleasure.*

tempus quo unaquaeque protrusio de novo fiebat demetirer,
dicere cogebar, non tam cito numerum centenum posse ab ore
expedito numerari, quam centum subitaneae protrusiones
15   sanguinis fiebant in his vasis. Hinc concludebam, quoties haec
peragebatur protrusio, toties sanguinem ex corde propelli. ...

Alio loco vidi tres ex tenuissimis arteriis, singulas
oblique inflexas, in uno puncto denuo coire atque illic unum
vas sive venam constituere; itaque illud sanguiferum vas tam

---

arteria, ae, f. - *artery.*
centenus, a, um - *of one hundred.*
coeo, ire - *run together, come together.*
cogo, ere - *compel.*
concludo, ere - *conclude.*
constituo, ere - *constitute, form.*
cor, cordis, n. - *heart.*
demetior, iri - *measure.*
denuo - *again.*
expeditus, a, um - *unencumbered, free, quick.*
hinc - *hence, from this.*
illic - *there.*
inflexus, a, um - *bent, curved.*
numero, are - *count.*
numerus, i, m. - *number.*
oblique - *sideways.*
os, oris, n. - *mouth.*
propello, ere - *drive forth, drive, propel.*
punctum, i, n. - *point.*
quam - *as.*
quotie(n)s - *as many times.*
sanguifer(us), a, um - *conveying blood.*
singuli, ae, a - *single, each.*
subitaneus, a, um - *sudden.*
tenuis, e - *thin.*
toties - *so many times.*
unusquisque, unaquaeque, unumquodque - *each.*
vas, vasis, (abl. plur. vasis), n. - *vessel.*
vena, ae, f. - *vein.*

20   latum erat ac tres hae arteriae. Haec vero tria distincta vasa
        circumferentia sua circulari, in qua fiebat circuitus, non plus
        occupabant spatii, quam ab arena tegi posset. ...

        ...Pro certo habebam sanguinis circulationem non in
        vasis majusculis peragi, sed in minimis ac tenuissimis
25   vasculis sanguiferis (nam si secus esset, mihi persuadeo omnes
        partes corporis ali non posse). ...Si vero jam apertissime
        videmus transitum sanguinis ex arteriis in venas in ranae
        verme, non in aliis fieri vasis sanguiferis, nisi adeo tenuibus,
        ut singulae tantum sanguinis particulae per ea propelli possint,
30   ita etiam statuere licet, simul etiam in corporibus nostris
        omnibusque animalibus peragi. ...

---

adeo - *to such a degree, so.*
alo, ere - *nourish.*
aperte - *openly; clearly.*
certus, a, um - *certain*; **pro certo habere** - *be certain.*
circuitus, us, m. - *circuit, circuitous course.*
circularis, e - *circular.*
circumferentia, ae, f. - *circumference.*
distinctus, a, um - *distinct.*
etiam - *also.*
(h)arena, ae, f. - *sand, a grain of sand.*
licet, ere - *it is permitted, one can.*
majusculus, a, um - *somewhat greater.*
nisi - *except.*
occupo, are - *occupy.*
particula, ae, f. - *particle; corpuscle.*
persuadeo, ere - *persuade.*
secus - *otherwise.*
spatium, ii, n. - *space.*
statuo, ere - *establish; state.*
tantum (advb.) - *only.*
tego, ere - *cover.*
transitus, us, m. - *crossing over, passage.*
vasculum, i, n. - *small vessel.*
vermes, is, m. - *worm;* **ranae vermes** - *tadpole.*
vero - *indeed, to be sure.*

Antea dixi, particulas sive globulos sanguinis, qui
eum rubrum reddunt, adeo esse exiguos, ut centena myriadum
millia harum partium mole aequare non possint crassam
35 　arenulam; atque hinc facile nobis persuadere possumus
exiguitatem vasorum, in quibus fit circulatio.

　　　Hasce observationes non semel tantum vidi, sed eas
animi gratia saepius reiteravi, atque semper in diversis
vermibus, ac passim unum eundemque sortitus sum effectum.
40 　Sed quod etiam notatu dignum erat, hoc erat, quod in exiguis
illis vasculis, quae longissime a corde erant remota, ut hic in
caudae extremitate, non tam repentina et vehemens fieret

---

aequo, are - *equal.*
antea (advb.) - *before.*
cauda, ae, f. - *tail.*
centeni, ae, a - *hundred.*
crassus, a, um - *thick, coarse.*
dignus, a, um - *worthy, worth.*
diversus, a, um- *different, diverse.*
effectus, us, m. - *effect, result.*
exiguitas, tatis, f. - *smallness, small size.*
exiguus, a, um - *small.*
extremitas, tatis, f. - *extremity, farthest point, end.*
globulus, i, m. - *globule.*
gratia (+gen.) - *for the sake of.*
(h)arenula, ae, f. - *fine sand, grain of sand.*
longe - *far.*
mil(l)ia, ium, n. - *thousands.*
moles, is, f. - *mass.*
myrias, adis, f. - *ten thousand.*
notatus, us, m. - *notice, noting.*
observatio, onis, f. - *observation.*
passim - *in every part, everywhere, always.*
reddo, ere - *render.*
reitero, are, avi, atus - *repeat.*
remotus, a, um - *removed, remote.*
ruber, bra, brum, - *red.*
semel - *once.*
semper - *always.*
sortior, iri, itus sum - *obtain, receive.*
tantum (advb.) - *only.*
vehemens, ntis - *strong, forceful.*

protrusio ac in vasis quidem cordi proximis. Sed licet
continuus cursus hic etiam distincte posset dignosci, clare
45   tamen videri poterat, ad singulas cordis pulsationes, paulo
celeriorem reddi cursum.
    Ubi autem attenderem ad longitudinem caudae ejusque
partem crassissimam, clarissime dignoscere poteram ab utraque
parte ossis, sive spinae caudalis, magnam esse arteriam, per
50   quam sanguis juxta caudae longitudinem ad ejus extremitatem
deferebatur, atque in ea longitudine in varios se diffundere
ramos.
    Quando aliquantulum a latere harum arteriarum versus
caudae partes exteriores respiciebam, illic duas magnas
55   detegebam venas, quae sanguinem denuo sursum versus cor

---

aliquantulum - *a little.*
attendo, ere - *turn one's attention to, look at.*
caudalis, e - *of the tail, caudal.*
celer, eris, ere - *swift, fast.*
clare - *clearly.*
defero, ferre - *carry.*
detego, ere - *discover.*
diffundo, ere - *spread, diffuse, scatter.*
dignosco, ere - *discern.*
illic - *there.*
juxta (+acc.) - *near; along.*
latus, eris, n. - *side.*
licet - *although.*
longitudo, inis, f. - *length.*
os, ossis, n. - *bone.*
paulum, i, n. - *a little.*
proximus, a, um - *nearest.*
quando - *when.*
quidem - *indeed, to be sure.*
respicio, ere - *look.*
sive - *or.*
spina, ae, f. - *spine.*
sursum - *up, upwards.*
varius, a, um - *manifold, various.*
versus (+acc.) - *toward.*

deducebant, ac praeterea videbam sanguinem ex variis exiguis
venis in has majores effundi. Ut verbo dicam, hic ad satietatem
usque videbam sanguinis periodum, quoniam nil mihi
occurrebat, de quo dubitandum erat. ...

60   Porro ranas, eo tempore quo ex vermibus recens ranae
factae erant atque eo pervenerant, ut per prata dissilirent,
observavi, ac in iis etiam detexi maximum minutissimorum
vasorum sanguiferorum numerum, quae continuo oblique
inflexa ea constituebant vasa, quae nos arterias ac venas
65   vocamus, adeo ut etiam hic mihi manifestissime liqueret,
arterias ac venas una eademque esse vasa prolongata. Sed
clarissime et plurimum hoc mihi apparebat in extremitate
partium eminentium in pede, quas digitos appellare licet. Eas

---

adeo ut - *to the point that.*
appareo, ere - *appear, be visible.*
deduco, ere - *lead, bring, carry.*
digitus, i, m. - *digit, finger, toe.*
dissilio, ire - *leap about.*
dubito, are - *doubt, be uncertain, have misgivings.*
effundo, ere - *pour out, empty.*
emineo, ere - *jut out, protrude.*
eo - *there, to that point.*
liqueo, ere - *be manifest, clear, or apparent.*
manifeste - *manifestly, clearly, obviously.*
minutus, a, um - *minute.*
occurro, ere - *occur, present itself.*
periodus, i, f. - *circuit.*
pervenio, ire, veni, ventus - *arrive.*
pes, pedis, m. - *foot.*
porro - *furthermore.*
praeterea - *besides, moreover.*
pratum, i, n. - *meadow.*
prolongo, are - *prolong, lengthen, extend.*
quoniam - *because.*
satietas, tatis, f. - *sufficiency, abundance.*
usque - *all the way (to), as far as.*
verbum, i, n. - *word.*

70   vero partes rana in singulis pedibus anterioribus habet quatuor, in posterioribus autem quinque. ...

               Dabam Delphis Batavorum Septimo Idus Septembris 1688

                                     (Letter 65, adapted)

---

autem - *but.*
Batavi, orum, m. - *the Batavians, the Dutch.*
Delphi, orum, m. - *Delft* (city of the Netherlands).
do, dare - *give (for dispatch).*

PART THREE: INTRODUCTIONS FROM THE NEW WORLD

A. *Quinine*. The journeys of exploration of the fifteenth and sixteenth centuries and the discovery of the New World introduced Europe to a large number of new and useful plants. Probably the most significant among these for its medical value was the cinchona tree, the bark of which yielded quinine, which proved to be a specific for malarial fever. Malaria had been a scourge of the human race since ancient times; the medical profession, basing its attempts at curing it, as all diseases, on the theory of the humors, was essentially helpless against it. In the seventeenth century it became known that the Indians of Peru used the bark successfully for the treatment of malaria. The bark was imported into Europe by the Jesuits. At first, the new drug encountered some resistance--religious as well as professional. However, when its efficacy became recognized, demand for the bark soared, and the Jesuits enjoyed a thriving monopoly. The English physician, Thomas Sydenham (cf. No. 11 above), was one of those who was initially skeptical of the new drug but was won over by the evidence and contributed much to popularizing it. In the following passage (ca. 1680) Sydenham describes how he learned to administer the drug.

44.   *Cortex Peruvianus 25 plus minus abhinc annis primum coepit inclarescere*

[17] Cortex Peruvianus (cujus *Pulvis Patrum* vulgo
nomine insignitur) annis abhinc quinque et viginti (si bene
5   memini) apud Londinenses nostros in exterminandis febribus
intermittentibus, maxime quartanis, primum coepit
inclarescere. Idque optimo sane jure, cum hujuscemodi morbi

---

abhinc - *ago.*
annus, i, m. - *year.*
apud (+acc.) - *among.*
coepi (Perf. Indic., defective verb) - *began.*
cortex, ticis, m. - *bark.*
extermino, are - *eliminate, cure.*
febris, is, f. - *fever.*
hujuscemodi - *of this kind.*
inclaresco, ere - *become famous.*
insignio, ire - *designate.*
intermittens, ntis - *intermittent.*
jus, juris, n. - *right.*
Londinensis, e, - *of London.*
maxime - *especially.*
memini (Perf. with present meaning; defective verb) - *remember.*
morbus, i, m. - *disease, ailment.*
nomen, minis, n. - *name.*
Peruvianus, a, um - *Peruvian.*
primum (advb.) - *first.*
pulvis, eris, m. - *powder.*
quartanus, a, um - *quartan.*
sane - *indeed, to be sure.*
vulgo - *commonly.*

rarissime ab ullo alio sive remedio sive methodo medendi antea
expugnarentur; unde etiam *Opprobria Medicorum* et erant et
10   audiebant.

Duae causae memorantur ob quas in desuetudinem abierat

At vero non ita multo tempore elapso, duabus de
causis, non quidem levibus, damnatus, in desuetudinem
prorsus abiit: Primo, quia paucis horis ante adventum

---

abeo, ire, ii, itum - *go away, pass (away).*
adventus, us, m. - *advent, onset.*
antea (advb.) - *before, previously.*
at - *but.*
audio, ire - *hear; be called.*
causa, ae, f. - *cause, reason.*
damnatus, a, um - *condemned.*
desuetudo, inis, f. - *discontinuance, disuse.*
elabor, i, lapsus sum - *pass by, elapse.*
etiam - *even, also.*
expugno, are - *conquer, subdue, overcome.*
hora, ae, f. - *hour.*
levis, e - *light.*
medeor, eri - *heal, cure.*
medicus, i, m. - *physician.*
memoro, are - *speak of, mention.*
methodus, i, f. - *method.*
ob (+acc.) - *on account of, because of.*
opprobrium, ii, n. - *reproach, scandal, disgrace.*
pauci, ae, a - *a few.*
primo (advb.) - *first, in the first place.*
prorsus - *quite, altogether.*
quia - *because.*
quidem - *to be sure.*
rarus, a, um - *rare.*
remedium, ii, n. - *remedy.*
sive...sive - *either...or, be it...or.*
ullus, a, um - *any.*
unde - *whence, for which reason.*
vero - *indeed, to be sure.*

15   paroxysmi (pro recepto id temporis more) exhibitus, aegrum
nonnumquam e medio tolleret, quod et civi cuidam Londinensi,
eidemque Senatori Urbano, Underwood nomine, et Capitaneo
nomine Potter, in vico vulgo dicto *Black Fryars*
Pharmacopolae, memini accidisse; funestior hic pulveris

20   exitus, quamvis oppido rarus, Medicos tamen paulo cordatiores
ab ejus usu merito retraxit; secundo, quia aeger, ope pulveris a

---

accido, ere - *befall, happen.*
aeger, gra, grum - *sick, ill;* **aeger, gri, m.** - *patient.*
capitanus, i, m. - *captain.*
civis, is, c. - *citizen.*
cordatus, a, um - *prudent, judicious.*
exhibeo, ere, ui, itus - *administer.*
exitus, us, m. - *outcome, effect.*
funestus, a, um - *deadly, destructive, fatal.*
memini (Perf. with present meaning; defective verb) - *remember.*
merito - *deservedly, rightly.*
mos, moris, m. - *habit, custom.*
nomen, inis, n. - *name.*
nonnumquam - *sometimes.*
ope - *by the help of.*
oppido (advb.) - *very, exceedingly.*
paroxysmus, i, m. - *attack, fit.*
paulum, i, n. - *a little.*
pharmacopola, ae, m. - *druggist, pharmacist.*
pro (+abl.) - *in accordance with.*
quamvis - *although.*
quidam, quaedam, quoddam - *a certain.*
rarus, a, um - *rare.*
receptus, a, um - *received, usual, prevailing.*
retraho, ere, traxi, tractus - *draw back, draw away.*
secundo (advb.) - *secondly, in the second place.*
senator, oris, m. - *senator.*
tempus, oris, n. - *time;* **id temporis** - *at that time.*
tollo, ere - *lift, remove.*
urbanus, a, um - *of the city, urban, municipal.*
usus, us, m. - *use.*
vicus, i, m. - *section, district.*
vulgo - *commonly, in the vernacular.*

paroxysmo alias invasuro liberatus (quod plerumque
eveniebat), tamen intra dies quatuordecim recidivam ut
plurimum pateretur, in morbo scilicet recenti, necdum
25   temporis cursu suoque Marte commitigato. Maxima pars
hominum his permota rationibus spem de hoc pulvere jam
pridem conceptam protinus abjiciebat; neque enim tanti
aestimabant paroxysmum ad paucos dies protelare, ut se eo
nomine in vitae discrimen a pulvere intentatum induci
30   paterentur.

---

abjicio, ere - *cast away, renounce.*
aestimo, are - *think, consider.*
alias - *otherwise.*
commitigo, are, avi, atus - *mellow, mitigate.*
concipio, ere, cepi, ceptus - *take; obtain, receive.*
cursus, us, m. - *course.*
discrimen, inis, n. - *danger.*
evenio, ire - *come out, happen.*
induco, ere - *lead on or into.*
intento, are, avi, atus - *threaten.*
intra (+acc.) - *within.*
invado, ere, si, sus - *come on, attack, assail.*
libero, are, avi, atus - *free.*
Mars, Martis, m. - *Mars; war, battle.*
necdum - *and not yet.*
patior, i, passus sum - *allow; experience, suffer.*
permoveo, ere, movi, motus - *move.*
plerumque - *usually, generally.*
protelo, are - *put off, delay, defer.*
protinus - *forthwith, immediately.*
ratio, onis, f. - *reason.*
recidiva, ae, f. - *recurrence.*
vita, ae, f. - *life.*

Herculeum est medicamentum, si, qua par est, cura propinatur

[18] Ego vero jam ab aliquot retro annis haud
vulgarem hujus Corticis vim serio perpendens animoque
revolvens, non alio magis quam hoc Herculeo medicamento
35   febres intermittentes debellatas iri confidebam, si, qua par erat,
cura accederet et diligentia. Diu itaque multumque apud me
agebam, ut et periculo a pulveris usu impendenti, et recidivae
intra paucos dies subsecuturae (quae duo erant amolienda
incommoda), possem occurrere, atque aegrum hujus ope ad
40   perfectae sanitatis gradum promovere.

---

accedo, ere - *move toward; be added or applied.*
amolior, iri - *remove, avert.*
confido, ere - *believe, be confident.*
cura, ae, f. - *care, caution.*
debello, are, avi, atus - *subdue, vanquish.*
diligentia, ae, f. - *diligence.*
gradus, us, m. - *step, grade, level.*
haud - *by no means.*
Herculeus, a, um - *herculean.*
impendeo, ere - *impend, threaten.*
incommodum, i, n. - *disadvantage, drawback.*
medicamentum, i, n. - *drug, medication.*
occurro, ere - *meet, obviate, counteract.*
perfectus, a, um - *perfect, complete.*
periculum, i, n. - *danger.*
perpendo, ere - *weigh carefully; ponder, consider.*
promoveo, ere - *move forward, advance.*
propino, are - *give, administer.*
revolvo, ere - *revolve, turn over.*
sanitas, tatis, f. - *(good) health.*
serio - *seriously.*
subsequor, i, secutus sum - *follow, ensue.*
vis, vis, f. - *force, power.*
vulgaris, e - *common, ordinary.*

Quibus rationum momentis ductus est Auctor ut hanc
suam methodum excogitaret

[19] Primo, periculum quod minitabatur, non tam ex
ipso Cortice natum arbitrabar, quam ex eo quod minus
45   opportune aegro ingereretur; cum enim vis ingens materiae
febrilis diebus a paroxysmo vacuis in corpore fuerit aggesta,
pulvis praedictus, si immediate ante paroxysmum deglutiatur,
facit quo minus materia morbifica ipsa Naturae methodo
(paroxysmi scilicet impetu), possit eliminari; quae proinde

---

aggero, ere, gessi, gestus - *heap up;* (Passive - *accumulate,*
    build up).
arbitror, ari - *think, believe.*
auctor, oris, m. - *author.*
deglutio, ire - swallow.
elimino, are - *eliminate.*
excogito, are - *find out by thinking, contrive, devise.*
febrilis, e - *febrile.*
immediate - *immediately.*
impetus, us, m. - *attack, onslaught.*
ingens, ntis - *huge, great, vast.*
ingero, ere - *bring; give, administer.*
materia, ae, f, - *matter.*
minitor, ari - *threaten.*
momentum, i, n. - *circumstance.*
morbificus, a, um - *disease-producing, morbific, pathogenic.*
nascor, i, natus sum - *be born, arise.*
opportune - *opportunely, at the right time.*
praedictus, a, um - *aforementioned.*
proinde - *consequently.*
quam - *than; as.*
quo minus - *that...not.*
scilicet - *namely, to wit.*
vacuus, a, um - *empty, free from.*

50   praeter fas inclusa aegrum in vitae discrimen solet conjicere.
      Hoc ego me malum propulsare posse existimabam,
      materiaeque pariter febrili de novo generandae obicem ponere,
      si, ubi primum paroxysmorum unus affligere desierit,
      confestim pulverem exhiberem quo insecuturus
55   sufflaminaretur, et diebus intermissionis, statis subinde
      vicibus, eundem repeterem, usque dum novus invaderet
      paroxysmus; atque ita paulatim tutoque proinde sanguinis
      massam salutifera Corticis virtute penitus inficerem.

---

affligo, ere - *strike, afflict.*
confestim - *immediately, at once.*
conjicio, ere - *throw, cast, put.*
desino, ere, sii, situs - *cease.*
discrimen, inis, n. - *danger.*
exhibeo, ere - *administer.*
genero, are - *generate, develop.*
includo, ere, clusi, clusus - *shut in, keep in.*
inficio, ere - *work in, imbue.*
intermissio, onis, f. - *intermission (between fits).*
invado, ere - *come on.*
malum, i, n. - *evil.*
novus, a, um - *new;* **de novo** - *anew.*
obex, icis, m. & f. - *bolt, barrier.*
pariter - *equally; at the same time.*
paulatim - *gradually.*
penitus - *deeply.*
proinde - *consequently.*
propulso, are - *ward off, dispel.*
repeto, ere - *repeat.*
salutifer, fera, ferum - *health-bringing, healing, salubrious.*
soleo, ere - *be accustomed.*
subinde - *repeatedly.*
sufflamino, are - *hold back, check.*
tuto - *safely.*
ubi primum - *as soon as.*
usque - *all the way to, up to.*
virtus, tutis, f. - *virtue; effect, force.*

[20] Secundo, cum recidiva (quae intra dies
60   quatuordecim plerumque accidebat) ex eo mihi videbatur nasci
quod sanguis non satis exaturaretur virtute febrifugi, quod, utut
efficax, una tamen vice morbo penitus exterminando par non
fuit; idcirco autumabam nihil ad eam praecavendam aeque
posse conducere, atque methodum repetendi pulveris, etiam
65   devicto ad praesens morbo, justis semper intervallis,
antequam scilicet vires praecedentis dosis prorsus
elanguescerent.

---

accido, ere - *happen, occur.*
antequam (conj.) - *before.*
autumo, are - *assert; think, believe.*
conduco, ere - *lead to, contribute to.*
devinco, ere, vici, victus - *conquer, overcome.*
dosis, is, f. - *dose.*
efficax, acis - *efficacious.*
elanguesco, ere - *become weak, fade away.*
etiam - *even.*
ex(s)aturo, are - *satiate; saturate.*
extermino, are - *remove, dispel, exterminate.*
febrifugis, e - *fever-dispelling, antipyretic.*
idcirco - *for this reason.*
intervallum, i, n. - *interval.*
justus, a, um - *just; proper, appropriate.*
nascor, i - *be born; arise, occur.*
par, paris - *equal.*
penitus - *deeply, thoroughly.*
plerumque - *for the most part, generally.*
praecaveo, ere - *guard against.*
praecedo, ere - *precede.*
praesens, ntis - *present*; **ad praesens** - *for the present.*
prorsus - *utterly, wholly.*
repeto, ere - *repeat.*
scilicet - *namely, to wit.*
secundo - *secondly, in the second place.*
utut - *to whatever degree, however.*
vicis (gen.), **vice** (abl.) (defective noun), **f.** - *turn;* **una vice** - *one time.*
vires, ium, f. - *strength; effect.*
virtus, tutis, f. - *virtue; efficacy, force.*

Methodus exhibendi: vel in forma electuarii, vel
pilularum, vel in infusione

70   [21] His itaque rationis momentis innixa, mens eam,
         qua jam utor, mihi methodum dictabat. Ad aegrum quartana
         febre laborantem accersitus (die Lunae, verbi gratia), si
         paroxysmus eodem die sit invasurus, nihil prorsus moveo, sed
         id tantum ago ut spem faciam eum a proxime venturo
75   liberatum iri. Ac proinde binis diebus intermissionis (Martis
         scilicet, et Mercurii), Corticem exhibeo hunc in modum:

---

accerso (arcesso), ere, ivi, itus - *send for, summon.*
bini, ae, a - *two each, two.*
dicto, are - *dictate.*
electuarium, ii, n. - *electuary, lozenge.*
forma, ae, f. - *shape, form.*
infusio, onis, f. - *infusion.*
innitor, i, nixus sum - *lean upon, rely upon.*
intermissio, onis, f. - *intermission.*
laboro, are - *suffer (from).*
libero, are, avi, atus - *(set) free.*
luna, ae, f. - *moon;* **dies Lunae** - *Monday.*
Mars, Martis, m. - *Mars;* **dies Martis** - *Tuesday.*
Mercurius, ii, m. - *Mercury;* **dies Mercurii** - *Wednesday.*
mens, ntis, f. - *mind.*
modus, i, m. - *manner, way;* **hunc in modum** - *in this manner.*
momentum, i, n. - *cause, circumstance.*
pilula, ae, f. - *pill.*
proinde - *accordingly.*
proxime (advb.) - *next.*
quartanus, a, um - *occurring every four days, quartan.*
spes, ei, f. - *hope.*
tantum (advb.) - *only.*
utor, i, usus sum - *use, employ.*

       R$_X$ Corticis Peruviani subtilissime pulverati unciam unam, cum sufficiente quantitate Syrupi Caryophyllorum; (vel [Syrupi] de Rosis Siccis;) Fiat
80   electuarium, dividendum in duodecim partes, quarum unam capiat quarta quaque hora, incipiendo immediate post paroxysmum, superbibendoque haustum vini cujuslibet. Vel, si pilulae magis arrideant, --

       R$_X$ Corticis Peruviani subtilissime pulverati
85   unciam unam, cum sufficiente quantitate Syrupi Caryophyllorum: Fiant pilulae mediocris magnitudinis, quarum capiat sex quarta quaque hora.

---

arrideo, ere - *smile at; be pleasing, be attractive.*
caryophyllum, i, n. - *clove.*
divido, ere, visi, sus - *divide.*
haustus, us, m. - *draught.*
incipio, ere - *begin.*
magis (advb.) - *more.*
magnitudo, inis, f. - *size.*
mediocris, e - *moderate.*
pulvero, are, avi, atus - *powder, pulverize.*
quantitas, tatis, f. - *quantity.*
quilibet, quaelibet, quodlibet - *of any kind.*
quisque, quaeque, quodque - *each, every.*
rosa, ae, f. - *rose.*
R$_X$=recipe - *take.*
siccus, a, um - *dry, dried.*
subtilis, e - *slender, fine.*
sufficio, ere - *suffice.*
superbibo, ere - *drink upon or after.*
syrupus, i, m. - *syrup.*
uncia, ae, f. - *ounce.*
vinum, i, n. - *wine.*

Sed minori cum molestia, eodem tamen fructu, hujus pulveris
uncia una admisceri poterit libris duabus vini Clareti, atque
90   ejus cochlearia octo vel novem exhiberi iisdem quae dicta sunt
temporis intervallis. Die Jovis, quo metuitur paroxymus, nihil
impero, cum ut plurimum nullus accedat; reliquiis materiae
febrilis per solitos sudores, qui praecedentem paroxysmum
absolvunt, despumatis ejectisque e sanguine, atque intercisa
95   novae minerae vel fomitis accumulatione repetito pulveris usu
diebus paroxysmos disterminantibus adhibiti.

---

absolvo, ere - *set free; end.*
accedo, ere - *come, approach, come on.*
accumulatio, onis, f. - *accumulation.*
admisceo, ere - *mix into.*
coc(h)learium, ii, n. - *spoon; spoonful.*
despumo, are, avi, atus - *remove, clear away (foam or scum from
     the surface); stop foaming, settle down.*
distermino, are - *separate, divide, part.*
ejicio, ere, jeci, jectus - *throw out or off.*
fomes, itis, m. - *tinder (sc. fuel for the fever).*
fructus, us, m. - *fruit; benefit, success.*
impero, are - *command, order.*
intercido, ere, cidi, cisus - *interrupt, cut off, check.*
Jup(p)iter, Jovis, m. - *Jupiter;* **dies Jovis** - *Thursday.*
libra, ae, f. - *pound.*
metuo, ere - *fear.*
minera, ae, f. - *matter.*
molestia, ae, f. - *trouble.*
praecedo, ere - *precede.*
reliquiae, arum, f. - *remains, remainder.*
repeto, ere, ii, itus - *repeat.*
solitus, a, um - *usual, accustomed, customary.*
sudor, oris, m. - *sweating, sweat.*
usus, us, m. - *use.*
vinum Claretum - *Claret wine.*

[22] Verum enimvero, ne morbus denuo recrudescat (quod e praedictis incommodis erat alterum), die octavo praecise a quo postremam dosin aeger assumpsit, eandem
100 praefati pulveris quantitatem (unciam scilicet in partes duodecim divisam), eadem qua prius methodo, certo certius exhibeo. Quamvis autem repetita hoc modo semel medicatio persaepe morbum conficit, non tamen prorsus in tuto collocatur aeger, nisi Medico tertio quartove eandem methodum
105 eodem temporis intervallo iteranti parere non gravetur; maxime ubi sanguis a praegressa aliqua evacuatione fuerit debilitatus,

---

assumo, ere, mpsi, mptus - *take.*
certus, a, um - *certain.*
colloco, are - *place, put.*
conficio, ere - *weaken, destroy, kill, end.*
debilito, are, avi, atus - *debilitate, disable, weaken.*
denuo - *again, anew.*
dosis, is, (Greek acc. sing. **dosin**), **f.** - *dose.*
evacuatio, onis, f. - *evacuation.*
gravo, are - *make heavy;* Passive: *feel inconvenience, refuse, resist.*
itero, are - *repeat.*
maxime - *especially.*
medicatio, onis, f. - *treatment.*
nisi - *unless.*
pareo, ere - *obey.*
persaepe - *very often.*
postremus, a, um - *last.*
praecise - *precisely.*
praegredior, i, gressus sum - *go before, precede.*
prius (advb.) - *earlier, before.*
prorsus - *wholly, entirely.*
qua - *as.*
quamvis - *although.*
quantitas, tatis, f. - *quantity, amount.*
recrudesco, ere - *break out again.*
semel - *one time, once.*
tutum, i, n. - *safety.*
verum enimvero - *but indeed.*

aut se aeger incautius aurae frigidiori feriendum
exposuerit.

(Epistola Prima Responsoria 17-22)

B. *Syphilis.* Very shortly after the discovery of the New World
a violent outbreak of syphilis occurred in Europe and spread rapidly.
Medical historians are divided as to whether the disease (at least in its
then new virulent form) was introduced by Columbus' men who had
contracted it in the West Indies. The cause of the disease was, of course,
unknown, nor was its venereal nature suspected at first. Ulrich von
Hutten (1488-1523), a German knight and native of Fulda in Hesse,
contracted the disease at a youthful age and wrote one of the earliest
treatises on the *Morbus Gallicus* (French disease), as it was then
commonly termed (*De Admiranda Guaiaci Medicina et Morbi Gallici
Curatione,* 1519). He describes his suffering as he underwent numerous
times the standard treatment of the day, inunction with mercury salve
and enclosure in a heated sweating-stove (to sweat out the corrupted
humors). Then guaiacum was introduced as a wonder remedy. This was
the wood of a tree which grew on the island of Hispaniola. It reportedly
was used by the aboriginal population of the island as a remedy for the
disease which was endemic there. Guaiacum enjoyed great vogue as a
specific for syphilis for about a century and a half. Von Hutten tried it
upon its introduction; believing (mistakenly) himself cured after forty
days on little more than a decoction of guaiac wood, he joyously sang
its praises. However, he ultimately died of the disease, and the wood
proved valueless.

---

aura, ae, f. - *breeze, air.*
expono, ere, posui, positus - *expose.*
ferio, ire - *strike.*
frigidus, a, um - *cold.*
incautus, a, um - *incautious, heedless, careless.*

45. *De morbi Gallici ortu et nomine*

Visum deo est et nostra aetate morbos oriri
maioribus, ut existimare licet, incognitos. Annus fuit a
Christo nato post millesimum et quadringentesimum
5   nonagesimus tertius aut circa, cum irrepsit pestiferum
malum, non in Gallia quidem, sed apud Neapolim primum;

---

aetas, tatis, f. - *age, era.*
annus, i, m. - *year.*
apud (+acc.) - *at, in the vicinity of.*
Christus, i, m. - *Christ.*
circa (advb.) - *approximately.*
deus, i, m. - *god.*
et - *also.*
existimo, are - *think, believe.*
Gallia, ae, f. - *Gaul, France.*
Gallicus, a, um - *Gallic, French.*
incognitus, a, um - *unfamiliar, unknown.*
irrepo, ere, repsi, reptus - *creep in.*
licet, ere, licuit - *it is permitted, one may.*
maiores, um, m. - *elders, ancestors.*
malum, i, n. - *evil.*
millesimus, a, um - *thousandth.*
morbus, i, m. - *disease.*
natus, a, um - *born.*
Neapolis, is, f. - *Naples.*
nomen, inis, n. - *name.*
nonagesimus, a, um - *ninetieth.*
orior, iri, ortus sum - *spring up, arise.*
ortus, us, m. - *origin, source.*
pestifer(us), era, erum - *bringing pestilence, baleful,*
    noxious, pernicious.
primum (advb.) - *first.*
quadringentesimus, a, um - *four-hundredth.*
quidem - *indeed, to be sure.*
visum est - *it seemed good or desirable.*

nomen vero inde sortitum est, quod in Gallorum exercitu, qui
illic Caroli regis sui auspiciis belligerabat, apparuit prius
quam usquam alibi. Qua occasione Galli ominosam ab se
10   appellationem amolientes non Gallicum hunc, sed morbum
Neapolitanum vocant, et contumeliam agnoscunt cognominem
sibi pestem fieri. Pervicit tamen gentium consensus, et nos
hoc opusculo Gallicum dicemus, non invidia quidem gentis

---

agnosco, ere - *recognize, declare.*
alibi - *in another place, elsewhere.*
amolior, iri, itus sum - *remove, avert.*
appareo, ere, ui - *appear.*
appellatio, onis, f. - *appellation, designation, name.*
auspicium, ii, n. - *leadership, authority, auspices, command.*
belligero, are - *conduct war, wage war.*
Carolus, i, m. - *Charles.*
cognominis, e - *of like name, having the same name.*
consensus, us, m. - *consensus.*
contumelia, ae, f. - *outrage; insult.*
exercitus, us, m. - *army.*
Galli, orum, m. - *the Gauls, the French.*
gens, ntis, f. - *a people, tribe, nation.*
illic - *there.*
inde - *thence, from the fact that.*
invidia, ae, f. - *dislike, ill-will.*
Neapolitanus, a, um - *of Naples, Neapolitan.*
occasio, onis, f. - *occasion, circumstance.*
ominosus, a, um - *ominous, inauspicious.*
opusculum, i, n. - *little work.*
pervinco, ere, vici, victus - *prevail.*
pestis, is, f. - *pest, pestilence, plague.*
quidem - *indeed, to be sure.*
rex, regis, m. - *king.*
sortior, iri, itus sum - *obtain by lot;* **sortitus, a, um** (in
          passive sense) - *gained, obtained.*
usquam - *anywhere.*
vero - *indeed; however.*

clarissimae et qua vix alia sit hoc tempore civilior aut
15   hospitalior, sed veriti ne non satis intelligant omnes, si
quolibet alio nomine rem signemus. ...

Dum dei iram interpretati sunt theologi, quem hanc
malorum a nobis morum poenam exigere, hoc supplicium
sumere, ac si in supernum illud concilium admissi aliquando
20   didicissent, publice docuerunt, quasi numquam peius vixerint
homines, aut non aureo illo Augusti et Tiberii saeculo, quo

---

admissus, a, um - *let in, admitted.*
aliquando - *at some time, at any time, once.*
Augustus, i, m. - *Augustus.*
aureus, a, um - *golden.*
civilis, e - *courteous, affable, urbane.*
clarus, a, um - *famous, distinguished.*
concilium, ii, n. - *council.*
disco, ere, didici - *learn.*
doceo, ere, ui, ctus - *teach, show, tell.*
exigo, ere - *exact.*
hospitalis, e - *hospitable.*
intelligo, ere - *understand.*
interpretor, ari, atus sum - *explain, expound.*
ira, ae, f. - *anger, wrath.*
malus, a, um - *bad, evil.*
mos, moris, m. - *custom, manner;* (plur.) *character, morals.*
numquam - *never.*
poena, ae, f. - *penalty, punishment.*
publice - *openly, publicly.*
quasi - *as if.*
quilibet, quaelibet, quodlibet - *some.*
saeculum, i, n. - *age.*
satis - *sufficiently.*
signo, are - *designate.*
sumo, ere - *take; exact.*
supernus, a, um - *on high, celestial, heavenly.*
supplicium, ii, n. - *punishment.*
theologus, i, m. - *theologian.*
Tiberius, ii, m. - *Tiberius.*
vereor, eri, itus sum - *fear.*
vivo, ere, xi, ctus - *live.*
vix - *scarcely.*

Christum quoque versari in terris contigit, pessimi etiam
morbi coeperint; vel hanc vim natura non habeat, ut novos
subinde morbos invehat, maximam interdum in rebus etiam
25   aliis mutationem adferat; aut vero nostra statim tempestate
atque hoc biennio demum, quia morati optime homines sint,
aegritudini remedium inveniatur Guaiacum. ...

---

adfero, ferre - *bring on, introduce.*
aegritudo, inis, f. - *illness, disease.*
biennium, ii, n. - *biennium, period of two years.*
Christus, i, m. - *Christ.*
coepi (Perf.; defective verb) - *began; arose.*
contingo, ere, tigi - *happen, befall.*
guaiacum, i, n. - *guaiac.*
interdum - *from time to time.*
inveho, ere - *bring in.*
invenio, ire - *find, discover.*
moratus, a, um - *endowed with manners.*
mutatio, onis, f. - *change.*
natura, ae, f. - *nature.*
quoque - *also.*
remedium, ii, n. - *remedy.*
statim - *immediately, on the spot, right now.*
subinde - *at intervals, now and again, repeatedly.*
sum - *dwell, live, stay, be.*
tempestas, tatis, f. - *time, age.*
terra, ae, f. - *earth, land.*
vero - *indeed, to be sure.*
versor, ari, atus sum - *dwell, live in, stay, be.*
vis, vis, f. - *force, power.*

30   Invasit non multo post ortum in Germaniam, ubi
latissime quantum alibi nusquam divagatus est, quod ego
intemperantiae nostrae tribuo.

(Cap. I)

De causis morbi huius

35   Latentium eius causarum nondum definita a medicis
quaestio est, at misere diu iam agitata et summa discordia
conversata. In hoc convenere omnes, quod intelligere
promptum est, quodam insalubri aeris qui eo tempore fuerit

---

aer, aeris, m. - *air.*
agito, are, avi, atus - *consider, meditate upon.*
alibi - *elsewhere.*
causa, ae, f. - *cause.*
convenio, ire, veni, ventus - *come together; agree.*
converso, are, avi, atus - *turn over in the mind, ponder.*
definio, ire, ivi, itus - *limit, terminate.*
discordia, ae, f. - *discord, disagreement.*
diu - *long, for a long time.*
divagor, ari, atus sum - *wander in different directions, spread.*
Germania, ae, f. - *Germany.*
insalubris, e - *unhealthy, insalubrious.*
intelligo, ere - *understand.*
intemperantia, ae, f. - *intemperance.*
invado, ere, vasi, vasus - *come or go in, enter.*
late - *widely.*
lateo, ere, ui - *lie hidden, be concealed, escape notice.*
medicus, i, m. - *physician.*
misere - *wretchedly.*
nondum - *not yet.*
nusquam - *nowhere.*
ortus, us, m. - *springing up, beginning, origin.*
promptus, a, um - *apparent, evident, manifest.*
quaestio, onis, f. - *inquiry, investigation.*
quantum - *how much, how greatly; as.*
quidam, quaedam, quoddam - *a certain.*
summus, a, um - *highest, greatest.*
tribuo, ere - *assign, attribute.*

adflatu corruptos lacus, fontes, fluvios, ac ipsa etiam maria;
inde terram contraxisse venenum, infecta pascua, venenatum
demissum ab aere vaporem, inde hausisse spiritum animalia;
repertus est enim in quibusdam aliis etiam animantibus hic
40   morbus. Huc astrologi ex siderum motu ratiocinati in
coniunctionem, quae fuit paulo ante, Saturni et Martis, ac
binas solis eclipses causam eius reiecerunt, oportuisse

---

adflatus, us, m. - *a blowing, breeze, blast.*
animal, alis, n. - *animal.*
animans, ntis, c. - *living or breathing creature.*
astrologus, i, m. - *astrologer.*
bini, ae, a - *two each, two.*
coniunctio, onis, f. - *conjunction.*
contraho, ere, traxi, tractus - *contract.*
corrumpo, ere, rupi, ruptus - *destroy, corrrupt, taint.*
demitto, ere, misi, missus - *send or let down.*
eclipsis, is, f. - *eclipse.*
fluvius, ii, m. - *river.*
haurio, ire, hausi, haustus - *draw in, breathe.*
inde - *thence, from there.*
inficio, ere, feci, fectus - *stain, taint, infect.*
lacus, us, m. - *lake.*
mare, is, n. - *sea.*
Mars, Martis, m. - *Mars.*
motus, us, m. - *movement, motion.*
oportet, ere, oportuit - *ought, be necessary.*
pascua, orum, n. - *pastures.*
paulo - *a little.*
quidam, quaedam, quoddam - *certain.*
ratiocinor, ari, atus sum - *calculate, reason, consider.*
reicio, ere, ieci, iectus - *throw back.*
reperio, ire, peri, pertus - *find.*
Saturnus, i, m. - *Saturn.*
sidus, eris, n. - *star.*
sol, solis, m. - *sun.*
spiritus, us, m. - *breath, spirit, air.*
vapor, oris, m. - *vapor.*
veneno, are, avi, atus - *poison, taint.*
venenum, i, n. - *poison.*

dictitantes praesagire haec morbos pituitosos et biliosos, longos, tenaces, lentos, quales sunt elephantia, lepra, impetigo, et quaelibet pessima scabies ac pustulae et si qua sunt corpus deformantes, et podagra ac chiragra, paralysis, ischia et articulorum dolores ac similia incommoda; magis autem septentrioni id destinatum propter aquarii signum, quo prior eclipsis incideret, et occidenti propter pisces, quod

45

Aquarius, ii, m. - *Aquarius.*
articulus, i, m. - *joint.*
autem - *however.*
biliosus, a, um - *of bile.*
ch(e)iragra, ae, f. - *pain in the hand, arthritis.*
corpus, oris, n. - *body.*
deformo, are - *deform, disfigure.*
destino, are, avi, atus - *destine.*
dictito, are - *persist in saying, repeat.*
dolor, oris, m, - *pain.*
elephantia, ae, f. - *elephantiasis* (probably a virulent form of leprosy).
impetigo, inis, f. - *a scabby eruption on the skin, impetigo.*
incido, ere, cidi - *happen, occur.*
incommodum, i, n. - *disadvantage; misfortune, trouble.*
ischia, ae, f. - *sciatica.*
lentus, a, um - *slow, persistent, enduring.*
lepra, ae, f.- *leprosy.*
magis (advb.) - *more, more greatly.*
occidens, ntis, m. - *the west, occident.*
paralysis, is, f. - *palsy, paralysis.*
piscis, is, m. - *fish;* (Plur.) *Pisces* (as sign of the Zodiac).
pituitosus, a, um - *of phlegm.*
podagra, ae, f. - *gout.*
praesagio, ire - *presage, forebode.*
propter (+acc.) - *because of, on account of.*
pustula, ae, f. - *pustule.*
qualis, e - *of what kind, such as, of which sort.*
quilibet, quaelibet, quodlibet - *any.*
scabies, ei, f. - *eczema, mange, scab.*
septentrio, onis, m. - *the north.*
signum, i, n. - *sign.*
tenax, acis - *tenacious.*

50   posterior attigerit; dicebantque medici aegritudinem esse a malo
       intus succo et vitiosis humoribus, melancholicis, adustis, aut
       flava bile, vel pituita sive salsa sive adusta, et ipsa aut aliquot
       horum vel omnibus etiam simul permixtis, quorum acore extra
       ad corporis superficiem eunte aduri cutem et exulcerari, aut
55   vero a crudis, lentis, et crassis in artus propelli, eisque dolorem
       concitari, tumores surgere, tubera innasci, nodos colligi et

---

ac(h)or, oris, m. - *scurf, dandruff.*
aduro, ere, ussi, ustus - *burn, scorch.*
aegritudo, inis, f. - *disease, illness.*
aliquot - *some, several.*
artus, us, m. - *joint; limb.*
attingo, ere, tigi, tactus - *come in contact, touch, strike, attack.*
bilis, is, f. - *bile.*
colligo, ere - *collect, gather, form.*
concito, are - *stir up.*
crassus, a, um - *thick, coarse.*
crudus, a, um - *undigested.*
cutis, is, f. - *skin.*
extra (advb.) - *outside, outwards.*
exulcero, are, avi, atus - *cause to suppurate or ulcerate.*
flavus, a, um - *yellow.*
innascor, i, natus sum - *grow or spring up in, develop.*
intus (advb.) - *inside.*
lentus, a, um - *persistent; tough.*
melancholicus, a, um - *having black bile, atrabilious.*
nodus, i, m. - *knot; node.*
permixtus, a, um - *mixed.*
pituita, ae, f. - *phlegm.*
posterior, ius - *later.*
propello, ere - *push forward, drive.*
salsus, a, um - *salted, salty.*
simul - *at one time, at the same time, together.*
suc(c)us, i, m. - *juice, sap.*
superficies, ei, f. - *surface.*
surgo, ere - *arise.*
tuber, eris, n. - *a protuberance, excrescence; a hard tumor.*
tumor, oris, m. - *swelling, tumor.*
vitiosus, a, um - *defective, corrupt, bad.*

sinuari cutem, supra etiam caput infestari; universim pristinam
corporis constitutionem alterari. Quidam breviter ex infecto
sanguine corruptoque et adusto luem hanc oriri dictitabant.
60   Atque haec incomprehensibili eius adhuc natura disputabantur
ambigue; nunc comperta ratione approbantur etiam; iuvatque
morbum hunc putare aliud nihil esse quam depravati sanguinis
quandam suppurationem, quae post in tumores et nodos
consiccata induretur, et cuius scaturigo quasi quaedam a male
65   affecto pullulet iocinere. ...

(Cap. II)

---

adhuc - *up to now, heretofore.*
affectus, a, um - *affected.*
altero, are - *change, alter.*
ambigue - *ambiguously, inconclusively.*
approbo, are - *accept as true, approve.*
caput, itis, n. - *head.*
comperio, ire, peri, pertus - *ascertain, learn.*
consiccatus, a, um - *dried, dried out.*
constitutio, onis, f. - *constitution.*
depravo, are, avi, atus - *deprave, corrupt.*
disputo, are - *argue, debate.*
incomprehensibilis, e - *not understood.*
induro, are - *make hard, harden.*
infectus, a, um - *infected, tainted.*
infesto, are - *trouble, attack, infest.*
iocur (iecur), iocineris (iecineris), n. - *the liver.*
iuvo, are - *help, be helpful; support* (an argument).
lues, is, f. - *pestilence, plague, contagion.*
natura, ae, f. - *nature.*
orior, iri, ortus sum - *arise.*
pristinus, a, um - *original, pristine.*
pullulo, are - *sprout out, come forth.*
quidam, quaedam, quoddam - *a certain, certain.*
ratio, onis, f. - *reason.*
scaturigo, inis, f. - *bubbling up, welling up.*
sinuo, are - *shape into a hollow or pocket.*
suppuratio, onis, f. - *suppuration, formation of pus.*
supra (advb.) - *on top.*
universim - *altogether, in general, all over.*

Qua primum medicina restitum huic morbo sit

In hac medicorum consternatione, his erroribus, ingesserunt se chirurgici manum admolientes, ac primum causticis exurere scabiem conati sunt, deinde quia immensum erat singula contingere toties admoto medicamine ulcera, excogitaverunt unguento restinguere eum. Hoc aliter alii faciebant, verum nullo quisquam effectu, argentum vivum qui

70

---

admolior, iri, itus sum - *put (one's hand on an object or to a task).*
admoveo, ere, movi, motus - *move to or towards; apply.*
aliter - *otherwise, differently.*
argentum, i, n. - *silver;* **argentum vivum** - *quicksilver, mercury.*
causticus, a, um - *caustic, corrosive.*
chirurgicus, i, m. - *surgeon.*
conor, ari, atus sum - *try, attempt.*
consternatio, onis, f. - *confusion, unsettlement, disorder.*
contingo, ere - *touch.*
deinde - *then, next.*
effectus, us, m. - *effect, result.*
error, oris, m. - *error, blundering.*
excogito, are, avi, atus - *find out by thinking, contrive.*
exuro, ere - *burn away.*
immensus, a, um - *huge, immense.*
ingero, ere, gessi, gestus - *carry in ;* **se ingerere** - *fling oneself, rush (into).*
medicamen, inis, n. - *medication.*
medicina, ae, f. - *the healing art, art of medicine; treatment.*
primum (advb.) - *first.*
quisquam, quidquam - *anyone, anything* (usually used in a negative sentence).
restinguo, ere - *allay, mitigate, counteract.*
resto, are, stiti, stitum - *withstand, resist, oppose.*
scabies, ei, f. - *eczema, mange, scab.*
singuli, ae, a - *single, individual.*
toties - *so many times.*
ulcus, eris, n. - *sore.*
unguentum, i, n. - *ointment.*
verum - *but.*

non addidisset. Cedebant in hunc usum pulveres myrrhae,
masticis, cerussae, baccarum lauri, aluminis, boli Armeniae,
cinabaris, minii, corallii, salis usti, viridis aeris, scoriae
plumbi, plumbi usti, rubiginis ferri, resinae vulgaris et
terebinthinae. ...

75

    Atque harum rerum tribus aut quattuor aut pluribus
nonnumquam mistis unguebant brachiorum et crurum

---

addo, ere, didi, ditus - *add.*
aes, aeris, n. - *copper, bronze.*
alumen, inis, n. - *alum.*
Armenia, ae, f. - *Armenia.*
bac(c)a, ae, f. - *berry.*
bolus, i, m. - *a kind of precious stone.*
brachium, ii, n. - *arm.*
cedo, ere - *be included, serve.*
cerussa, ae, f. - *white lead.*
cin(n)abaris, is, f. - *a red pigment, "dragon's blood."*
coral(l)ium, ii, n. - *coral.*
crus, cruris, n. - *leg.*
ferrum, i, n. - *iron.*
laurus, i, f. - *laurel, bay (tree).*
mastix (mastiche), icis, f. - *a fragrant gum of certain trees,*
    mastic.
minium, ii, n, - *a substance yielding a bright red color, sulfide of*
    mercury.
misceo, ere, miscui, mixtus (mistus) - *mix, mingle, blend.*
myrrha, ae, f. - *myrrh.*
nonnumquam - *sometimes.*
plumbum, i, n. - *lead.*
pulvis, eris, m. - *powder.*
resina, ae, f. - *resin.*
rubigo (robigo), inis, f. - *rust.*
sal, salis, m. - *salt.*
scoria, ae, f. - *dross, slag.*
terebinthina, ae, f. - *turpentine.*
ung(u)o, ere, unxi, unctus - *anoint, rub.*
ustus, a, um - *burnt.*
usus, us, m. - *use, purpose.*
viridis, e - *green.*
vulgaris, e - *common, ordinary.*

80   iuncturas, aliqui et spinam ac cervicem, nonnulli tempora
etiam, item et umbilicum, atque iterum alii universum corpus;
quibusdam semel die, quibusdam bis, nonnullis tertio iterum
die aut quarto. Claudebatur aeger in aestuario quod calebat
assidue atque intensissime, alii viginti, triginta alii totos dies,
85   nonnulli plures; perunctum lecto, qui intra aestuarium
sternebatur, apponebant ac multa superiniecta veste sudare

---

aeger, gri, m. - *sick person, patient.*
aestuarium, ii, n. - *sweat-box, stove, hearth.*
aliquis, aliquid - *someone, something, some.*
appono, ere - *place.*
assidue - *constantly.*
bis - *twice.*
caleo, ere, ui - *be warm or hot.*
cervix, icis, f. - *neck.*
claudo, ere, si, sus - *close, enclose.*
intense - *intensely.*
item - *likewise.*
iterum - *again.*
iunctura, ae, f. - *joint.*
lectus, i, m. - *bed, couch.*
nonnullus, a, um - *someone, something, some.*
perunctus, a, um - *thoroughy anointed.*
quidam, quaedam, quoddam - *certain.*
semel - *once.*
spina, ae, f. - *spine.*
sterno, ere, stravi, stratus - *spread; make up* (of beds).
sudo, are - *perspire, sweat.*
superinicio, ere, ieci, iectus - *place or lay on top.*
tempora, um, n. - *the temples (of the head).*
totus, a, um - *whole, entire.*
triginta (indecl.) - *thirty.*
umbilicus, i, m. - *the navel.*
universus, a, um - *whole, entire.*
vestis, is, f. - *garment, clothing.*
viginti - (indecl.) *twenty.*

cogebant. Ille vix iterum accepto unguento coepit languescere, mirum in modum; tanta unguenti vis erat et effectus, ut intra stomachum quod in summo corpore morbi fuisset
90   compelleret; unde sursum ad cerebrum, unde per gulam et os defluebat morbus, tanta, tam violenta iniuria, ut dentes deciderent. ... Adeo durum erat hoc curationis genus, ut perire morbo complures quam sic levari mallent. Quamquam vix centesimus quisque levabatur, recidivo ut plurimum aegro,

---

accipio, ere, cepi, ceptus - *receive.*
adeo - *to such a degree, so.*
cerebrum, i, n. - *brain.*
cogo, ere - *force, compel.*
compello, ere - *force, drive.*
complures, a, gen. **complurium** - *several, quite a few, many.*
curatio, onis, f. - *treatment.*
decido, ere, cidi - *fall out.*
defluo, ere - *flow down.*
dens, ntis, m. - *tooth.*
durus, a, um - *hard, harsh.*
effectus, us, m. - *effect.*
genus, eris, n. - *class, kind.*
gula, ae, f. - *throat, gullet, esophagus.*
iniuria, ae, f. - *harm.*
iterum - *again, a second time.*
languesco, ere - *become weak or faint.*
levo, are - *relieve.*
malo, malle, malui - *prefer.*
mirum in modum - *remarkably, strangely.*
os, oris, n. - *mouth.*
pereo, ire - *perish, die.*
quamquam - *and yet.*
recidivus, a, um - *falling back.*
sic - *thus, in such a way.*
stomachus, i, m. - *stomach.*
sursum - *up, upwards.*
tantus, a, um - *so great.*
unde - *from where.*
ut plurimum - *for the most part, generally.*
violentus, a, um - *violent.*
vix - *barely, scarcely.*

95   cum vix paucos ad dies duraret eius iuvamentum. Quo
argumento intelligere licet hac in aegritudine quid ego tulerim,
undecies curationem eam expertus. Tanto periculo, tam acerbo
discrimine cum hoc malo nonum iam annum luctor, non
segnius interim et alia, quibus obsisti morbo putabatur,

100   aggressus; nam et balneis curabamur, et herbarum fotu ac
potionibus, et erosione ulcerum. ...
      Multos in media curatione interire vidi, et quendam
novi sic medentem, qui tres una die viros agricolas, cum intra

---

acerbus, a, um - *bitter; cruel, harsh.*
aegritudo, inis, f. - *illness.*
aggredior, i, gressus sum - *approach, attempt.*
argumentum, i, n. - *argument, evidence.*
balneum, i, n. - *bath.*
curo, are - *treat.*
discrimen, inis, n. - *danger, risk, hazard.*
duro, are - *endure, last.*
erosio, onis, f. - *erosion* (probably by caustic substances).
experior, iri, pertus sum - *try, experience, undergo.*
fotus, us, m. - *fomentation.*
herba, ae, f. - *herb.*
intelligo, ere - *understand.*
intereo, ire - *perish, die.*
interim - *meanwhile.*
iuvamentum, i, n. - *aid; relief.*
licet, ere, licuit - *it is permitted, one can.*
luctor, ari - *wrestle, struggle, contend.*
malum, i, n. - *evil.*
medeor, eri - *remedy, heal, treat.*
medius, a, um - *middle, middle of.*
nosco, ere, novi, notus - *become familiar with*; (Perfect tenses
    with present meaning) *know.*
obsisto, ere - *oppose, withstand, resist.*
pauci, ae, a - *a few.*
periculum, i, n. - *danger, risk.*
potio, onis, f. - *potion.*
segnis, e - *slack, sluggish, unenergetic.*
ulcus, eris, n. - *sore.*
undecies - eleven times.

105
hypocaustum plus aequo aestuans conclusisset, ac illi salutis, quam sic adepturos se sperabant, studio patientius quam par erat consisterent, donec defectis per caloris vehementiam cordibus mori non sentirent, misere iugulavit.

(Cap. IV)

---

adipiscor, i, adeptus sum - *gain, obtain.*
aequus, a, um - *equal, level; appropriate, proper.*
aestuo, are - *apply heat.*
calor, oris, m. - *heat.*
concludo, ere, si, sus - *enclose, shut up (in).*
consisto, ere - *stand firm, hold out, endure.*
cor, cordis, n. - *heart.*
deficio, ere, feci, fectus - *fail.*
donec - *until.*
hypocaustum, i, n. - *heating system; sweat box, heated chamber.*
iugulo, are - *kill, slaughter.*
misere - *wretchedly.*
morior, i, mortuus sum - *die.*
par, paris - *equal, fair, normal, fitting.*
patiens, ntis - *patient.*
salus, utis, f. - *health.*
sentio, ire - *feel.*
spero, are - *hope.*
studium, ii, n. - *zeal.*
vehementia, ae, f. - *violence, intensity.*

Guaiaci descriptio et eius inventio ac nomen

Quod si bonorum pariter malorumque sursum
110   imputanda ratio est, quantum superis de Guaiaci beneficio
debemus, aut quanto haec benignitas laetior quam illa tristis
poena! Translatus eius e Spagnola insula ad nos usus est. Ea
in occidente, iuxta Americam, atque adeo ea parte sita est, qua
America longitudine in septentrionem desinit, simul cum illa
115   superioribus annis inter novas terras et antiquis incognitas

---

America, ae, f. - *America.*
antiquus, a, um - *ancient.*
beneficium, ii, n. - *benefit, blessing.*
benignitas, tatis, f. - *kindness, benevolence.*
bonum, i, n. - *a good, good thing, blessing.*
debeo, ere - *owe.*
descriptio, onis, f. - *description.*
desino, ere - *end.*
imputo, are - *impute, assign.*
incognitus, a, um - *unknown.*
inventio, onis, f. - *discovery.*
iuxta (+acc.) - *near.*
laetus, a, um - *happy.*
longitudo, inis, f. - *length.*
malum, i, n. - *evil.*
nomen, inis, n. - *name.*
occidens, ntis, m. - *the west.*
pariter - *equally, likewise.*
poena, ae, f. - *penalty, punishment.*
quantum - *how much.*
quod si - *but if.*
ratio, onis, f. - *cause, reason.*
septentrio, onis, m. - *the north.*
simul - *at the same time, simultaneously.*
situs, a, um - *located, situated.*
superi, orum, m. - *those above, the gods.*
superior, ius - *higher; earlier, previous.*
transfero, ferre, tuli, latus - *transfer.*
tristis, e - *sad, gloomy, grim.*

reperta. Ipsius insulae omnes morbo Gallico aliquando laborant
accolae, quemadmodum variolis nos, neque alio contra remedio
utuntur. Nobilis quidam Hispanus cum quaestor in provincia
esset, ac morbo ipso graviter affligeretur, monstrata ab
120   indigenis medicina usum eius in Hispanias attulit. ... Aiunt
crescere qua apud nos fraxinus proceritate, arborem teretem, ac
nuces gignere castanearum forma. Materia eius unguinosa est,

---

accola, ae, c. - *inhabitant.*
affero, ferre, attuli, adlatus - *bring, introduce.*
affligo, ere, xi, ctus - *strike; afflict.*
aio, 3rd plur. pres. **aiunt** (defective verb) - *say.*
aliquando - *at some time.*
apud (+acc.) - *among.*
arbor, oris, f. - *tree.*
castanea, ae, f. - *chestnut.*
cresco, ere - *grow.*
forma, ae, f. - *shape, form.*
fraxinus, i, f. - *ash, ash-tree.*
gigno, ere - *generate, produce.*
gravis, e - *heavy; serious.*
Hispania, ae, f. (often used in the plural) - *Spain.*
Hispanus, i, m. - *a Spaniard.*
indigena, ae, m. - *one born in a place, native.*
laboro, are - *work; labor under, suffer from.*
materia, ae, f, - *wood.*
medicina, ae, f. - *art of healing, medicine.*
monstro, are, avi, atus - *show.*
nobilis, e - *noble.*
nux, nucis, f. - *nut.*
proceritas, tatis, f. - *height.*
provincia, ae, f. - *province.*
quaestor, oris, m. - *a financial official, treasurer.*
quemadmodum - *in the fashion that, as.*
remedium, ii, n. - *remedy.*
reperio, ire, repperi, pertus - *find, discover.*
teres, etis - *cylindrical, columnar.*
unguinosus, a, um - *oily, unctuous.*
usus, us, m. - *use.*
utor, i, usus sum - *use, employ.*
variola, ae, f. - *smallpox.*

color qui buxo, sed nigrescens; atque optimum putant, in quo
quam plurimum nigri est; verum ita quod buxeum est ab eo
125   quod nigrum differt, ut hoc intus, illud extra sit, aut planius
dicendo, ut medulla nigrum sit. Ponderosissimum est ipsum
lignum; itaque nulla eius quamquam minutissima pars in aqua
fluitat, sed continuo mergitur et subsidit. Duritie robur omne
superat. ...

(Cap. VI)

C. *Tobacco; Coca.* Among other important introductions from
the New World were tobacco and coca. The first of the following
selections sketches the first encounter by Europeans with tobacco and
its uses by the indigenous population of the Antilles. It is taken from
Tabaci Historia, a dissertation submitted at the University of Berlin by
Karl Caesar Antz for the degree of Doctor of Medicine and Surgery in
1836.

---

buxeus, a, um - *of the color of boxwood.*
buxus, i, f. & buxum, i, n. - *box-tree, boxwood.*
color, oris, m. - *color.*
continuo - *immediately, at once.*
differo, ferre - *differ.*
durities, ei, f. - *hardness.*
extra - *outside.*
fluito, are - *float.*
intus - *inside.*
lignum, i, n. - *wood.*
medulla, ae, f. - *marrow; heartwood.*
mergo, ere - *dip, plunge (into liquid).*
minutus, a, um - *small, tiny.*
niger, gra, grum - *black, dark.*
nigresco, ere - *become dark.*
plane - *plainly, clearly.*
ponderosus, a, um - *weighty, heavy.*
quam plurimum - *as much as possible, the most.*
quamquam - *however.*
robur, oris, n. - *oak.*
subsido, ere - *settle down; sink.*
supero, are - *surpass, exceed.*

46. Primae Tabaci cognitionis honorem novo orbi attribuamus necesse est.

Itaque si fidem habere possimus scriptis, ex quibus certissimae nobis scaturiunt Americae detectae notitiae, res est extra dubitationem posita, tempore quo classis praefectus Christophorus Columbus, vir ingenio maximus, nauticae rei peritissimus, primum adpulit navem ad Americae insulam Cubam, mense Octobri anni 1492, Tabaci usum fuisse notum.

5

---

adpello (appello), ere, puli, pulsus - *bring or conduct* (a ship to a place), *land.*

America, ae, f. - *America.*

annus, i, m. - *year.*

attribuo, ere - *assign, attribute.*

certus, a, um - *certain, sure, reliable.*

classis, is, f. - *fleet.*

cognitio, onis, f. - *knowing, acquaintance with, knowledge.*

Cuba, ae, f. - *Cuba.*

detego, ere, xi, ctus - *discover.*

dubitatio, onis, f. - *doubt, hesitation.*

extra (+acc.) - *outside, beyond.*

fides, ei, f. - *faith, trust.*

honor, oris, m. - *honor, distinction.*

ingenium, ii, n. - *talent, ability, genius.*

mensis, is, m. - *month.*

necesse - *necessary.*

notitia, ae, f. - *acquaintance, knowledge;* (plural) *information.*

notus, a, um - *known.*

October, bris, m. - *October.*

orbis, is, m. - *circle; world.*

peritus, a, um - *skilled, experienced.*

pono, ere, posui, positus - *put, place, set.*

praefectus, i, m. - *a person placed in charge;* **classis praefectus** - *admiral.*

primum (advb.) - *first.*

res nautica, rei nauticae, f. - *navigation.*

scaturio, ire - *stream out; come forth in large numbers.*

tabacum, i, n. - *tobacco.*

usus, us, m. - *use.*

10 Hac in insula scilicet Hispani primum viderunt consuetudinem
Tabaci fumum sugendi apud Incolas. Erant istius plantae folia
arida in integrum folium, cylindri cujusdam forma involuta,
deinde una parte accensis, altera vero ori inductis foliis, tali
modo sugendo, fumum assiduo exhalabant, densas nebulas
circumferentes. Hoc modo cylindris paratis Incolae nomen
15 dederunt Tabaco, quod deinde in plantam ipsam translatum est,
etiamque nunc apud nos fere ubique valet. ...

---

accendo, ere, di, sus - *set fire to, kindle, light.*
apud (+acc.) - *among.*
aridus, a, um - *dry, withered, dried.*
assiduo - *continually, constantly.*
circumfero, ferre - *carry round, spread.*
consuetudo, inis, f. - *custom.*
cylindrus, i, m. - *cylinder.*
deinde - *then, thereupon.*
densus, a, um - *thick, dense.*
exhalo, are - *exhale.*
fere - *almost.*
folium, ii, n. - *leaf.*
forma, ae, f. - *form, shape.*
fumus, i, m. - *smoke.*
Hispani, orum, m. - *Spaniards, the Spanish.*
incola, ae, m. - *inhabitant.*
induco, ere, xi, ctus - *bring in, put in.*
integer, gra, grum - *whole, entire.*
modus, i, m. - *manner, way.*
nebula, ae, f. - *mist, vapor, cloud.*
nomen, inis, n. - *name.*
os, oris, n. - *mouth.*
paro, are, avi, atus - *prepare.*
pars, rtis, f. - *part.*
planta, ae, f. - *plant.*
quidam, quaedam, quoddam - *a certain, a kind of.*
scilicet - *it is clear, evident, or obvious.*
sugo, ere - *suck.*
talis, e - *such.*
transfero, ferre, tuli, latus - *transfer.*
ubique - *everywhere.*
valeo, ere - *prevail.*
vero - *but; indeed, to be sure.*

Inter Americae Aborigines tunc temporis vero omnes fere Tabaci adhibendi rationes jamjam erant cognitae, quibus et nos hodie utimur. Consuetudinem nimirum habebant foliorum fumum ore hauriendi, pulverem naribus adducendi, nec non mandendi folia; Tabacum illis erat morborum remedium, vel intus sumptum vel partibus externis applicatum; imo sacerdotes utebantur eodem ad animum in praesagiendis rebus

20

---

aborigines, um, m. - *the original inhabitants of a country, aborigines.*

adduco, ere - *bring to, put in.*

adhibeo, ere - *use, employ.*

animus, i, m. - *mind, spirit.*

applico, are, avi, atus - *apply.*

cognitus, a, um - *known.*

externus, a, um - *exterior, external.*

haurio, ire - *draw.*

hodie - *today.*

im(m)o - *nay even, why even.*

intus - *inside, internally.*

jamjam - *already.*

mando, ere - *chew.*

morbus, i, m. - *disease, illness.*

nares, ium, f. - *nostrils.*

nimirum - *doubtless, of course.*

praesagio, ire - *foretell, predict.*

pulvis, eris, m. - *powder.*

ratio, onis, f. - *reason, manner, method.*

remedium, ii, n, - *remedy.*

sacerdos, dotis, m. - *priest.*

sumo, ere, mpsi, mptus - *take.*

utor, i, usus sum - *use.*

futuris inspirandum; quam ob rem jam prioribus temporibus
25 Tabacum ad hunc finem et in agris et hortis colebatur.

(pp. 24-27)

As Europeans became acquainted with tobacco, the substance soon developed the reputation of being something of a cure-all; claims were made for its effectiveness in a broad range of ailments and disorders as well as its being a stimulant. The following passages from Jacob Tappe's *Oratio de Tabaco ejusque Hodierno Abusu* (1st ed. 1653, 3rd ed. 1673), describe some of the therapeutic virtues attributed to tobacco, its similarity as a stimulant to the coca used by the Indians of Peru, and finally an explanation in terms of the humoral physiology and religious beliefs of the day, of the deleterious effects of its use on the human mind and body.

47.   *The numerous medicinal virtues of tobacco*

Equidem, ut in principio diximus, si naturam et
verum usum Tabaci spectemus, vix datur ulla alia planta, cui

---

ager, gri, m. - *field.*
colo, ere - *cultivate.*
equidem - *indeed.*
finis, is, m. - *end, purpose.*
futurus, a, um - *future.*
hortus, i, m. - *garden.*
inspiro, are - *inspire.*
natura, ae, f. - *nature.*
planta, ae, f. - *plant.*
principium, ii, n. - *beginning.*
prior, ius - *prior, earlier.*
quam ob rem - *for which reason.*
specto, are - *look at.*
tabacum, i, n. - *tobacco.*
ullus, a, um - *any.*
usus, us, m. - *use, function.*
verus, a, um - *true.*
vix - *hardly, scarcely.*

plures dotes concesserit rerum Parens, quam huic Nicotianae.
... Et si Nicolao Monardi, Aegidio Everharto, Castori Duranti,
5   Thorio et Neandro fides adhibenda, non est pars corporis
humani, cui non medeatur.

Nomine quae Sanctae Crucis Herba vocatur, ocellis
Subvenit, et sanat plagas et vulnera jungit,
Discutit et strumas, cancrum cancrosaque sanat
10   Ulcera et ambustis prodest, scabiemque repellit.

---

adhibeo, ere - *put, lend (credence).*
ambustus, a, um - *burnt.*
cancer, cri, m. - *crab; cancer.*
cancrosus, a, um - *cancerous.*
concedo, ere, cessi, cessus - *grant.*
corpus, oris, n. - *body.*
crux, crucis, f. - *cross.*
discutio, ere - *break up, disperse, dispel.*
dos, dotis, f. - *dowry; gift, endowment, property, quality.*
fides, ei, f. - *faith, trust, credence.*
herba, ae, f. - *herb, plant.*
humanus, a, um - *human.*
jungo, ere - *join; close (a wound).*
medeor, eri - *heal, be good for.*
Nicotiana, ae, f. - *Nicotiana.*
nomen, inis, n. - *name.*
ocellus, i, m. - *eye.*
parens, ntis, c. - *parent.*
pars, rtis, f. - *part.*
plaga, ae, f. - *plague.*
prosum, prodesse, profui - *be of help or advantage.*
repello, ere - *repel, drive away.*
sanctus, a, um - *sacred, holy.*
sano, are - *heal, treat, cure.*
scabies, ei, f. - *scabies, the itch.*
struma, ae, f. - *swelling, tumor.*
subvenio, ire - *help.*
ulcus, eris, n. - *sore, ulcer.*
vulnus, eris, n. - *wound.*

Discutit et morbum cui cessit ab impete nomen;
Calfacit et siccat, stringit mundatque resolvit,
Et dentum et ventris mulcet capitisque dolores.
Subvenit antiquae tussi, stomachoque rigenti,

15   Renibus et spleni confert uteroque, venena
Dira sagittarum domat, ictibus omnibus atris

---

antiquus, a, um - *ancient, old, long-standing.*
ater, tra, trum - *black, dark.*
cal(e)facio, ere - *make warm, heat.*
caput, itis, n. - *head.*
cedo, ere, cessi, cessus - *come to, fall to one.*
confer, ferre - *contribute to, help.*
dens, ntis, (gen. pl. **- ium & -um), m.** - *tooth.*
dirus, a, um - *deadly.*
dolor, oris, m. - *pain.*
domo, are - *subdue, overcome.*
ictus, us, m. - *blow.*
impes, petis, m. - *violence, vehemence, force.*
morbus, i, m. - *disease.*
mulceo, ere - *soothe.*
mundo, are - *clean, cleanse.*
renes, ium, m. - *the kidneys.*
resolvo, ere - *loosen, unbind.*
rigeo, ere - *be stiff.*
sagitta, ae, f. - *arrow.*
sicco, are - *dry.*
splen, nis, m. - *the spleen.*
stomachus, i, m. - *stomach.*
stringo, ere - *bind.*
tussis, is, f. - *cough.*
uterus, i, m. - *uterus.*
venenum, i, n. - *poison.*
venter, tris, m. - *belly, stomach.*

Haec eadem prodest, gingivis proficit, atque
Conciliat somnum, nuda ossaque carne revestit.

How the Spaniards learned of the powers of tobacco to counteract poison

Toxici autem vires infringere Hispanis hac ratione
20   innotuit. "Contigit," inquit Nicolaus Monardes *Hist. Simpl.*
Medic. ex novo orbe delatorum, "ut quidam Cannibales in suis

---

cannibalis, is, m. - *cannibal.*
caro, carnis, f. - *flesh.*
concilio, are - *bring about or on, induce.*
contingo, ere, tigi - *happen.*
defero, ferre, tuli, latus - *bring.*
gingiva, ae, f. - *gum (of the mouth).*
Hispani, orum, m. - *the Spanish, Spaniards.*
historia, ae, f. - *investigation, account, description.*
infringo, ere - *break down, mitigate, counteract.*
innotesco, ere, notui - *become known.*
inquam, 3rd sing. pres. **inquit** (defective verb) - *say.*
medicamentum, i, n. - *drug, remedy, medicament.*
Nicolaus, i, m. - *Nicholas.*
novus, a, um - *new.*
nudus, a, um - *naked, bare.*
orbis, is, m. - *circle; world.*
os, ossis, n. - *bone.*
proficio, ere - *be advantageous, help.*
quidam, quaedam, quoddam - *certain, some.*
ratio, onis, f. - *reason; manner.*
revestio, ire - *clothe again, reclothe.*
simplex, icis - *simple, uncompounded* (of plants with medicinal qualities).
somnus, i, m. - *sleep.*
toxicum, i, n. - *poison.*
vires, ium, f. - *strength, force, effect.*

cymbis ad Divum Iohannem de Portu Divite navigarent,
Indorum atque etiam Hispanorum (si quos reperissent) telis
suis venenatis conficiendorum causa. Eo appellentes autem
25   plerosque vulnerant. Cum vero hi sublimato carerent, a
quodam Indo edocti sunt, ut Tabaci succum expressum suis
vulneribus et ipsa deinde folia trita imponerent. Sedati sunt

---

appello, ere - *put in, land.*
autem - *however, moreover.*
careo, ere, ui - *lack.*
causa (+gen.) - *for the sake of, for the purpose of.*
conficio, ere - *subdue, kill.*
cymba, ae, f. - *a small boat.*
deinde - *then, thereupon.*
dives, divitis - *wealthy, rich.*
divus, a, um - *divine.*
edoceo, ere, ui, tus - *teach, show.*
eo - *to that place.*
etiam - *also.*
exprimo, ere, pressi, pressus - *press or squeeze out.*
folium, ii, n. - *leaf.*
Hispani, orum, m. - *Spaniards.*
impono, ere - *put or lay on.*
Indus, i, m. - *an Indian.*
Iohannes, is, m. - *John.*
navigo, are - *sail.*
plerique, pleraeque, pleraque - *several, many.*
portus, us, m. - *harbor, port.*
quos=aliquos.
reperio, ire, peri, pertus - *find.*
sedo, are, avi, atus - *allay, check, stop.*
sublimatus, i, m. - *sublimate* (see Notes).
suc(c)us, i, m. - *juice.*
telum, i, n. - *missile, dart, spear, weapon.*
tritus, a, um - *ground.*
venenatus, a, um - *poisoned.*
vero - *indeed, to be sure.*
vulnero, are - *wound.*
vulnus, eris, n. - *wound.*

ilico dolores, Dei beneficio, et ea symptomata quae hujusmodi
venena subsequi solent, venenum superatum vulnera deinde
30   curata. Ex eo foliis hujus plantae adversus venena uti coeptum
est." ...

Claims that tobacco cured animals

Imo et brutorum animantium, imprimis equorum,
boum, canum, et felium morbis praesentissima medicina est
Tabacum. "Nam per universam Indiam (verba sunt Monardis)
35   frequentia ulcera vaccas, boves, et alia animalia infestant, quae

---

adversus (+acc.) - *against.*
animans, ntis, n. - *animate being, animal.*
beneficium, ii, n. - *kindness, favor.*
bos, bovis, (gen. plur. **boum**), **c.** - *ox.*
brutus, a, um - *insensitive, brutish.*
canis, is, c. - *dog.*
coepi, coeptus (defective verb) - *began.*
curo, are, avi, atus - *cure.*
dolor, oris, m. - *pain.*
feles, is, f. - *cat.*
frequens, ntis - *crowded; frequent.*
hujusmodi - *of this kind.*
ilico - *on the spot, immediately.*
im(m)o - *nay even, why even.*
imprimis - *especially.*
India, ae, f. - *India.*
infesto, are - *attack, infest.*
medicina, ae, f. - (art of) *medicine; treatment.*
Monardes, is, m. - *Monardes* (see note on line 4).
praesens, ntis - *ready, prompt.*
soleo, ere - *be accustomed.*
subsequor, i - *follow upon.*
supero, are, avi, atus - *overcome.*
symptoma, atis, n. - *symptom.*
universus, a, um - *all, entire.*
utor, i - *use.*
vacca, ae, f. - *cow.*
venenum, i, n. - *poison.*
verbum, i, n. - *word.*

facile ob regionis humiditatem extremam putrescunt et
vermibus scatent, quibus solebant (Hispani) inspergere
sublimatum aliis remediis destituti, sed cum magno istic
veneat, plerumque quod ulceribus inspergebatur pluris

40   constabat quam animal curandum aestimari potuisset. Itaque
Tabaci facultates in hominibus experti, illius etiam usum ad
putrida, foetida, vermibusque scatentia animalium ulcera
transtulerunt atque adeo compererunt, succum ejus instillatum
non modo vermes necare, sed etiam ulcera mundare, deinde ad

---

adeo - *even.*
aestimo, are - *appraise, estimate the value of.*
comperio, ire, peri, pertus - *find out, learn, discover.*
consto, are - *cost.*
deinde - *then, thereupon.*
destitutus, a, um - *destitute of, lacking.*
experior, iri, pertus sum - *try, test.*
extremus, a, um - *extreme.*
facultas, tatis, f. - *power, beneficial effect.*
foetidus, a, um - *foul-smelling, stinking.*
humiditas, tatis, f. - *humidity.*
inspergo, ere - *sprinkle on.*
instillo, are, avi, atus - *pour in by drops, drop in.*
istic - *there, in that place.*
itaque - *and so.*
mundo, are - *clean, cleanse.*
neco, are - *kill.*
non modo...sed etiam - *not only...but also.*
plerumque - *usually, generally.*
putresco, ere - *decay, rot, fester.*
putridus, a, um - *rotting, rotted, decayed.*
regio, onis, f. - *region.*
scateo, ere - *teem with.*
transfero, ferre, tuli, latus - *transfer.*
veneo, ire - *go for sale, be sold.*
vermes, is, m. - *worm; maggot.*

45   cicatricem perducere." Addit Everhardus: "Malum serpens in
       Equis instar sublimati curant folia aut succus cum
       spissamentis impositus; tollit et Equorum tibiis innascentes
       poros sive callos. Iumenta clitellaria a sarcinis attrita, aut
       gravius laesa, etiamsi vulnus aut ulcera in cancrum vergant,
50   succo aut spissamentis peti exhibitis, vel exsiccatae ejusdem

---

addo, ere - *add.*
attritus, a, um - *rubbed, bruised.*
callus, i, m. - *callus.*
cicatrix, tricis, f. - *scab.*
clitellarius, a, um - *used for carrying a pack-saddle;* **iumentum clitellarium** - *pack-animal.*
equus, i, m. - *horse.*
etiamsi - *even if.*
Everhardus, i, m. (the name is inconsistently spelled; see note on line 4).
exhibeo, ere - *administer, apply.*
exsiccatus, a, um - *dried.*
gravis, e - *heavy; serious, severe.*
impono, ere, posui, positus - *lay on, apply.*
innascor, i - *be born in, grow or spring up.*
instar, n. (found only in nom. and accus.) - usually used with genit. in sense of *the equivalent of, corresponding to, like.*
iumentum, i, n. - *a beast of burden.*
laedo, ere, si, sus - *strike; hurt, injure.*
malum, i, n. - *evil.*
perduco, ere - *bring to, lead to, be conducive to.*
petum (petun), i, n. - *petun* (Indian name for tobacco).
porus, i, m. - *pore.*
sarcina, ae, f. - *pack, baggage.*
serpo, ere - *creep, crawl.*
spissamentum, i, n. - *plug; compress.*
tibia, ae, f. - *shin-bone, shin, leg.*
tollo, ere - *lift; remove.*
vergo, ere - *incline, point to.*

herbae pulvere, citra ullam alterius medicamenti opem, ita
persanantur, ut haud opus sit ab incepto itinere desistere." ...

Tobacco as a stimulant

Celebrantur autem Tabaci virtutes non tantum in
morborum curatione et veneno fugando, verum etiam in victu
et refectione corporum sanorum. Quippe, ut Monardes porro
refert, Indi Tabaco per aliquot dies famem sitimque sustinent.
"Conchylia quaedam," inquit, "cochlearum fluviatilium urunt,

55

---

aliquot - *some, several.*
autem - *however, moreover.*
celebro, are - *celebrate.*
citra (+acc.) - *on this side of; short of, without.*
coc(h)lea, ae, f. - *snail.*
conchylium, ii, n. - *mollusk, shell-fish.*
curatio, onis, f. - *cure, treatment.*
desisto, ere - *desist, leave off.*
fames, is, f. - *hunger.*
fluviatilis, e - *of a river, river-.*
fugo, are - *dispel, drive away, dispose of.*
haud - *by no means, not at all.*
incipio, ere, cepi, ceptus - *begin, undertake.*
iter, itineris, n. - *journey.*
medicamentum, i, n. - *drug, medication.*
ops, opis, f. - *means, resources, help.*
opus esse - *be necessary.*
persano, are - *cure thoroughly.*
porro - *further.*
pulvis, eris, m. - *powder.*
quippe - *indeed.*
refectio, onis, f. - *refreshing, restoration.*
refero, ferre - *relate.*
sanus, a, um - *healthy.*
sitis, is, f. - *thirst.*
sustineo, ere - *sustain.*
tantum - *only;* **non tantum...verum etiam** - *not only...but also.*
ullus, a, um - *any.*
uro, ere, ussi, ustus - *burn.*
victus, us, m. - *support, nourishment.*
virtus, tutis, f. - *virtue;* plur. - *virtues, qualities, powers.*

deinde atterunt calcis in modum, hujus et foliorum Tabaci
aequas partes sumunt manduntque donec ex utrisque massa
60   quaedam fiat, quam in pilulas piso majores confingunt, atque
in umbra siccatas in usum reponunt. Facturi iter per deserta,
ubi neque cibum neque potum se inventuros putant, harum
pilularum unam intra labium inferius et dentes reponunt
ejusque liquorem assidue sorbent, qua absumpta aliam
65   reponunt, atque iterum aliam, donec peregrinationem triduanam

---

absumo, ere, mpsi, mptus - *use up, consume.*
aequus, a, um - *equal.*
assidue - *continuously.*
attero, ere - *rub, grind.*
calx, calcis, f. - *limestone, chalk.*
cibus, i, m. - *food.*
confingo, ere - *form, fashion.*
deserta, orum, n. - *deserted parts, desert, wilderness.*
donec - *until.*
invenio, ire - *find.*
iter, itineris, n. - *journey.*
iterum - *again.*
labium, ii, n. - *lip.*
liquor, oris, m. - *juice.*
mando, ere - *chew.*
massa, ae, f. - *lump, mass.*
modus, i, m. - *manner, way;* **in modum** - *in the manner (of).*
pars, rtis, f. - *part.*
peregrinatio, onis, f. - *journey.*
pilula, ae, f. - *a little ball, globule, pill.*
pisum, i, n. - *pea.*
potus, us, m. - *drink.*
puto, are - *think.*
repono, ere - *put, place, put away, store.*
sicco, are, avi, atus - *dry.*
sorbeo, ere - *suck, swallow.*
sumo, ere - *take.*
triduanus, a, um - *of three days.*
umbra, ae, f. - *shade.*
usus, us, m. - *use.*
uterque, utraque, utrumque - *each, both.*

aut quatriduanam absolvant." Imo, Incolae Floridae Insulae statis anni temporibus solo fumo Tabaci vivunt, quem per cornua huic apta ore recipiunt. "Cujus rei testes locupletissimi sunt," inquit Everhartus, "vel ipsi Nautae, compluresque alii e Florida nuper reversi, ac in dies etiamnum revertentes, qui appensis ad collum quibusdam ceu cornibus, aut infundibulis ex palmae foliis, junco cannisve, in quorum extremis congesta

70

---

absolvo, ere - *complete.*
annus, i, m. - *year.*
appendo, ere, pendi, pensus - *hang.*
aptus, a, um - *suited, fitted.*
canna, ae, f. - *reed, cane.*
ceu - *as, as if, as it were, so to speak.*
collum, i, n. - *neck.*
complures, a - *several.*
congero, ere, gessi, gestus - *heap together, pack together.*
cornu, us, n. - *horn.*
dies, ei, m. - *day;* **in dies** - *from day to day.*
etiamnum - *still.*
extremus, a, um - *farthermost.*
Florida, ae, f. - *Florida.*
incola, ae, c. - *inhabitant.*
infundibulum, i, n. - *funnel.*
insula, ae, f. - *island.*
juncus, i, m. - *rush.*
locuples, etis - *rich; reliable, trustworthy.*
nuper - *recently.*
os, oris, n. - *mouth.*
palma, ae, f. - *palm.*
quatriduanus, a, um - *of four days.*
recipio, ere - *take.*
revertor, i, versus sum - *return.*
status, a, um - *fixed, certain.*
testis, is, m. - *witness.*
-ve (encl.) - *or.*
vel - *even, actually.*
vivo, ere - *live.*

75

ac ligata apparent ejusmodi folia, prae siccitate jam emarcida, mirifice sibi placent. Hi prunas infundibuli angustiori parti applicant, aperto ore excitatum fumum haurientes, quo famem sitimque suam sedari, vires restaurari, spiritus exhilarescere, cerebrum jucunda quadam ebrietate deliniri, ejusque superfluos humores absumi, jurejurando asseverant." Affinia his sunt quae

---

absumo, ere - *take away, remove.*
affinis, e - *closely related, akin.*
angustus, a, um - *narrow.*
apertus, a, um - *open.*
appareo, ere, - *appear.*
applico, are - *apply.*
assevero, are - *assert strongly, declare positively, affirm.*
cerebrum, i, n. - *brain.*
delinio (delenio), ire - *soothe down, mollify, charm.*
ebrietas, tatis, f. - *intoxication.*
ejusmodi - *of that kind.*
emarcidus, a, um - *withered.*
excito, are, avi, atus - *stir up.*
exhilaresco, ere - *become exhilarated.*
fumus, i, m. - *smoke.*
haurio, ire - *draw, inhale.*
humor, oris, m. - *humor.*
jucundus, a, um - *pleasant, agreeable, delightful.*
jus jurandum, juris jurandi (also written as one word), **n.** - *oath.*
ligo, are, avi, atus - *bind.*
mirifice - *wonderfully.*
placeo, ere - *please;* **sibi placere** - *be pleased with oneself, be proud; enjoy oneself.*
prae (+abl.) - *before; on account of, because of.*
pruna, ae, f. - *a burning coal.*
restauro, are - *rebuild, restore.*
sedo, are - *allay, check, stop.*
siccitas, tatis, f. - *dryness.*
spiritus, us, m. - *air, breath, spirit.*
superfluus, a, um - *superfluous, excess.*
vires, ium, f. - *strength.*

80

harum rerum αὐτόπτης sive spectator Hieron. Benzo *Novae Novi Orbis Historiae* 1. 3, c. 20 de Peruanis narrat, qui peregre profecturi, adversus ventorum injurias, faciem bitumine quodam rubro oblinunt, herbamque, quam *Cocam* ipsi appellant, ore detinent et velut panchrestum quoddam pharmacum circumferunt; ejus enim praesidio freti integrum

85

diem nullius cibi nec potus egentes iter faciunt. Eadem propemodum de coca planta Indica scribit Monardes. "Vulgaris est ejus usus inter Indos ad multas res, tum ad eas quae ad iter necessaria sunt, tum quae ad voluptatem in suis aedibus

---

adversus (+acc.) - *against.*
aedes, ium, f. - *house(s).*
bitumen, minis, n. - *pitch, asphalt.*
circumfero, ferre - *carry around.*
coca, ae, f. - *coca.*
detineo, ere - *hold, keep.*
egeo, ere (with gen.) - *be in want of.*
facies, ei, f. - *face.*
fretus, a, um - *depending or relying on.*
injuria, ae, f. - *injury, harm, damage.*
integer, gra, grum - *whole, entire.*
narro, are - *narrate, relate.*
necessarius, a, um - *necessary.*
oblino, ere - *bedaub, smear.*
panchrestus, a, um - (of remedies) *good for everything, universal.*
peregre - *abroad.*
Peruani, orum, m. - *Peruvians.*
pharmacum, i, n. - *medicine, drug.*
praesidium, ii, n. - *protection, defence, aid.*
proficiscor, i, fectus sum - *set out, depart.*
propemodum - *almost, nearly.*
ruber, bra, brum - *red.*
sive - *or.*
spectator, oris, m. - *beholder, observer.*
tum...tum - *both...and.*
velut - *as, like.*
ventus, i, m. - *wind.*
voluptas, tatis, f. - *pleasure.*
vulgaris, e - *common, ordinary, widespread.*

serviunt, hoc modo: Conchylia aut ostrearum conchas urunt et
90   calcis modo comminuunt; folia deinde Cocae dentibus atterunt,
et subinde pulverem illum conchyliorum ustorum admiscent,
et simul quasi fermentant, ut tamen minor sit calcis quam
foliorum quantitas; ex hac massa trochiscos seu orbiculos
conficiunt et siccandos exponunt. Quando iis uti volunt, unum
95   orbiculum in ore sumunt, eumque exsugunt, subinde in ore
nunc hac, nunc illac versantes, et quam diu possunt retinentes;
uno absumpto alium sumunt, deinde tertium, sic pergentes

---

absumo, ere, mpsi, mptus - *consume.*
admisceo, ere - *mix in.*
comminuo, ere - *break into pieces; crush, pulverize.*
concha, ae, f. - *mollusk; shell of a mollusk.*
deinde - *then, thereupon.*
dens, ntis, m. - *tooth.*
diu - *long, for a long time.*
expono, ere - *put out.*
exsugo, ere - *suck out, suck.*
fermento, are - *cause to ferment.*
hac - *here, hither.*
illac - *there, thither.*
modus, i, m. - *manner, way.*
orbiculus, i, m. - *a circular figure, a disc.*
ostrea, ae, f. - *oyster.*
pergo, ere - *continue, proceed.*
pulvis, eris, m. - *powder.*
quando - *when.*
quantitas, tatis, f. - *quantity, amount.*
quasi - *as if; so to speak.*
retineo, ere - *keep, retain.*
servio, ire - *serve.*
seu - *or.*
simul - *at the same time; together.*
subinde - *immediately or shortly afterwards, promptly; now and
       again, constantly.*
trochiscus, i, m. - *a circular pill.*
verso, are - *turn about often, turn hither and thither.*

toto tempore quo iis in longis itineribus conficiendis opus
habent, praesertim si per loca fiunt, ubi nulla aut cibi aut
100   aquae copia est, quoniam horum orbiculorum sorbitione
famemque sitimque sibi levari et vires sustentari asserunt."
Hujus autem rei ratio in promptu est, cum enim calidus sit
Tabaci succus, continua illa masticatione attrahuntur a cerebro
per palatum crudi humores, adque ventriculum protruduntur,
105   quos ille in defectu melioris succi concoquit et in alimentum
convertit. Coca vero succum alibilem lentum et viscidum

---

alibilis, e - *supplying nourishment, nutritious, nourishing.*
alimentum, i, n. - *food, nourishment.*
assero, ere - *assert.*
attraho, ere, - *draw to, attract.*
calidus, a, um - *warm.*
concoquo, ere - *cook; digest.*
conficio, ere - *complete.*
converto, ere - *convert.*
copia, ae, f. - *abundance, supply.*
crudus, a, um - *raw, untreated, crude, impure.*
defectus, us, m. - *lack, deficiency, insufficiency.*
lentus, a, um - *slow-acting, long-lasting.*
levo, are - *lighten, alleviate.*
masticatio, onis, f. - *mastication, chewing.*
opus, eris, n. - *work; need.*
palatum, i, n. - *the palate.*
praesertim - *especially.*
promptu (only in ablat.): **in promptu esse** - *be easy, be evident,*
        be obvious.
protrudo, ere - *thrust.*
quoniam - *since.*
ratio, onis, f. - *reason, cause.*
sorbitio, onis, f. - *sucking.*
sustento, are - *keep up, sustain.*
totus, a, um - *all, whole, entire.*
ventriculus, i, m. - *stomach.*
vero - *indeed, to be sure.*
viscidus, a, um - *sticky, viscid.*

continet, quem conchyliorum admistione fermentatum dum ore inde formatos globulos versant, Indi facile exsugunt, ac pedetentim deglutiunt, eoque famem et sitim sedant.

How excessive use of tobacco harms body and mind

110   Concalefacto autem et exsiccato cerebro, non potest mens non turbari, et omnium sensuum functio laedi. Sanguis enim, instrumentum illarum functionum, ad debitam temperiem non reducitur. Nec potest reduci, nisi a nativa cerebri refrigerandi facultate reducatur; propter sanguinem enim
115   contemperandum natura construxit cerebrum, eique

---

admistio, onis, f. - *mingling, admixture.*
concalefacio, ere, feci, factus - *warm thoroughly, heat.*
construo, ere, xi, ctus - *construct, build.*
contempero, are - *moderate or temper* (by mixing).
contineo, ere - *contain.*
debitus, a, um - *owed, due, proper.*
deglut(t)io, ire - *swallow.*
facultas, tatis, f. - *capability.*
formo, are, avi, atus - *shape, form.*
functio, onis, f. - *performing, function(ing).*
globulus, i, m. - *globule, pill.*
inde - *therefrom.*
instrumentum, i, n. - *instrument, device, means.*
laedo, ere - *injure, damage, impair.*
mens, ntis, f. - *the mind.*
nativus, a, um - *inborn, innate.*
natura, ae, f. - *nature.*
nisi - *unless.*
pedetentim (pedetemptim) - *step by step, slowly, gradually.*
propter (+acc.) - *on account of, because of, for the purpose of.*
reduco, ere - *bring back, restore.*
refrigero, are - *cool.*
sanguis, inis, m. - *blood.*
sensus, us, m. - *sense.*
temperies, ei, f. - *temperature.*
turbo, are - *disturb.*

frigefaciendi potestatem dedit. Illa autem continuo illo fumi
Nicotianei appulsu mirum in modum labefactatur. Quid autem,
Auditores, turpius et homine liberali indignius, quam ex
cerebro, nobilissima illa mentis sede, et omnis sapientiae
120   ταμιείῳ sordidum caminum, sive Vaporarium efficere? Imo,
quid miserius quam mentem perdere, et data opera stoliditatem
et insaniam sibi accersere? ... Quis est vestrum, Auditores, qui
non praestans sibi optet ingenium, ut faciles felicesque in

---

accerso (arcesso), ere - *summon, bring on.*
appulsus, us, m. - *impact.*
auditor, oris, m. - *a hearer, member of an audience.*
caminus, i, m. - *furnace.*
continuus, a, um - *continual.*
efficio, ere - *make (into).*
felix, icis - *happy, successful.*
frigefacio, ere - *make cold, cool.*
indignus, a, um - *unworthy.*
ingenium, ii, n. - *native ability, intellect.*
insania, ae, f. - *unsoundness of mind, madness.*
labefacto, are - *injure, weaken, destroy.*
liberalis, e - *decent, noble-minded.*
mirum in modum - *in a strange manner, strangely.*
miser, era, erum - *wretched, unhappy.*
Nicotianeus, a, um - *of or pertaining to Nicotiana* (see note on
line 3).
nobilis, e - *noble.*
opera, ae, f. - *activity, effort;* **operam dare** - *devote one's
attention to, apply oneself to.*
opto, are - *hope for, wish for.*
perdo, ere - *lose.*
potestas, tatis, f. - *power, ability, capability.*
praestans, ntis - *outstanding, superior, excellent.*
sapientia, ae, f. - *wisdom.*
sedes, is, f. - *seat, abode.*
sordidus, a, um - *dirty, filthy.*
stoliditas, tatis, f. - *dullness, stupidity.*
turpis, e - *base, disgraceful.*
vaporarium, ii, n. - *a steam-room.*

studiis possit facere progressus, et aliquando in virum laude
125   dignum evadere; vel si jam praestanti indole Deus eum bearit,
qui adeo vesanus et impius sit, ut eam corruptam velit? At
revera qui intemperanter adeo Tabaco indulgent, indolem illam,
Dei illud donum, Talentum illud sibi commissum turpiter
corrumpunt, destruunt, perdunt. ... Observate quaeso, optimi
130   Juvenes, versutum et occultum Satanae strategema; ille nihil
aliud novo hoc intemperantiae genere molitur, quam ut optima

---

adeo - *to such a degree, so.*
aliquando - *sometime, one day.*
at - *but.*
beo, are - *bless.*
committo, ere, misi, missus - *entrust, commit.*
corrumpo, ere, rupi, ruptus - *corrupt, spoil; destroy, ruin, waste.*
destruo, ere, xi, ctus - *destroy.*
dignus, a, um (+abl.) - *worthy, deserving.*
donum, i, n. - *gift.*
evado, ere - *come out, go forth.*
genus, eris, n. - *class, kind.*
impius, a, um - *irreverent, abandoned, wicked.*
indoles, is, f. - *native quality, talent, genius.*
indulgeo, ere (+dat.) - *indulge in.*
intemperanter - *intemperately, excessively.*
intemperantia, ae, f. - *intemperance, lack of restraint.*
juvenis, is, m. - *young man.*
laus, laudis, f. - *praise, honor.*
molior, iri - *labor to bring about, strive.*
observo, are - *observe, notice.*
occultus, a, um - *hidden, concealed, surreptitious.*
perdo, ere, didi, ditus - *destroy, ruin, lose, squander.*
progressus, us, m. - *progress, advancement.*
quaeso - *please, I beg.*
revera - *in truth.*
Satanas, ae, m. - *an adversary, Satan, the Devil.*
strategema, atis, n. - *strategem, artifice, trick.*
studium, ii, n. - *pursuit; study.*
talentum, i, n. - *talent.*
turpiter - *disgracefully.*
versutus, a, um - *wily, cunning.*
vesanus, a, um - *mad, insane.*

studia remoretur, ut bona ingenia, quae sibi suoque regno
aliquando obfutura novit, obtundat et pessumdet ut quod vini
vel cerevisiae ingurgitatione expedire non potest, Tabaci abusu
135   obtineat; vel cum constet invido Veteratori, verum Tabaci
usum humano generi maxime salutarem esse, hoc machinatur,
ut sordida illa fumigatione ad abusum transferatur, et quae alias
saluberrima erat medicina, mutaretur in nocentissimum tum
animi, tum corporis deleterium. ...

---

abusus, us, m. - *abuse.*
alias - *at another time, in other circumstances, otherwise.*
aliquando - *sometime.*
cerevisia, ae, f. - *beer.*
consto, are - *be certain, sure, or well known.*
deleterium, ii, n. - *means of destruction.*
expedio, ire - *accomplish, achieve.*
fumigatio, onis, f. - *fumigation, smoking.*
genus, eris, n. - *class, kind, race.*
humanus, a, um - *human.*
ingurgitatio, onis, f. - *immoderate eating and drinking, guzzling.*
invidus, a, um - *ill-disposed, malevolent, hostile.*
machinor, ari - *contrive, devise; plot evil.*
medicina, ae, f. - *medicine.*
muto, are - *change.*
nocens, ntis - *harmful.*
nosco, ere, novi, notus - *learn;* in Perf. tenses - *know.*
obsum, esse, fui, futurus - *be against, oppose, hurt.*
obtundo, ere - *blunt, dull.*
obtineo, ere - *obtain.*
pessumdo, are - *ruin, destroy.*
regnum, i, n. - *kingdom, realm.*
remoror, ari - *delay, slow down, hold back.*
saluber, bris, bre - *salubrious, healthful.*
salutaris, e - *salutary, beneficial.*
sordidus, a, um - *dirty, filthy.*
studium, ii, n. - *pursuit, study.*
transfero, ferre - *transfer, transform.*
tum...tum - *sometimes...sometimes; both...and.*
vel - *or.*
veterator, oris, m. - *crafty person, "old fox".*
vinum, i, n. - *wine.*

140   Quanta autem praeterea morborum seges Tabaci
           abusum sequatur, in tanta temporis penuria sufficienter enarrare
           non possum. Paucis ut rem tangam, qui Tabaci fumo
           enormiter adeo indulgent, non unam atque alteram tantum
           corporis partem laedunt, sed propemodum omnes extra
145   sanitatis limites deturbant. Cum enim Tabaci succus praeter
           calorem, etiam magna exsiccandi vi polleat, ubi ille
           immoderate et indesinenter ad cerebrum transmittitur, ejus
           humorem ita exhaurit ut debitam suam consistentiam et

---

adeo - *to such a degree, so.*
consistentia, ae, f. - *consistency.*
corpus, oris, n. - *body.*
debitus, a, um - *owed, due, proper.*
deturbo, are - *upset, drive, pull headlong.*
enarro, are - *relate, recount.*
enormiter - *irregularly, excessively.*
exhaurio, ire - *draw off.*
extra (+acc.) - *outside of, without, beyond.*
immoderate - *immoderately, excessively.*
indesinenter - *ceaselessly.*
laedo, ere - *harm, damage.*
limes, itis, m. - *boundary, limit.*
pars, rtis, f. - *part.*
pauci, ae, a - *few, a few.*
penuria, ae, f. - *small amount, scarcity.*
polleo, ere - *be strong, powerful, or potent.*
praeter (+acc.) - *beyond, in addition to.*
praeterea - *besides, in addition.*
propemodum - *almost.*
quantus, a, um - *how great.*
res, rei, f. - *thing; subject, matter.*
sanitas, tatis, f. - *(good) health.*
seges, etis, f. - *crop.*
sequor, i - *follow.*
sufficienter - *sufficiently, adequately.*
tango, ere - *touch, touch upon.*
tantum (advb.) - *only.*
tantus, a, um - *so great, such.*
transmitto, ere - *transmit, convey.*
vis, vis, f. - *force, power(s).*

nativum colorem prorsus amittat. Notum est ex historiis
150 anatomicis, non raro in dissectis corporibus eorum, qui, dum
viverent, nimio Tabaci suffumigio usi fuerant, cerebrum
prorsus arefactum, corrugatum, et quasi nigra crusta obductum
deprehensum fuisse. Ita Petrus Pawius, Anatomicus
Lugdunensis, in corpore juvenis robustissimi et cetera
155 sanissimi vidit cerebrum atris fuliginibus undiquaque obsitum.
Causam ejus rei cum indagaret et ad maniam aut alium capitis

---

amitto, ere - *lose.*
anatomicus, a, um - *anatomical.*
anatomicus, i, m. - *anatomist.*
arefacio, ere, feci, factus - *make dry, dry up.*
ater, tra, trum - *dark, black.*
caput, pitis, n. - *head.*
causa, ae, f. - *cause, reason.*
color, oris, m. - *color.*
corrugo, are, -, atus - *wrinkle, corrugate.*
crusta, ae, f. - *crust.*
deprehendo, ere, di, sus - *find, discover.*
disseco, are, secui, sectus - *cut apart, dissect.*
fuligo, inis, f. - *soot.*
historia, ae, f. - *investigation.*
indago, are - *search out, investigate, explore.*
Lugdunensis, e - *of Lyon* (city in France).
mania, ae, f. - *madness.*
nativus, a, um - *natural.*
niger, gra, grum - *black.*
nimius, a, um - *too much, excessive.*
notus, a, um - *known, well-known.*
obduco, ere, xi, ctus - *cover.*
obsero, ere, sevi, situs - *cover over, fill with.*
prorsus - *wholly, entirely.*
quasi - *as if, so to speak.*
raro - *rarely, seldom.*
robustus, a, um - *strong, robust.*
sanus, a, um - *healthy.*
suffumigium, ii, n. - *smoking.*
undequaque - *on all sides, all over.*
utor, i, usus sum - *use, avail oneself of.*
vivo, ere - *live.*

morbum eam referret, ab iis qui juvenem illum noverant,
intellexit, numquam eum aliquo morbo laborasse, sed usu
assiduo Tabaci ita assuetum fuisse, ut raro diem transigeret,

160   quo atram illam Tabaci fuliginem non hauriret. Unde non
temere suspicatus est Pawius congeriem illam fuliginum in
cerebri cavitatibus esse factam. ... Et summus vir Caspar
Hoffmannus in suis *De Medicament. Officinal. Libris* narrat,
se a militibus in Belgio versatis audivisse, quod illi viderint

165   dissecta capita Tabaci intemperantia laborantium, quibus
cerebri patera, ab Anatomicis ita dicta, tota interius fuerit
nigra, licet nullo morbo, sed a carnifice interiissent.

(A4 recto--D3 verso)

---

aliqui, aliqua, aliquod - *some, any.*

assiduus, a, um - *constant.*

assuesco, ere, evi, etus - *accustom oneself to, be accustomed to.*

Belgium, ii, n. - *Belgium.*

carnifex, ficis, m. - *executioner, hangman.*

cavitas, tatis, f. - *hollow, cavity.*

congeries, ei, f. - *a heaping up, accumulation.*

intellego, ere, lexi, lectus - *understand, learn.*

intereo, ire, ii, itus - *perish, die.*

interius (advb.) - *on the interior.*

ita dicta - *so called.*

laboro, are, avi, atus - *work; suffer from.*

licet - *although.*

medicamentum, i, n. - *drug, medication.*

miles, itis, m. - *soldier.*

narro, are - *narrate, relate.*

numquam - *never.*

officinalis, e - *officinal.*

patera, ae, f. - *a flat dish or saucer, pan;* **cerebri patera** - *the brain-pan, skull.*

refero, ferre - *assign to a cause, ascribe, refer.*

summus, a, um - *most distinguished.*

suspicor, ari, atus sum - *suspect.*

temere - *without reason, without good cause.*

totus, a, um - *whole, entire.*

transigo, ere - *pass, spend.*

unde - *whence.*

verso, are, avi, atus - *turn, go round;* passive - *be, pass one's time.*

PART FOUR: MEDIEVAL AND EARLY MODERN MEDICINE

A. *Arabic Medicine. Rhazes.* Arabic medicine flourished between approximately 850 and 1050. It was based on classical Greek medicine. The Arabs eagerly translated Hippocrates, Galen, and other medical writers into Arabic. They were keen observers, but their work still suffered from inadequate understanding of physiology and anatomy. Rhazes (865?-925?) came from Persia to Baghdad where he studied medicine. He then travelled as a practicing physician to Jerusalem, Africa, and Cordova in Spain before returning to Baghdad. The following selections on the symptoms and treatment of smallpox are taken from his treatise on smallpox and measles as translated into Latin by John Channing (1766) and published by I. C. Ringebroig in *Rhazes De Variolis et Morbillis* (Göttingen, 1781).

48.   *De causa variolarum. Quare fiat, ut has non effugiat nisi*
unus et alter ex hominibus.

　　　　Exordiamur nunc igitur memorando causam
efficientem huius morbi et cur fiat, ut vix ullus mortalium
5   illum effugiat; deinde reliqua, quae huc pertinent, sectione post
sectionem; et in singulis dicturi sumus, ea ratione quae nobis
sufficiens videbitur. Cum auxilio Dei!
　　　　Dico igitur, hominem ex quo natus est, ad senectutem
usque indesinenter ad ariditatem tendere; atque inde esse, quod

---

ariditas, tatis, f. - *dryness.*
auxilium, ii, n. - *aid, help.*
causa, ae, f. - *cause.*
efficiens, ntis - *bringing about, making, causing.*
effugio, ere - *escape.*
exordior, iri, orsus sum - *begin.*
huc - *to this place, hither.*
igitur - *therefore.*
inde - *thence, for this reason.*
indesinenter - *without stopping.*
memoro, are - *say, tell, relate.*
mortalis, e - *mortal.*
nascor, i, natus sum - *be born.*
nisi - *except.*
pertineo, ere - *pertain.*
quare - *why.*
ratio, onis, f. - *reason; manner.*
reliquus, a, um - *remaining, rest of.*
sectio, onis, f. - *section;* **sectione post sectionem** - *item by item.*
senectus, tutis, f. - *old age.*
singuli, ae, a - *each, single, individual.*
sufficio, ere - *suffice, be sufficient.*
tendo, ere - *go (towards), head for, move in the direction of.*
ullus, a, um - *any.*
usque - *all the way to, up to.*
variola, ae, f. - *pustule; smallpox.*
vix - *hardly, scarcely.*

10   sanguis puerorum et infantum humiditate sit abundantior,
      comparatus cum sanguine iuvenum, multo magis prae
      sanguine senum, sitque insuper calore abundantior. Hoc etiam
      iam docuit Galenus in commentario in librum Aphorismorum;
      dicit enim, "Calor puerorum calore iuvenum quantitate maior
15   est, et calor iuvenum qualitate vehementior est." Quod et
      demonstratur ex bonitate operationum naturalium, videlicet
      digestionis, et augmenti et corporis incrementi, in pueris.
      Quapropter assimilatur sanguis infantum et puerorum mustis

---

abundans, ntis - *abounding in, rich, full.*
aphorismus, i, m. - *aphorism.*
assimilo, are - *make like; compare.*
augmentum, i, n. - *increase.*
bonitas, tatis, f. - *quality, excellence.*
calor, oris, m. - *heat.*
commentarius, ii, m. - *commentary.*
comparo, are, avi, atus - *compare.*
corpus, oris, n. - *body.*
demonstro, are - *show, demonstrate.*
digestio, onis, f. - *digestion.*
doceo, ere, ui, ctus - *show.*
Galenus, i, m. - *Galen.*
humiditas, tatis, f. - *moisture.*
incrementum, i, n. - *growth, increase.*
infans, ntis, c. - *infant.*
insuper - *in addition.*
iuvenis, is, m. - *young man, youth.*
magis (advb.) - *more, more greatly.*
mustum, i, n, - *new or unfermented wine, must.*
naturalis, e - *natural, physical.*
operatio, onis, f. - *working, operation, function.*
puer, eri, m. - *boy, child.*
qualitas, tatis, f. - *quality, character.*
quantitas, tatis, f. - *quantity, degree.*
quapropter - *for which reason, wherefore.*
sanguis, inis, m. - *blood.*
senex, is, m. - *old man.*
vehemens, ntis - *violent, forceful, powerful.*
videlicet - *namely, to wit.*

20   (sive succis expressis) in quibus nondum incepit fieri coctio
perducens ad maturationem perfectam, et in illis nondum
contigit motus ad ebullitionem excitandam.

Assimilatur autem sanguis iuvenum musto, quod iam
efferbuit, ediditque sonum, et evaporavit ex illo abundantiam
vaporum, et superfluitatem eius; uti vinum, quod iam quievit,
25   et sedatum est, et vis eius perfecta.

Sanguis autem senum veteri assimilatur vino, ex quo
iam evaporata est vis eius, et in promptu est ut frigescat, et

---

abundantia, ae, f. - *abundance, large amount.*
coctio, onis, f. - *cooking; digestion.*
contingo, ere, tigi, tactus - *happen, occur, take place.*
ebullitio, onis, f. - *bubbling up, boiling, boiling over.*
edo, ere, didi, ditus - *emit, give forth.*
effervesco, ere, ferbui - *boil up or over; foam up, ferment.*
excito, are - *stir up, arouse.*
evaporo, are, avi, atus - *emit vapor.*
exprimo, ere, pressi, pressus - *press out, squeeze out.*
frigesco, ere - *become cold.*
incipio, ere, cepi, ceptus - *begin.*
maturatio, onis, f. - *maturity.*
motus, us, m. - *motion, movement, activity.*
nondum - *not yet.*
perduco, ere - *lead to.*
perfectus, a, um - *finished, completed, mature; perfect, complete.*
quiesco, ere, evi, etus - *rest, repose; cease* (from an activity).
sedo, are, avi, atus - *settle.*
sive - *or.*
sonus, i, m. - *sound.*
suc(c)us, i, m. - *juice.*
superfluitas, tatis, f. - *superfluity, excess.*
vapor, oris, m. - *vapor.*
vetus, eris - *old.*
vinum, i, n. - *wine.*
vis, vis, f. - *force, strength.*

fiat acetum. Variolae etiam fiunt, quando putrescit sanguis et
ebullit, ut ex eo evaporentur superfluitates vaporum eius, et
30 permutetur a sanguine infantili, qui mustis comparatur, in
sanguinem iuvenum, qui vino maturo similis est. Variolae
ipsae etiam ebullitioni et effervescentiae sono, qui in mustis
accidit in illo tempore, comparandae sunt.

  Atque ea de causa non fit, ut pueri evadant ab hoc
35 morbo, praecipue masculi; nequaquam etenim evitari potest
sanguinis mutatio ex hoc statu in statum secundum; uti
nequaquam evitari potest mutatio mustorum (quorum natura
est, ut sibilent et effervescant), in statum illis futurum post
effervescentiae stridorem et ebullitionem. Et raro quidem
40 evenit, infantis aut pueri temperamentum tale esse, ut
possibile sit, ut sanguis in illo commutetur ex statu primo in

---

accido, ere, cidi - *happen, occur.*
acetum, i, n. - *vinegar.*
commuto, are - *change, transform.*
ebullio, ire - *boil up.*
effervescentia, ae, f. - *boiling up, effervescence, fermentation.*
etenim - *for.*
evado, ere - *escape.*
evenio, ire - *happen.*
evito, are - *avoid.*
infantilis, e - *infantile, of an infant.*
masculus, a, um - *male.*
mutatio, onis, f. - *change, alteration.*
natura, ae, f. - *nature.*
nequaquam - *by no means, not at all.*
permuto, are - *change.*
possibilis, e - *possible.*
praecipue - *especially.*
putresco, ere - *decay, putrefy.*
quando - *when; since.*
quidem - *indeed, to be sure.*
raro - *seldom, rarely.*
sibilo, are - *hiss.*
status, us, m. - *state, condition.*
stridor, oris, m. - *hissing, creaking.*
temperamentum, i, n. - *temperament* (mix of the humors).
talis, e - *such.*

statum secundum paulatim, pedetentim, et in tempore
diuturno, adeo ut non appareat in sanguine haecce ebullitio et
sibilationis stridor. Oportet etenim id temperamentum esse
45   frigidum et siccum.

(Cap. I)

De signis indicantibus eruptionem variolarum et morbillorum.

Eruptionem variolarum praecedit febris continua, et
dolor dorsi, et pruritus nasi, et terror in somno, et haec sunt
signa magis propria illarum instantium, praecipue dolor dorsi

---

adeo ut - *to the degree that, so that.*
appareo, ere - *appear.*
continuus, a, um - *continual.*
diuturnus, a, um - *long-lasting, long.*
dolor, oris, m. - *pain.*
dorsum, i, n. - *back.*
eruptio, onis, f. - *eruption.*
febris, is, f. - *fever.*
frigidus, a, um - *cold.*
haecce (intensive form of **haec**).
indico, are - *indicate.*
insto, are - *approach, impend, threaten.*
morbilli, orum, m. - *measles.*
nasus, i, m. - *nose.*
oportet, ere, uit - *be necessary, ought.*
paulatim - *gradually.*
pedetentim - *by feeling one's way, gradually.*
praecedo, ere - *precede.*
proprius, a, um - *one's own, particular, peculiar, characteristic (of).*
pruritus, us, m. - *itching.*
sibilatio, onis, f. - *hissing.*
siccus, a, um - *dry.*
signum, i, n. - *sign.*
somnus, i, m. - *sleep.*
terror, oris, m. - *affright, alarm, terror.*

50   cum febre; dein punctio, quam invenit aeger in toto corpore
       suo, et repletio faciei, tunc reductio eius in primum statum
       extemplo; et coloris inflammatio, et vehementia ruboris in
       genis ambabus, postea; et rubedo oculorum; et corporis totius
       gravitas; et abundans inquietudo, cuius signa sunt pandiculatio
55   et oscitatio, et dolor in gutture et pectore, cum paucula spiritus

---

abundans, ntis - *abundant; excessive.*
aeger, gri, m. - *sick person, patient.*
ambo, ae, o - *both.*
color, oris, m. - *color, complexion.*
corpus, oris, n. - *body.*
dein (=deinde) - *then, next.*
extemplo - *immediately, at once.*
facies, ei, f. - *face.*
gena, ae, f. - *cheek.*
gravitas, tatis, f. - *heaviness.*
guttur, uris, n. - *throat.*
inflammatio, onis, f. - *inflammation.*
inquietudo, inis, f. - *restlessness.*
invenio, ire - *find.*
oculus, i, m. - *eye.*
oscitatio, onis, f. - *yawning.*
pandiculatio, onis, f. - *stretching.*
pauculus, a, um - *very few, very little, slight.*
pectus, oris, n. - *chest.*
postea - *afterwards.*
punctio, onis, f. - *pricking, puncture; prickling.*
reductio, onis, f. - *return.*
repletio, onis, f. - *filling up or out; swelling.*
rubedo, inis, f. - *redness.*
rubor, oris, m. - *redness.*
spiritus, us, m. - *air, spirit, breath.*
totus, a, um - *whole, entire.*
vehementia, ae, f. - *strength, intensity.*

arctatione, et tussi; et oris ariditas et salivae crassities, et vocis
raucedo, et cephalalgia, et gravedo capitis; et animi inquietudo;
et taedium, et nausea, et maeror; (nisi quod inquietudo, et
nausea, et maeror in morbillis abundant magis quam in
60   variolis; et dolor dorsi, variolis peculiaris magis sit, quam
morbillis); et calor totius corporis, et inflammatio coloris
eius, fulgor etiam, et rubedo; rubedo gingivarum intensa
praecipue. Et cum videris haec signa, vel quaedam ex eis,
praecipue vehementiora eorum, uti sunt, dolor dorsi, et terror,
65   cum febre continua, certo scias, aegroto variolarum aut
morbillorum eruptionem instare. Atqui illam in morbillis non

---

abundo, are - *abound, be plentiful.*
aegrotus, a, um - *sick, ill.*
animus, i, m. - *mind, soul.*
ar(c)tatio, onis, f. - *restriction, constriction.*
ariditas, tatis, f. - *dryness.*
atqui - *but, and yet.*
cephalalgia, ae, f. - *headache.*
certo - *certainly, with certainty, for a fact.*
crassities, ei, f. - *thickness, density.*
fulgor, oris, m. - *brightness, radiance, gleam.*
gingiva, ae, f. - *gum.*
gravedo, inis, f. - *cold* (in the head), *catarrh.*
intensus, a, um - *intense.*
maeror, oris, m. - *despondency.*
nausea, ae, f. - *nausea.*
nisi quod - *except that.*
os, oris, n. - *mouth.*
peculiaris, e - *peculiar (to), characteristic of.*
praecipue - *particularly, especially.*
quidam, quaedam, quoddam - *(a) certain.*
raucedo, inis, f. - *hoarseness.*
saliva, ae, f. - *saliva.*
scio, ire, - *know.*
taedium, ii, n. - *tedium, boredom, depression.*
tussis, is, f. - *cough.*
vehemens, ntis - *strong, violent, intense.*
vox, vocis, f. - *voice.*

comitabitur dolor dorsi tantus, quantus in variolis; nec in
variolis e contra, maeror et nausea, quantae cum morbillis
sunt, nisi variolae sint pravae; et haec monstrant morbillos
70   oriri ex sanguine summe bilioso.

(Cap. III)

De praeservatione a variolis, antequam apparuerint.

Oportet ut detrahatur sanguis illis qui pueri sunt, et
adolescentes et iuvenes, qui vel nondum variolis fuere correpti,
vel qui correpti fuerunt olim variolis languidis debilibus ...
75   antequam febricitent, et appareant in illis signa variolarum.

---

adolescens, ntis, m. - *young man.*
antequam (conj.) - *before.*
appareo, ere, ui - *appear.*
biliosus, a, um - *containing bile, bilious.*
comitor, ari - *accompany.*
contra - *opposite, against;* **e contra** - *on the contrary, on the other hand.*
correptus, a, um - *attacked.*
debilis, e - *weak.*
detraho, ere - *draw off, remove.*
febricito, are - *be ill of a fever, have a fever.*
fuere=fuerunt.
iuvenis, is, m. - *young man, youth.*
languidus, a, um - *faint, weak, mild.*
monstro, are - *show.*
nisi - *unless.*
nondum - *not yet.*
olim - *at one time, in the past.*
oportet, ere - *it is necessary.*
orior, iri, ortus sum - *arise; result from.*
praeservatio, onis, f. - *precautionary measures, prevention, protection.*
pravus, a, um - *perverse; vicious, bad.*
quantus, a, um - *how great, as.*
summe - *extremely.*
tantus, a, um - *so great.*
vel...vel - *either...or.*

Venaesectio nimirum in illis fiat, qui annum decimum
quartum attigerint; illis autem qui aetate minores sint,
cucurbitulae admoveantur. Cubicula eorum refrigerentur; cibus
eorum sit extinguens calorem, ex lentilibus flavis, et ex
80   omphacino; et cibus iste acidus ex carnibus conscissis,
Sicbadg dictus; et Gelatina ex haedorum pedibus parata; et
iusculum tenue edulii Sicbadg dicti, a pinguedine defaecatum;
iuscula etiam ex carne vitulina parata; item iuscula ex
attagenibus, gallinis, phasianis. Harum etiam conscissae

---

acidus, a, um - *sour, tart, acid.*
admoveo, ere - *move near, apply.*
aetas, tatis; f. - *age.*
attagen, inis, m. - *a game bird* (perhaps the woodcock, heathcock, or francolin).
attingo, ere, tigi - *attain, reach.*
caro, carnis, f. - *flesh, meat.*
cibus, i, m. - *food.*
conscindo, ere, scidi, scissus - *tear or cut to pieces.*
cubiculum, i, n. - *bedroom.*
cucurbitula, ae, f. - *a cupping-glass.*
defaeco, are, avi, atus - *cleanse, purify; remove.*
dictus, a, um - *called.*
edulium, ii, n. - *food.*
ex(s)tinguo, ere - *put out; destroy.*
flavus, a, um - *yellow.*
gallina, ae, f. - *hen, chicken.*
gelatina, ae, f. - *gelatine.*
haedus, i, m. - *kid.*
item - *likewise.*
iusculum, i, n. - *broth.*
nimirum - *evidently, presumably, of course.*
paro, are, avi, atus - *prepare.*
pes, pedis, m. - *foot.*
phasianus, i, m. and **-ana, ae, f.** - *pheasant.*
pinguedo, inis, f. - *fatness; fat.*
refrigero, are, avi, atus - *cool.*
tenuis, e - *thin.*
venaesectio, onis, f. - *incision into a vein* (to draw blood), *bleeding.*
vitulinus, a, um - *of a calf, veal.*

85   carnes cum succo uvae acerbae paratae. Et bibant aquam nive
refrigeratam, vel aquam fontanam puram frigidam; quacum
etiam cubicula eorum conspergentur. ...
Lavent se etiam aqua frigida circa meridiem, in illam
ingrediantur etiam et natent. ...
90   Porro haec est medicamenti descriptio, quod sanguinis
ebullitionem sedat, et iuvat contra aestum et inflammationem
iecoris, et ardorem flavae bilis.

---

acerbus, a, um - *sour, bitter;* (of fruit) *green.*
aestus, us, m. - *heat.*
ardor, oris. m. - *heat; agitation.*
bibo, ere - *drink.*
bilis, is, f. - *bile.*
circa (+acc.) - *around, about.*
conspergo, ere - *sprinkle.*
descriptio, onis, f. - *description.*
ebullitio, onis, f. - *bubbling up, ebullition.*
fontanus, a, um - *of or from a spring, spring-.*
frigidus, a, um - *cold, cool.*
iecur, iecoris, n. - *liver.*
inflammatio, onis, f. - *inflammation.*
ingredior, i - *step into, enter.*
iuvo, are - *help.*
lavo, are - *wash.*
medicamentum, i, n. - *drug, medication.*
meridies, ei, m. - *midday, noon.*
nato, are - *swim.*
nix, nivis, f. - *snow.*
porro - *furthermore, next, now.*
purus, a, um - *pure.*
sedo, are - *settle, calm, check, restrain.*
uva, ae, f. - *grape.*

                    Rosarum rubrarum contusarum drachmae
        decem,
95   Tebashir drachmae viginti,
                    Sumac, seminis oxalidis maioris, lentium
        decorticatarum, berberum, seminis portulacae,
        seminis lactucae albae, singulorum drachmae
        quinque,
100   Santali albi drachmae duae cum dimidio,
                    Camphorae drachma una.

        Matutinis temporibus huic se assuescat in potu.
        Sumat drachmas tres ex uncia una rob aciditatis citri, vel rob

---

aciditas, tatis, f. - *acidity, sourness.*
albus, a, um - *white.*
assuesco, ere - *accustom, get used to.*
berberis, is & idis, f. - *barberry* (see note on line 97).
camphora, ae, f. - *camphor.*
citrus, i, f. - *citron-tree; citron.*
contundo, ere, tudi, tusus - *beat, grind, crush, pound.*
decorticatus, a, um - *with the skin removed, peeled.*
dimidium, ii, n. - *half.*
drachma, ae, f. - *drachm.*
lactuca, ae, f. - *lettuce.*
lens, ntis, f. - *lentil.*
matutinus, a, um - *of the morning, morning-.*
oxalis, idis, f. - *oxalis* (see note on line 96).
portulaca, ae, f. - *portulaca, purslane.*
potus, us, m. - *drink.*
rob (Arabic word; see note on line 103) - *inspissated juice.*
rosa, ae, f. - *rose.*
ruber, bra, brum - *red.*
santalium, ii, n. - *sandalwood.*
semen, inis, n. - *seed.*
singuli, ae, a - *single, separate, each.*
sumac (indecl.) - *sumac.*
sumo, ere - *take.*
tebashir (Arabic word; see note on line 95).
tempus, oris, n. - *time.*
uncia, ae, f. - *ounce.*

105 ribas, vel rob mali Punici, vel succi omphacini, et his
similium. ...

(Cap. V)

De iis rebus quae accelerant eruptionem variolarum.

Eruptionem variolarum et morbillorum accelerant,
vestibus bene involvere aegrum, et fricare corpus, et esse in
locis quae non sunt vehementer frigida; et sorbere aquae
110 frigidae parum paulatim. ...

(Cap. VI)

---

accelero, are - *accelerate, hasten.*
corpus, oris, n. - *body.*
frico, are - *rub.*
involvo, ere - *wrap.*
locus, i, m. - *place.*
malum, i, n. - *apple;* **malum Punicum** - *pomegranate.*
parum - *a little.*
paulatim - *little by little, slowly.*
ribas (see note on line 104) - *currant.*
similis, e - *similar.*
sorbeo, ere - *drink, suck, absorb, sip.*
vehementer - *strongly; very.*
vestis, is, f. - *garment, clothing.*

De cura gutturis et oculi et ceterorum, quibus cura adhibenda est quando signa variolarum apparuerint.

Oportet simul ac variolarum signa apparuerint, ut de oculo praecipue curemus; dein de gutture; dein de naribus, et aure, et articulis, ad modum quem mox sum descripturus. ...

115

Instilla oculo, statim atque apparuerint signa variolarum, aquam rosarum, vice post vicem, ...

Gargarizet aeger, et colluat fauces, succo mali Punici acidi. ...

(Cap. VII)

---

adhibeo, ere - *apply, bestow (on), use.*
aeger, gri, m. - *sick person, patient.*
appareo, ere - *appear.*
articulus, i, m. - *joint.*
auris, is, f. - *ear.*
ceteri, ae, a - *other, rest of.*
colluo, ere - *rinse.*
cura, ae, f. - *care.*
curo, are - *care, exert care.*
dein(de) - *then, next.*
describo, ere, psi, ptus - *describe.*
fauces, ium, f. - *throat.*
gargarizo, are - *gargle.*
guttur, uris, n. - *throat.*
instillo, are - *pour in drop by drop, drop in.*
modus, i. m. - *manner, way;* **ad modum** - *in the manner.*
mox - *soon, presently.*
nares, ium, f. - *nostrils.*
oculus, i, m. - *eye.*
oportet, ere - *it is necessary.*
praecipue - *especially, particularly.*
quando - *when.*
signum, i, n. - *sign.*
simul ac - *as soon as.*
statim - *immediately.*
vicis (gen.; nom. not found), **f.** - *a recurring occasion for action, a turn.*

Avicenna. Probably the greatest of the medieval Arabic physicians was Abu Ali al-Husain ibn 'Abdallah ibn Sina, better known in the West by the Latinized form of his name, Avicenna (A.D. 980-1037). His greatest work was his encyclopedic *Canon Medicinae*, which was one of the leading medical textbooks both in the Arabic-speaking world and in the West up to the seventeenth century. Avicenna was also the author of the *Canticum*, a poetic work which attempts to present in capsule form the basic theory and facts of medicine as it was understood and practised in his day. The work consists of 1326 verses, intended to be used as a textbook. Students were expected to memorize the verses, which the professor would expound and elucidate in his lectures. The following excerpts illustrate selected aspects of medical theory and practice in the Middle Ages.

49.   1. Medicina est conservatio sanitatis, et curatio morbi qui a causa quacumque in corpore accidit.

2. Cuius prima divisio est in Theoricam et Practicam. Et Theorica ex tribus perficitur et completur.

5   3. Haec tria sunt in libris scripta: Symptoma, Morbus, et Causa.

---

accido, ere, cidi - *happen, befall.*
causa, ae, f. - *cause, reason.*
compleo, ere - *make up, complete.*
conservatio, onis, f. - *preservation.*
corpus, oris, n. - *body.*
curatio, onis, f. - *treatment.*
divisio, onis, f. - *division.*
medicina, ae, f. - (the art of) *medicine.*
morbus, i, m. - *disease, illness.*
perficio, ere - *make, constitute.*
practicus, a, um - *of doing, practical;* (as noun) *practice.*
quicumque, quaecumque, quodcumque - *any; whosoever, whatsoever.*
sanitas, tatis, f. - *health.*
symptoma, atis, n. - *symptom.*
theoricus, a, um - *of theory, theoretical;* (as noun) *theory.*

4. Practica dividitur in duas species: quarum una manibus exercetur, et altera medicamento atque eo quod nutriendi vim habet alimento.

10   5. Sunt Res Naturales septem et sex aliae necessariae.

De Elementis

6. Quod ad res naturales spectat, Elementa sunt quorum mixtura constant corpora.

7. Dictum Hippocratis de hisce verum est, quod sint

15   Aqua, Ignis, Terra, et Aer.

8. Eius rei indicium est quod corpus, si quando interit, ad ea necessario redit.

---

aer, aeris, m. - *air.*
alimentum, i, n. - *food, nutriment.*
consto, are - *consist.*
corpus, oris, n. - *body.*
dictum, i, n. - *statement, pronouncement.*
divido, ere - *divide.*
elementum, i, n. - *element.*
exerceo, ere - *practice.*
Hippocrates, is, m. - *Hippocrates* (ancient Greek physician, the "Father of Medicine").
hisce (**his**+intensive epideictic suffix **-ce**).
ignis, is, m. - *fire.*
indicium, ii, n. - *sign, indication.*
intereo, ire - *perish, die.*
manus, us, f. - *hand.*
medicamentum, i, n. - *drug, medication.*
mixtura, ae, f. - *mixture.*
naturalis, e - *natural.*
necessario - *necessarily, unavoidably.*
necessarius, a, um - *necessary, essential.*
nutrio, ire - *nourish.*
redeo, ire - *go back, return.*
species, ei, f. - *appearance; kind, type.*
specto, are - *look at; be concerned with, bear on, have to do with.*
verus, a, um - *true.*
vis, vis, f. - *force, power.*

9. Si non esset nisi unum elementum, haud videres per aegritudines corpus esse corruptibile.

20   *Secunda Res Naturalis, est Temperamentum*

10. Post haec sequitur doctrina de Temperamento, cuius certa cognitio iuvat in curatione.

11. Sunt temperamenti facultates quattuor, quas medicus vel simplices vel conjugatas facit: calidum, frigidum,
25   siccum, et humidum tangentis sensus percipit. Quae reperiuntur in elementis, temporibus, eoque quod augetur, et in locis.

---

aegritudo, inis, f. - *illness.*
augeo, ere - *increase, grow.*
calidus, a, um - *warm.*
certus, a, um - *sure, accurate.*
cognitio, onis, f. - *knowledge.*
conjugatus, a, um - *joined together.*
corruptibilis, e - *capable of being broken up or of decaying,*
          perishable.
doctrina, ae, f. - *teaching, doctrine.*
facultas, tatis, f. - *power, property, virtue, aspect.*
frigidus, a, um - *cold.*
haud - *by no means.*
humidus, a, um - *moist.*
iuvo, are - *aid, help.*
locus, i, m. - *place.*
medicus, i, m. - *physician.*
percipio, ere - *perceive.*
reperio, ire - *find.*
sensus, us, m. - *sense, feeling.*
sequor, i - *follow.*
siccus, a, um - *dry.*
simplex, icis - *singlefold, simple, single.*
tango, ere - *touch.*
temperamentum, i, n. - *mixture, blend, temperament.*
tempus, oris, n. - *time.*

12. Elementum obtinet extremum summumque
simplicis temperiei gradum.

30   13. Estque calor in igne et in aëre, ac frigus in terra et
aqua; siccitas autem inter ignem et terram communicatur,
humiditas inter aquam et aërem.

*   *   *

14. Quicquid praeter elementa est, compositum id est,
eiusque temperamentum a praedominante designamus.

*   *   *

---

calor, oris, m. - *heat.*
communico, are - *share.*
compositus, a, um - *composite, compound.*
designo, are - *identify, designate.*
extremus, a, um - *farthest, ultimate.*
frigus, oris, n. - *cold.*
gradus, us, m. - *step; level.*
humiditas, tatis, f. - *moisture.*
obtineo, ere - *hold.*
praedominans, ntis - *predominant.*
praeter (+acc.) - *beyond.*
quisquis, quidquid (quicquid) - *whoever, whatever.*
siccitas, tatis, f. - *dryness.*
summus, a, um - *highest, most important, fundamental.*
temperies, ei, f. - *mixture, blend.*

35   15. Hieme phlegma dominatur, vere autem fit concitatio sanguinis; ac bilis flava aestati respondet, velut atra bilis autumno.

Tertia Res Naturalis, suntque Humores

             16. Corpus conflatum est ex humoribus essentia et
40   temperamento differentibus, scilicet ex phlegmate et bile flava, ex sanguine et bile atra.

De Phlegmate

             17. Phlegma naturale est insipidum et frigiditatis temperatae.
45   18. Estque aliud quod dicitur vitreum, idque viscidum et temperamento frigidum est.

---

aestas, tatis, f. - *summer.*
ater, tra, trum - *black.*
autumnus, i, m. - *autumn.*
bilis, i, f. - *bile.*
concitatio, onis, f. - *stirring up, excitement.*
conflo, are, avi, atus - *to make by combining.*
corpus, oris, n. - *body.*
differo, ferre - *differ, vary.*
dominor, ari - *dominate.*
essentia, ae, f. - *essence, essential property.*
flavus, a, um - *yellow.*
frigiditas, tatis, f. - *cold, coldness.*
frigidus, a, um - *cold.*
hiems, mis, f. - *winter.*
humor, oris, m. - *humor.*
insipidus, a, um - *tasteless, insipid.*
phlegma, atis, n. - *phlegm.*
respondeo, ere - *answer, respond.*
sanguis, inis, m. - *blood.*
scilicet - *namely, to wit.*
tempero, are, avi, atus - *moderate.*
velut - *as.*
ver, veris, n. - *spring.*
viscidus, a, um - *thick, sticky, viscid.*
vitreus, a, um - *glassy.*

19. Aliud est cuius sapor dulcedinem refert, atque hoc caloris non est expers.

50   20. Est quoque phlegma quod appellatur salsum; ad caliditatem et siccitatem observes illud inclinare.

21. Aliud velut acetosum, quod est frigidius, idque ex corruptione in ventriculo existit.

De Cholera seu Bile Flava

22. Bilis flava quoque diversarum specierum est, ac
55   una quidem dicitur fuliginosa seu adusta.

23. Alia aeruginis instar et porri; atque hae multum habent malignitatis.

---

acetosus, a, um - *sour, acidic.*
adustus, a, um - *burnt, charred.*
aerugo, inis, f. - *copper-rust, verdigris.*
appello, are - *call, name.*
caliditas, tatis, f. - *warmth, heat.*
cholera, ae, f. - *yellow bile.*
corruptio, onis, f. - *a diseased condition.*
diversus, a, um - *different, various.*
dulcedo, inis, f. - *sweetness.*
expers, rtis - *not sharing in; wanting in, destitute of, without.*
ex(s)isto, ere - *exist, come into existence, result from.*
flavus, a, um - *yellow.*
fuliginosus, a, um - *sooty.*
inclino, are - *incline, tend.*
instar (+gen.) - *like.*
malignitas, tatis, f. - *bad quality, evil.*
observo, are - *observe, note.*
porrus, i, m. - *leek.*
quidem - *indeed, to be sure.*
quoque - *also.*
refero, ferre - *to call to mind* (by similarity), *suggest, resemble.*
salsus, a, um - *salty.*
sapor, oris, m. - *taste, flavor.*
seu - *or.*
siccitas, tatis, f. - *dryness.*
species, ei, f. - *appearance; kind.*
velut - *as, as if.*
ventriculus, i, m. - **stomach.**

24. Alia dicitur vitellina; haec facultate perniciosa non est.

60   25. Est quoque flava, in folliculo fellis residens. Omnes autem referuntur ad caliditatem.

De Sanguine

26. Origo sanguinis est ab hepate, et transit inde per venas ad totum corpus.

65   27. Partem eius aliquam continet cor. Sanguis autem calidae et humidae est qualitatis.

De Melancholia seu Bile Atra

28. Situs bilis atrae est in splene, neque est falsa opinio ista.

---

aliqui, aliquae, aliquod - *some.*
calidus, a, um - *warm, hot.*
contineo, ere - *contain.*
cor, cordis, n. - *heart.*
facultas, tatis, f. - *quality, effect.*
falsus, a, um - *false.*
fel, fellis, n. - *gall, bile.*
folliculus, i, m. - *bag, sac, bladder.*
hepar, hepatis, n. - *liver.*
humidus, a, um - *humid, moist.*
inde - *thence, from there.*
iste, ista, istud - *that.*
melancholia, ae, f. - *black bile.*
opinio, onis, f. - *belief, opinion.*
origo, inis, f. - *origin, source.*
pars, rtis, f. - *part.*
perniciosus, a, um - *destructive, harmful.*
qualitas, tatis, f. - *quality.*
resideo, ere - *remain sitting, stay.*
situs, us, m. - *location, site.*
splen, splenis, m. - *spleen.*
totus, a, um - *whole, entire.*
transeo, ire - *pass.*
vena, ae, f. - *vein.*
vitellinus, a, um - *of the yolk of an egg.*

70   29. Naturalis quidem est sedimentum sanguinis; quaecumque est praeter illud, naturalis non est; namque oritur ex commixtione et adustione aliorum humorum.

De Membris seu Partibus Corporis

30. Principalia seu radicalia membra corporis sunt
75   quatuor; alia autem ab eis sunt velut rami.
31. Unum ex eis est hepar, et ipsum quidem praeest cibo et nutrimento in corpore.
32. Cor autem alit corpus vita; quod nisi esset, foret corpus instar plantae.
80   33. Estque id ipsum calori corporis veluti principium et origo, transire faciens illud quod propellit per arteriam aortam.

---

adustio, onis, f. - *burning.*
alo, ere - *nourish.*
aorta, ae, f. - *aorta.*
arteria, ae, f. - *artery.*
cibus, i, m. - *food.*
commixtio, onis, f. - *mixing, mingling.*
membrum, i, n. - *member.*
naturalis, e - *natural; normal, healthy.*
nisi - *if...not, unless.*
nutrimentum, i, n. - *nourishment, nutrition.*
origo, inis, f. - *spring, source.*
orior, iri - *arise, come from.*
planta, ae, f. - *plant.*
praesum, esse - *be in charge of, control.*
praeter *(+acc.)* - *beyond, in excess of.*
principalis, e - *principal.*
principium, ii, n. - *starting-point.*
propello, ere - *thrust forward, propel.*
quicumque, quaecumque, quodcumque - *whoever, whatever.*
quidem - *indeed, to be sure.*
radicalis, e - *having roots, root- , basic.*
ramus, i, m. - *branch.*
sedimentum, i, n. - *sediment.*
transeo, ire - *pass.*
veluti - *as, like.*
vita, ae, f. - *life.*

34. Cerebrum una cum spinali medulla ac nervis conservat ignem cordis ne exaestuet.

85   35. Ab illis procedit motus articulorum. Testes autem sunt instrumentum propagationis, quod generatione sua conservat species; namque in exitio illius consistit defectus progeniei.

36. Caro, adeps, et species glandularum sunt

90   tamquam famulantes praedictis.

37. Ossa et membranae et ligamenta sunt velut columnae et fulcimenta corporis. Haec omnia radicibus famulantur.

---

adeps, ipis, m. & f. - *fat.*
articulus, i, m. - *joint.*
caro, carnis, f. - *flesh.*
cerebrum, i, n. - *brain.*
columna, ae, f. - *column.*
conservo, are - *keep, preserve.*
consisto, ere - *stand; be.*
defectus, us, m. - *failure, absence.*
exaestuo, are - *boil up, glow with heat.*
exitium ii, n. - *death.*
famulor, ari - *be a servant.*
fulcimentum, i, n. - *prop, support.*
generatio, onis, f. - *procreation, reproduction.*
glandula, ae, f. - *gland.*
ignis, is, m. - *fire.*
instrumentum, i, n. - *organ.*
ligamentum, i, n. - *ligament.*
medulla, ae, f. - *marrow.*
membrana, ae, f. - *membrane.*
motus, us, m. - *motion, movement.*
nervus, i, m. - *nerve.*
os, ossis, n. - *bone.*
praedictus, a, um - *aforementioned.*
procedo, ere - *proceed, come, result.*
progenies, ei, f. - *offspring, progeny.*
propagatio, onis, f. - *reproduction.*
radix, icis, f. - *root.*
spinalis, e - *spinal.*
tamquam - *like.*
testis, is, m. - *testicle.*

95　　38. Ungues in extremitatibus existunt pro adiumento,
et capilli ob excrementa, aut propter ornamentum.

*　　*　　*

De Urina

39. Patet quidem ex omnibus quae diximus, et
attestatur eius veritatem intellectus, quod in urina signum sit,
annuntians de eo quod conturbat aegrum.

---

adiumentum, i, n. - *aid, help, assistance.*
aeger, gri, m. - *sick person, patient.*
annuntio, are - *announce, make known, proclaim; indicate.*
attestor, ari - *attest, bear witness to.*
capillus, i, m. - *hair.*
conturbo, are - *upset, put out of order, trouble.*
excrementum , i, n. - *refuse, waste matter, excrement.*
ex(s)isto, ere - *exist.*
extremitas, tatis, f. - *tip, extremity.*
intellectus, us, m. - *intellect, reason.*
ob (+acc.) - *on account of.*
ornamentum, i, n. - *ornament.*
pateo, ere, ui - *be exposed, be evident, be clear.*
pro (+abl.) - *for, to serve as.*
propter (+acc.) - *on account of, for.*
quidem - *indeed, to be sure.*
signum, i, n. - *sign, indication.*
unguis, is, m. - (finger or toe) *nail.*
urina, ae, f. - *urine.*
veritas, tatis, f. - *truth.*

100   40. Colore alba ex notis est multi potus et cibi, aut
cruditatis in ventriculo aut phlegmatis, aut frigoris, aut
diabetis, aut obstructionis hepatis.
           41. Cum urina tibi provenit citrina indicat nonnihil
bilis flavae; eademque cum est ignei coloris, bilis flava
105   copiosa est.
           42. Si est colore pellucida rubicunda, bilis flava in ea
inest copiosior.

---

albus, a, um - *white.*
bilis, is, f. - *bile.*
cibus, i, m. - *food.*
citrinus, a, um - *lemon-colored.*
color, oris, m. - *color.*
copiosus, a, um - *abundant.*
cruditas, tatis, f. - *indigestion, poor digestion.*
diabetes, ae & is, m. - *diabetes.*
flavus, a, um - *yellow.*
hepar, patis, n. - *liver.*
igneus, a, um - *fiery.*
indico, are - *indicate.*
insum, esse - *be in.*
nonnihil - *something, some.*
nota, ae, f. - *note, mark.*
obstructio, onis, f. - *obstruction, blockage.*
pellucidus, a, um - *shining; transparent.*
potus, us, m. - *drink.*
provenio, ire - *come forth.*
rubicundus, a, um - *suffused with red, red, ruddy.*
ventriculus, i, m. - *stomach.*

43. Colore rubicunda satura quae est, ni sit a sumpto croco, nec fuerit eius causa cyprus, nec adfuerit colica passio, utique talis sanguini permixta est.

110

44. Si provenit nigra post livorem, indicat vehementem refrigerationem; si vero provenit post ingentem rubedinem, indicat perniciem adustionis humorum.

---

adsum, esse - *be present.*
adustio, onis, f. - *burning, combustion.*
causa, ae, f. - *cause.*
colicus, a, um - *suffering in the colon, colic.*
crocus, i, m. - *saffron.*
cyprus, i, f. - *henna-tree, henna.*
ingens, ntis - *large, huge, great.*
livor, oris, m. - *bluish discoloration, black and blue spot.*
ni (=nisi) - *unless.*
niger, gra, grum - *black.*
passio, onis, f. - *suffering, illness.*
permisceo, ere, ui, mixtus - *mix.*
pernicies, ei, f. - *destruction, injury, damage.*
refrigeratio, onis, f. - *coldness.*
rubedo, inis, f. - *redness.*
satur, ra, rum - *replete; rich, full.*
sumo, ere, mpsi, mptus - *take.*
talis, e - *such.*
utique - *certainly.*
vehemens, ntis - *strong.*
vero - *indeed, to be sure.*

45. Iudica autem de morbo per colorem urinae, nisi
115   fuerit a cibo tinctura praedito, veluti oleribus, cassia fistula, et
re quacumque tingente, veluti a garo.

De Consistentia Urinae

46. Tenuitas urinae in consistentia significat
digestionis paucitatem.
120   47. Est quoque tenuis urina post ventriculi
cruditatem, et obstructionem hepatis, vel a tumore.
48. Crassities autem urinae signum est digestionis,
vel oritur a multo phlegmate in corpore.

---

autem - *however, moreover.*
cassia fistula, -ae -ae, f. - *Cassia fistula* (see note on line 115).
cibus, i, m. - *food.*
consistentia, ae, f. - *consistency, density.*
corpus, oris, n. - *body.*
crassities, ei, f. - *thickness, density.*
digestio, onis, f. - *digestion.*
garum, i, n. - *a fish sauce.*
(h)olus, eris, n. - *vegetable.*
iudico, are - *judge.*
morbus, i, m. - *disease.*
orior, iri - *arise, result from.*
paucitas, tatis, f. - *scantiness, small amount.*
phlegma, atis, n. - *phlegm.*
praeditus, a, um - *furnished or provided with.*
quicumque, quaecumque, quodcumque - *whoever, whichever, whatever, any.*
quoque - *also.*
significo, are - *signify, indicate.*
signum, i, n. - *sign.*
tenuis, e - *thin.*
tenuitas, tatis, f. - *thinness.*
tinctura, ae, f. - *tincture; coloring.*
tingo, ere, nxi, nctus - *tinge, color.*
tumor, oris, m. - *swelling, tumor.*
veluti - *as.*

De Crassamento seu Hypostasi

125   49. Cum hypostasis videbitur alba in colore,
significabit salutem infirmorum.
        50. At cum apparet color eius flavus, id utique ab
acrimonia est bilis.
        51. Cum vero apparet rubrum instar sanguinis
130   draconis, id oritur ob malam concoctionem morbi sanguinei.
        52. Et siquidem protrahitur ea res nec desinat, utique
existit a iecore affecto apostemate.
        53. Cum apparet nigricans post intensam rubedinem,
praesertim cum casu virtutis, subsidatque postquam extiterit in

---

acrimonia, ae, f. - *sharpness.*
affectus, a, um - *affected, afflicted (with).*
apostema, atis, n. - *abscess.*
appareo, ere - *appear.*
bilis, is, f. - *bile.*
casus, us, m. - *fall, falling off; loss.*
concoctio, onis, f. - *digestion.*
crassamentum, i, n. - *sediment.*
desino, ere - *cease, stop.*
draco, onis, m. - *serpent, dragon.*
ex(s)to, are, ex(s)titi - *exist, be found, be.*
hypostasis, is, f. - *sediment.*
iecur, iecoris, n. - *liver.*
infirmus, a, um - *weak; ill, sick.*
intensus, a, um - *intense, deep.*
malus, a, um - *bad, poor.*
morbus, i, m. - *disease.*
nigrico, are - *shade into black, verge on black.*
praesertim - *especially.*
protraho, ere - *protract, draw out, extend.*
salus, utis, f. - *safety; (good) health.*
sanguineus, a, um - *of the blood.*
siquidem - *if indeed.*
subsido, ere - *settle, sink.*
virtus, tutis, f. - *strength.*

135   alto, utique spiritus iam pertigit ad extremum, neque ullum
        auxilium est in oratione praestigiatoris, oriturque mors a
        vehementia adustionis.
        54. At cum apparet nigricans post livorem neque
        fuerit in morbo acuto, praesertim si colorem lividum comitetur
140   signum aliquod laudabile, sitque radix morbi a melancholia,
        significat morbi solutionem.

De Qualitate Sudoris

        55. Si sudor appareat albus, significat phlegma in
        morbis; si appareat flavus, bilem; ac si appareat niger,
145   melancholiam; quodsi appareat ruber, is a sanguine est; ac
        similiter nobis indicium praebet ex sapore.

---

acutus, a, um - *acute.*
adustio, onis, f. - *burning, combustion.*
albus, a, um - *white.*
altus, a, um - *high, deep;* **in alto** - *on top.*
auxilium, ii, n. - *help.*
comitor, ari - *accompany.*
extremus, a, um - *farthermost; extreme; last, final; the end, edge.*
indicium, ii, n. - *indication, sign.*
laudabilis, e - *praiseworthy; favorable.*
lividus, a, um - *greyish-blue, livid, slate-colored.*
melancholia, ae, f. - *black bile.*
mors, rtis, f. - *death.*
oratio, onis, f. - *prayer.*
pertingo, ere, tigi - *reach, attain.*
praebeo, ere - *offer, present.*
praestigiator, oris, m. - *imposter, deceiver; conjurer.*
qualitas, tatis, f. - *character, nature.*
quodsi - *but if.*
radix, icis, f. - *root; origin.*
sapor, oris, m. - *taste.*
similiter - *similarly.*
solutio, onis, f. - *resolution, end.*
spiritus, us, m. - *spirit, soul.*
sudor, oris, m. - *sweat.*
ullus, a, um - *any.*
vehementia, ae, f. - *violence, force.*

56. Sudor tenuis a tenuitate humoris est; spissus vero ab ejusdem spissitudine.

57. Si autem fuerit universalis in toto corpore, est

150   bonus. Sed si sit particularis et specialis in uno loco, est malus.

58. Ipseque si proveniat temporibus suis congruenter periodo vel crisi, utique id signum est bonum ac laudabile; contrarii vero bonitas longe abest.

155   *De Crisi*

59. Scito quod definitio Crisis est mutatio celeris in instanti, quae oritur a difficultate symptomatum et contentione

---

absum, esse - *be away, be absent.*
bonitas, tatis, f. - *goodness.*
celer, ris, re - *swift, rapid.*
congruenter - *in a corresponding manner, in agreement with.*
contentio, onis, f. - *struggle, contest, strife.*
contrarius, a, um - *contrary, opposite.*
crisis, is, f. - (in medicine) *crisis, turning-point.*
definitio, onis, f. - *definition.*
difficultas, tatis, f. - *difficulty; seriousness.*
instans, ntis (participle of **insto,** used as neut. noun) - *an instant.*
ipse=is or **ille.**
longe - *far.*
mutatio, onis, f. - *change.*
particularis, e - *limited to a part.*
periodus, i, f. - *circuit, cycle, period.*
provenio, ire - *come forth, occur.*
scio, ire - *know.*
specialis, e - *belonging exclusively to.*
spissitudo, inis, f. - *density, thickness.*
spissus, a, um - *dense, thick.*
symptoma, atis, n. - *symptom.*
totus, a, um - *whole, entire.*
universalis, e - *universal, general, all over.*
utique - *certainly.*
vero - *but.*

160

facultatum animae, adversus vehementiam morbi, ac
terminatur ad mortem aut ad vitam hominis in exiguo
temporis spatio.

60. Causa crisis est, si quidem verum est quod dicitur,
quod in morbis impressio Lunae locum habet.

61. Namque ea celeris motu est, absolvens tempore
exiguo orbem suum, et quandoque fortior evadit, ac vicissim

165

debilitatur; idque in Astronomia notum est.

62. Impressio ejus, licet non sit sensibilis sive in
felici ejus aspectu sive in aspectu infelici, accidit tamen dum

---

absolvo, ere - *finish, complete.*
accido, ere - *happen, occur.*
adversus (+acc.) - *against.*
anima, ae, f. - *soul; life.*
aspectus, us, m. - *aspect.*
astronomia, ae, f. - *astronomy.*
debilito, are - *weaken.*
dum - *while.*
evado, ere - *escape; end up, come to pass, come off.*
exiguus, a, um - *small, slight.*
facultas, tatis, f. - *power, property, virtue.*
felix, icis - *lucky, auspicious, favorable.*
fortis, e - *strong.*
impressio, onis, f. - *pressure, impression, influence.*
infelix, icis - *unlucky, inauspicious, unfavorable.*
licet - *although.*
luna, ae, f. - *moon.*
motus, us, m. - *motion, movement.*
notus, a, um - *known, well-known.*
orbis, is, m. - *circle; revolution; orbit.*
quandoque - *at some time or other, at one time.*
quidem - *indeed.*
sensibilis, e - *perceptible.*
sive...sive - *either...or.*
spatium, ii, n. - *space, period.*
termino, are - *terminate, end.*
vehementia, ae, f. - *violence, force.*
verus, a, um - *true.*
vicissim - *in turn.*
vita, ae, f. - *life.*

figuram suam manifestam reddit sensui, quantam nempe sit in
ea luminis solaris.

170   *Curatio Morbi per Doctrinam Universalem*

63. Postquam ordine disposui conservationem
sanitatis, nunc porro aggrediar curationem morbi; atque haec
est operationum species una, quae rei occurrit per id quod ei
contrarium est; nimirum, si fuerit a calore, per frigus, aut si
175   fuerit a frigore, per contrarium (calorem); aut si fuerit ab
humiditate per siccitatem, si vero fuerit a siccitate per
contrariam humiditatem.

---

aggredior, i - *approach, come to; take up* (a subject).
conservatio, onis, f. - *preservation, maintenance.*
contrarius, a, um - *contrary, opposite.*
curatio, onis, f. - *treatment.*
dispono, ere, posui, positus - *dispose (of), take care of, treat.*
figura, ae, f. - *figure, shape.*
frigus, oris, n. - *cold.*
lumen, inis, n. - *light.*
manifestus, a, um - *manifest, visible.*
morbus, i, m. - *disease.*
nempe - *certainly, indeed.*
nimirum - *certainly, surely, truly.*
occurro, ere - *take measures to deal with, counteract, check.*
operatio, onis, f. - *activity, procedure.*
ordo, inis, m. - *order.*
porro - *furthermore, next.*
postquam (conj.) - *after.*
quantus, a, um - *how great; how much; as.*
reddo, ere - *render.*
sanitas, tatis, f. - *(good) health.*
sensus, us, m. - *sense, feeling, perception.*
solaris, e - *of the sun, solar.*
species, ei, f. - *appearance; class, kind.*
vero - *but; indeed.*

Cura Morborum per Phlebotomiam

180

185

     64. Equidem incidit venam Galenus quando humores alimentarii copiosi sunt; cum videt signa sanguinis in corpore, praesertim vero phlegmones. Tuque venam omnino incidito hisce conditionibus, si fuerit copia sanguinis non reliquorum humorum; idemque intende hoc ipso opere, quod intendebat (Galenus); et secato in morbis in quibus secabat ipse, cum certus es testimonio manifestante. Incipias autem a venaesectione in omni phlegmone, quae in corpore existit

---

alimentarius, a, um - *related to food or nourishment, alimentary.*
autem - *however, moreover.*
certus, a, um - *certain, sure.*
conditio (-cio), onis, f. - *condition.*
copia, ae, f. - *abundance.*
copiosus, a, um - *abundant.*
corpus, oris, n. - *body.*
cura, ae, f. - *care, treatment.*
equidem - *indeed, to be sure.*
ex(s)isto, ere - *exist, be.*
Galenus, i, m. - *Galen* (ancient Greek physician of 2nd cent. A.D.;
    see introductory remarks to Selection 9 above).
incido, ere, cidi, cisus - *cut into, make an incision in.*
incipio, ere - *begin.*
intendo, ere - *direct one's efforts (to), apply oneself, go about, set*
    about.
manifesto, are - *make known or clear, indicate.*
omnino - *entirely; in general.*
opus, eris, n. - *work, (kind of) work, manner (of working).*
phlebotomia, ae, f. - *phlebotomy* (opening of a vein for the
    purpose of bloodletting).
phlegmon, onis, m. - *inflammation.*
praesertim - *especially.*
quando - *when.*
reliquus, a, um - *remaining, rest of, the other.*
sanguis, inis, m. - *blood.*
seco, are, secui, sectus - *cut.*
signum, i, n. - *sign.*
testimonium, ii, n. - *testimony, evidence.*
vena, ae, f. - *vein.*
venaesectio, onis, f. - *venesection, opening of a vein.*

190

extrinsecus, quaeque existit in ipsis articulis; in phlegmone
(existente) in parotidibus, ophthalmia, phlegmone linguae et
gingivarum, in angina et phlegmone uvulae, paristhmiorum et
amygdalarum suffocationibus, in pleuritide et peripneumonia,
phlegmone hepatis et ventriculi, ac phlegmone intestinorum et
ani; ut et lienis ac testiculorum, vesicae atque renum, uteri et
umbilici; itemque in phlegmone erysipelatode, et in ipsius
erysipelatis speciebus.

---

amygdala, ae, f. - *almond; tonsil.*
angina, ae, f. - *an acute infection* (particularly of the throat).
anus, i, m. - *anus.*
articulus, i, m. - *joint.*
erysipelas, atis, n. - *a reddish eruption on the skin, erysipelas.*
erysipelatodes (adjv.) - *having the nature of erysipelas.*
extrinsecus, a, um - *on the outside.*
gingiva, ae, f. - *gum.*
intestina, orum, n. - *intestines.*
item - *likewise.*
lien, enis, m. - *the spleen.*
lingua, ae, f. - *tongue.*
ophthalmia, ae, f. - *inflammation of the eye.*
paristhmia, orum, n. - *(inflammation of) the tonsils.*
parotis, idis, f. - *swelling or tumor of the parotid gland.*
peripneumonia, ae, f. - *inflammation of the lungs.*
pleuritis, idis, f. - *pleurisy.*
renes, um, m. - *kidneys.*
species, ei, f. - *appearance; species, kind.*
suffocatio, onis, f. - *suffocation.*
testiculus, i, m. - *testicle.*
umbilicus, i, m. - *navel.*
ut et - *as also.*
uterus, i, m. - *uterus.*
uvula, ae, f. - *uvula.*
vesica, ae, f. - *bladder.*

195   *Venae Sectio in Ulceribus et Pustulis*

65. Est item venaesectio instituenda in ulceribus
capitis et oculorum, atque tinea, et ulcere in auribus, et in iis
quae serpunt, atque ulcere pulmonis; itemque in ulceribus oris,
ac variolis...

200   *Commemoratio Morborum Biliosorum*

66. Morbi a bile existentes sunt: ulcera dysenteriae;
permixtio mentis; suffocatio uteri; tertiana febris; dolor
ischiaticus; sanguinis effluxus per inferiora; cephalalgia;

---

auris, is, f. - *ear.*
biliosus, a, um - *related to bile.*
caput, pitis, n. - *head.*
cephalalgia, ae, f. - *headache.*
commemoratio, onis, f. - *reminder; inventory, listing.*
dolor, oris, m. - *pain.*
dysenteria, ae, f. - *dysentery.*
effluxus, us, m. - *discharge.*
febris, is, f. - *fever.*
inferior, ius - *lower.*
instituo, ere - *start on, set about, undertake.*
ischiaticus, a, um - *sciatic.*
mens, ntis, f. - *mind.*
oculus, i, m. - *eye.*
os, oris, n. - *mouth.*
permixtio, onis, f. - *confusion.*
pulmo, onis, m. - *lung.*
pustula, ae, f. - *an inflamed sore; blister; pustule.*
sanguis, inis, m. - *blood.*
serpo, ere - *crawl, creep.*
suffocatio, onis, f. - *a stifling, choking;* **suffocatio uteri -**
     suffocation of the womb, hysterical passion, hysteria.
tertianus, a, um - *tertian, occurring every third day.*
tinea, ae, f. - *larva, grub, maggot; ringworm; alopecia.*
ulcus, eris, n. - *sore, ulcer.*
variola, ae, f. - *smallpox.*

205   tussis; et phlegmone corporis quae prorependo dispergitur;
vehementia doloris in auribus, et multitudo scabiei in
palpebris; ...

De Morbis ex Humore Phlegmatico

210   67. Morbi qui ex phlegmate existunt, sunt e.g.
tumores quos vides esse laxos; paralysis ac resolutio; dolor
capitis a frigore, ac socordia; ...nec non difficultas partus, et
secundinae retentio; itemque dolor renum; febris quotidiana;
frigus in liene, et in hepate; prominentia umbilici, et morbus
quivis ex causa bili contraria...

---

caput, pitis, n. - *head.*
contrarius, a, um - *contrary, opposite.*
difficultas, tatis, f. - *difficulty.*
dispergo, ere - *scatter, disperse.*
dolor, oris, m. - *pain.*
e(xempli) g(ratia) - *for example.*
frigus, oris, n. - *cold.*
laxus, a, um - *not tight, loose, broad.*
multitudo, inis, f. - *multitude, large number or quantity.*
palpebra, ae, f. - *eyelid.*
paralysis, is, f. - *paralysis, palsy.*
partus, us, m. - *parturition, childbirth.*
phlegmaticus, a, um - *of or related to phlegm.*
phlegmone, es, f. - *inflammation.*
prominentia, ae, f. - *a jutting out, projection; hernia.*
prorepo, ere - *creep forth, emerge gradually.*
quivis, quaevis, quodvis - *any.*
quotidianus (cottidianus), a, um - *daily, quotidian.*
resolutio, onis, f. - *limp or relaxed state, paralysis.*
retentio, onis, f. - *retention.*
scabies, ei, f. - *skin-eruption, scabies.*
secundinae, arum f. - *the after-birth, secundines.*
socordia, ae, f. - *sluggishness, torpor, inaction.*
tussis, is, f. - *cough.*
umbilicus, i, m. - *navel.*
vehementia, ae, f. - *strength, violence, force.*

Commemoratio Morborum Melancholicorum

215   68. Quicumque morbus in corpore inest, originem
habens a bile atra, est veluti verrucae, febris quartana,
haemorrhoides, epilepsia; polypi, et spasmi; itemque tormina
ventris, cancer, vitiligo nigra, ephelis, capitis dolor, vigilia
immoderata, tumor durus, lepra, corruptio cibi in ventriculo,
220   tussis sicca, flatus, durities in liene...

*   *   *

---

ater, tra, trum - *dark, black.*
cancer, cri, m. - *cancer.*
cibus, i, m. - *food.*
corruptio, onis, f. - *a diseased or corrupt condition.*
durities, ei, f. - *hardness.*
durus, a, um - *hard.*
ephelis, idis, f. - *raised spot on the face, mole.*
epilepsia, ae, f. - *epilepsy.*
flatus, us, m. - *flatulence.*
haemorrhois, idis, f. - *pile, hemorrhoid.*
immoderatus, a, um - *immoderate, excessive.*
insum, esse - *be in.*
lepra, ae, f. - *leprosy.*
melancholicus, a, um - *of or related to black bile.*
niger, gra, grum - *black.*
origo, inis, f. - *origin, source.*
polypus, i, m. - *a nasal tumor, polyp.*
quartanus, a, um - *recurring every fourth day, quartan.*
quicumque, quaecumque, quodcumque - *whoever, whichever,
whatever.*
siccus, a, um - *dry.*
spasmus, i, m. - *spasm.*
tormina, um , n. - *griping pains in the bowels, colic.*
veluti - *like, as.*
venter, tris, m. - *belly, abdomen.*
ventriculus, i, m. - *stomach.*
verruca, ae, f. - *wart.*
vigilia, ae, f. - *sleeplessness.*
vitiligo, inis, f. - *psoriasis.*

Manualis Operatio

69. Venarum genus quoddam est quod aperimus; ac
aliud quod incidimus et amputamus. Secatur autem vena
mediana in omni dolore capitis et pectoris, velut item in
225   tumore. Et secatur cephalica in acuta vehementia dolorum
capitis, et narium haemorrhagia. Basilica vero in curatione
pectoris, et in affectibus qui pulmoni accidunt.

---

accido, ere - *happen, befall.*
acutus, a, um - *acute.*
affectus, us, m. - *affliction.*
amputo, are - *remove by cutting away, amputate.*
aperio, ire - *open.*
basilicus, a, um - *basilic.*
cephalicus, a, um - *of the head, cephalic.*
curatio, onis, f. - *treatment.*
genus, eris, n. - *kind.*
haemorrhagia, ae, f. - *bleeding, hemorrhaging.*
incido, ere - *cut into, make an incision; remove.*
manualis, e - *manual, hand-* (i.e. surgical).
medianus, a, um - *situated in the middle, central; median.*
nares, ium, f. - *nostrils.*
operatio, onis, f. - *work, procedure.*
pectus, oris, n. - *chest.*
pulmo, onis, m. - *lung.*
quidam, quaedam, quoddam - *a certain.*
seco, are - *cut.*
vehementia, ae, f. - *strength, violence, force.*
velut - *as.*
vero - *indeed, to be sure.*

De Scarificatione

230   70. Operationes circa carnem sunt scarificatio, incisio, cauterizatio, et apertio. Et scarificationum quidem alia operatio est quae educit sanguinem; alia vero qua exsugimus eum per cucurbitulam. Educitur per eam sanguis ex superficie, in corpore quod pustulas et ulcera habet.

Commemoratio Operationis per Incisionem Carnis

235   71. Quicquid incidimus sunt v.g. verrucae, clavi, haemorrhoides; et quicquid de partibus extremis putrescit; similiterque polypus narium; itemque digitus abundans, aut

---

abundans, ntis - *abundant; additional, extra.*
apertio, onis, f. - *opening; incision.*
caro, carnis, f. - *flesh.*
cauterizatio, onis, f. - *cauterization.*
circa (+acc.) - *about, concerning.*
clavus, i, m. - *callus, wart, corn, or other excrescence; tumor.*
cucurbitula, ae, f. - *a cupping-glass.*
digitus, i, m. - *digit, finger, toe.*
educo, ere - *bring out, draw.*
exsugo, ere - *suck or draw out.*
extremus, a, um - *farthermost;* **partes extremae** - *the extremities.*
incisio, onis, f. - *incision; surgical removal, excision.*
pars, rtis, f. - *part.*
pustula, ae, f. - *blister, pimple, pustule.*
putresco, ere - *decay; mortify, develop necrosis, become gangrenous.*
quidem - *indeed.*
quisquis, quicquid - *whoever, whatever.*
sanguis, inis, m. - *blood.*
scarificatio, onis, f. - *scarification* (the operation of making many small superficial incisions in the skin).
superficies, ei, f. - *surface.*
ulcus, eris, n. - *sore, ulcer.*
v(erbi) g(ratia) - *for example.*

240

adhaerens; et palpebra oculi quando non est separata; atque uvea si quando promineat; et operimentum virgae (praeputium), quotiescumque occlusum est; et ulcus malignum quando computruit...

Commemoratio Operationis per Cauterizationem

245

72. Quicquid cauterio inuris in corporibus, utique id fit ad sistendum sanguinem, qui profluit ex arteriis, et e venis expansis magnis, quae fatigant Medicum dum fluit earum sanguis; et in corporibus humidis ad exiccationem, atque in carnibus laxis ad indurandum eas.

---

adhaereo, ere - *cling to, adhere.*
arteria, ae, f. - *artery.*
caro, carnis, f. - *flesh.*
cauterium, ii, n. - *a cauterizing iron.*
computresco, ere, trui - *putrefy, rot, become gangrenous.*
ex(s)iccatio, onis, f. - *drying out.*
expando, ere, pandi, pansus - *spread out or apart, expand.*
fatigo, are - *weary, tire, fatigue.*
fluo, ere - *flow.*
induro, are - *harden, make firm.*
inuro, ere - *burn, cauterize.*
laxus, a, um - *limp, flabby.*
malignus, a, um - *malignant.*
medicus, i, m. - *physician.*
occludo, ere, si, sus - *shut, close up.*
oculus, i, m. - *eye.*
operimentum, i, n. - *a covering.*
palpebra, ae, f. - *eyelid.*
praeputium, ii, n. - *the prepuce, foreskin.*
profluo, ere - *flow forth, pour out.*
promineo, ere - *protrude.*
quando - *when;* **si quando** - *if ever, whenever.*
quotie(n)scumque - *as often as, whenever.*
separo, are, avi, atus - *separate.*
sisto, ere - *stop, staunch.*
utique - *certainly, assuredly.*
uvea, ae, f. - *the pigmented layer of the eye, uvea.*
virga, ae, f. - *rod, stick; the penis.*

B. *Medieval European Medicine. John of Gaddesden.* In the early Middle Ages medicine in the West came under strong Church influence. Faith was the recommended method of cure. Mystical methods of healing were widely used--amulets, charms, exorcism, prayer, and the laying on of the hand. While more rational methods came back into vogue after some time, especially after Arabic works were translated into Latin and the effect of Arabic medicine became felt in Europe, mystical cures were not entirely abandoned by later practitioners. Two well-known examples, taken from John of Gaddesden (ca. 1280-1361), are given below. John took his medical degree at Merton College, Oxford, in the early years of the fourteenth century. After practicing in London for some time, he became court physician to Edward II. He is known primarily for his *Rosa Anglica, Practica Medicine a Capite ad Pedes* (ca. 1314), a comprehensive manual treating all diseases from head to foot. His name is included among the medical writers with whose works the "Doctour of Phisyk" in Chaucer's *Canterbury Tales* was familiar.

50.   *Treatment of Smallpox*

Deinde capiatur scarletum rubeum, et involvatur variolosus totaliter, vel in panno alio rubeo. Sic ego feci de filio nobilissimi regis Angliae quando patiebatur istos morbos,

---

Anglia, ae, f. - *England.*
deinde - *then, next.*
filius, ii, m. - *son.*
involvo, ere - *wrap.*
iste, ista, istud - *that.*
morbus, i, m. - *illness.*
nobilis, e - *noble.*
pannus, i, m. - *a cloth, garment.*
patior, i, passus sum - *suffer, experience.*
quando - *when.*
rex, regis, m. - *king.*
rubeus, a, um - *red.*
scarletum (scarlata), i, n. - *scarlet cloth.*
totaliter - *entirely.*
variolosus, i, m. - *a smallpox patient.*
vel - *or.*

5   et feci omnia circa lectum esse rubea; et est bona cura, et
      curavi eum in sequenti sine vestigiis variolarum.
                    (*Rosa Anglica* [Pavia, 1492], Car. 51 recto, col. 2)

51.   *Charms for Toothache*

            Item scribe in maxillis patientis ista nomina: "In
      nomine patris et filii et spiritus sancti amen.
      +Rex+Pax+Nax+in Christo filio," et statim cessabit ut vidi
      frequenter. Item, quicumque dixerit orationem in honorem
5   sanctae Apolloniae virginis die illo non habebit dolorem

---

amen - *amen.*
Apollonia, ae, f. - *Apollonia* (see note on line 5).
cesso, are - *cease, stop.*
Christus, i, m. - *Christ.*
cura, ae, f. - *care; treatment.*
curo, are, avi, atus - *cure.*
dolor, oris, m. - *pain.*
frequenter - *frequently.*
honor, oris, m. - *honor.*
iste, ista, istud - *that, this.*
item - *likewise.*
lectus, i, m. - *bed, couch.*
maxilla, ae, f. - *jawbone, jaw.*
nax - (see note on line 3).
nomen, inis, n. - *name.*
oratio, onis, f. - *speech; prayer.*
patiens, ntis, c. (pres. particip. of **patior**) - *patient.*
pax, pacis, f. - *peace.*
quicumque, quaecumque, quodcumque - *whoever, whatever.*
rex, regis, m. - *king.*
sanctus, a, um - *holy, sacred; saint.*
sequor, i - *follow;* **in sequenti** - *in consequence.*
spiritus, us, m. - *spirit.*
statim - *immediately.*
variola, ae, f. - *smallpox.*
vestigium, ii, n. - *track, trace.*
virgo, inis, f. - *maiden, virgin.*

dentis. Similiter dicitur de sancto Nichasio martyre. Item
caracteres fiant in pergameno vel in tabulis et tangat infirmus
digito dentes dolentes quamdiu illud fit, et curatur. Sunt
formatae ad modum undarum aquarum trahendo lineam
10   continuam non in rectum sed modo sursus modo deorsum, sic
faciendo tres tractus in nomine sanctae trinitatis, et sic
frequenter.
     Item vermis multorum pedum qui cum tangitur
rotundatur si pungatur cum acu et cum acu dens dolens
15   tangatur, dolor sedatur.

---

acus, us, f. - *needle.*
c(h)aracter, eris, m. - *mark, sign, character.*
continuus, a, um - *continuous.*
curo, are - *treat, cure.*
dens, ntis, m. - *tooth.*
deorsum (advb.) - *down(wards).*
digitus, i, m. - *finger.*
doleo, ere - *hurt.*
formo, are, avi, atus - *form, shape.*
infirmus, a, um - *weak, sick, ill.*
linea, ae, f. - *line.*
martyr, yris, c. - *martyr.*
modo...modo - *now...now.*
Nichasius, ii, m. - *Nichasius.*
Pergamenus, a, um - *of Pergamum* (city in Asia Minor);
       pergamenum, i, n. - *parchment.*
pes, pedis, m. - *foot.*
pungo, ere - *prick.*
quamdiu - *as long as.*
rotundo, are - *make round.*
sedo, are - *settle, allay.*
sic - *thus.*
similiter - *similarly.*
sursus (advb.) - *up(wards).*
tabula, ae, f. - *tablet.*
tango, ere - *touch.*
tractus, us, m. - *stroke, line.*
traho, ere - *draw.*
trinitas, tatis, f. - *the Trinity.*
unda, ae, f. - *wave.*
vermis, is, m. - *worm; insect.*

Item secundum aliquos rostrum picae collo portatum dolores dentium et uvulae et squinantiae sanat.

20   Item quando legitur evangelium in missa quolibet die dum audit homo missam signet dentem et caput signo sanctae crucis et dicat pater noster et ave pro animabus patris et matris sancti Philippi et hoc continue; et praeservat a dolore futuro et curat praesentem secundum veridicos.

                    (*Rosa Anglica* [Pavia, 1492], Car.153)

C. *Early Modern Medicine. Léon de Saint-Jean.* Léon de Saint-Jean (1600-1671), of Rennes, was not a physician but a statesman, churchman, and member of the Carmelite order. He was the king's orator, and delivered the funeral orations for cardinals Richelieu and Mazarin. He lived at a time when an educated man could still aim at something like universal knowledge. He wrote over fifty works on a variety of subjects, among them a two-volume compendium of encyclopedic knowledge, the *Studium Sapientiae Universalis* (1657-

---

aliquis, aliquid - *someone, something.*
anima, ae, (dat. & abl. pl. **animabus**) **f.** - *soul.*
ave - *hail* (see note on line 20).
caput, itis, n. - *head.*
collum, i, n. - *neck.*
continue - *continuously, without stopping.*
crux, crucis, f. - *cross.*
curo, are - *treat, cure.*
evangelium, ii, n. - *gospel.*
futurus, a, um - *future.*
missa, ae, f. - *mass.*
Philippus, i, m. - *Philip.*
pica, ae, f. - *magpie.*
praesens, ntis - *present.*
praeservo, are - *preserve, protect.*
quilibet, quaelibet, quodlibet - *any.*
rostrum, i, n. - *beak.*
sano, are - *cure.*
secundum (+acc.) - *according to.*
signo, are - *mark.*
signum, i, n. - *mark, sign.*
squinantia, ae, f. - *quinsy.*
uvula, ae, f. - *uvula.*
veridicus, a, um - *that speaks the truth, veracious.*

1665). From the section on medicine a few selections on physiology
are here presented, not for their contribution to the science of medicine,
but as representative of medical concepts prevailing at the time. It may
be noted that while his views are essentially traditional, he includes one
sentence, near the end of the section, on the circulation of the blood,
which shows awareness, if not acceptance, of Harvey's work.

52.   *Hepar*

Hepar, si Galeno fides, inter partes sanguineas
primum omnium consistit. ... Constat substantia duplici,
venis et carne sanguifica. Licet autem cor sanguinem perficiat,
primam tamen a jecore habet originem, a quo per venas illic
5   exortas in totum corpus diducitur. Hoc ut praestet

---

autem - *moreover.*
caro, carnis, f. - *flesh.*
consisto, ere - *consist; stand.*
consto, are - *consist.*
cor, cordis, n. - *heart.*
corpus, oris, n. - *body.*
diduco, ere - *disperse, distribute.*
duplex, icis - *twofold, double.*
exorior, iri, ortus sum - *start, arise.*
fides, ei, f. - *faith, trust.*
Galenus, i, m. - *Galen* (ancient physician, 2nd cent. A.D.; see
    introductory remarks on Selection 9 above).
hepar, atis, n. - *liver.*
illic - *there, in that place.*
jecur, oris, n. - *liver.*
licet - *although, granted that.*
origo, inis, f. - *origin, source.*
pars, rtis, f. - *part.*
perficio, ere - *perfect, complete, put into final form.*
praesto, are - *furnish, supply, provide.*
sanguificus, a, um - *that makes blood.*
sanguineus, a, um - *bloody, containing blood.*
sanguis, inis, m. - *blood.*
substantia, ae, f. - *substance.*
tamen - *however, nevertheless.*
totus, a, um - *whole, entire.*
vena, ae, f. - *vein.*

commodius, naturae prudentia jecur fere medium collocavit.
Nam sub diaphragmate dextram regionem obsidet, ita tamen ut
in sinistram minorem porrigat partem. ... Quia fons sanguinis
jecur est, carne constat concreto sanguini simillima. Atque ut
10   crasso sanguine gignitur, ita et eodem alimentatur. ... In jecore
cernuntur numerosae venarum radices, ex quibus invicem
collectis duae venae maximae prodeunt.
        Venae ideo definiuntur, organa toti corpori in
sanguinis administratione deservientia. Suntque substantia

---

administratio, onis, f. - *supplying.*
alimento, are - *nourish, feed.*
cerno, ere - *perceive, discern.*
colligo, ere, legi, lectus - *gather together.*
colloco, are, avi, atus - *place, locate, situate.*
commode - *conveniently.*
concresco, ere, crevi, cretus - *harden, solidify, congeal.*
crassus, a, um - *thick, dense.*
definio, ire - *define.*
deservio, ire - *serve.*
dexter, t(e)ra, t(e)rum - *right.*
diaphragma, atis, n. - *diaphragm.*
fere - *approximately, almost, nearly.*
fons, ntis, m. - *spring, source.*
gigno, ere - *give birth to, generate, produce.*
ideo - *therefore, for this reason.*
invicem - *in turn.*
medius, a, um - *situated in the center or middle.*
natura, ae, f. - *nature.*
numerosus, a, um - *numerous.*
obsideo, ere - *occupy.*
organum i, n. - *an instrument; organ.*
porrigo, ere - *spread out, extend.*
prodeo, ire - *go or come forth.*
prudentia, ae, f. - *wisdom, sagacity.*
quia - *because.*
radix, icis, f. - *root.*
regio, onis, f. - *region.*
sinister, tra, trum - *left.*

15   membranea et spermatica, in modum fistulae concava. Unicam habent tunicam peculiarem, sanguini crassiori coërcendo sufficientem, triplicibus fibris contextam ad sanguinem alliciendum, continendum, et propellendum.

(I, pp. 519-520)

Pulmones, Cor, Arteriae

20   Pulmones ad cordis, qui nativi caloris fons est, refrigerium et tutelam, constant substantia levi, molli, et rara,

---

allicio, ere - *attract; draw in.*
arteria, ae, f. - *artery.*
calor, oris, m. - *heat.*
coerceo, ere - *hold in, hold together.*
concavus, a, um - *hollow.*
contexo, ere, ui, tus - *weave; join together, construct.*
contineo, ere - *hold, contain.*
fibra, ae, f. - *fiber, filament.*
fistula, ae, f. - *pipe, tube.*
fons, ntis, m. - *spring, source.*
levis, e - *light.*
membraneus, a, um - *membranous.*
modus, i, m. - *manner, way;* **in modum** - *in the manner or shape (of).*
mollis, e - *soft.*
nativus, a, um - *inborn, innate.*
peculiaris, e - *one's own, not held in common with others, special, peculiar.*
propello, ere - *thrust forth.*
pulmo, onis, m. - *lung.*
rarus, a, um - *of loose texture, not dense, thin.*
refrigerium, ii, n. - *cooling.*
spermaticus, a, um - *spermatic.*
sufficio, ere - *suffice, be sufficient.*
triplex, icis - *triple.*
tunica, ae, f. - *tunic, coat, membrane.*
tutela, ae, f. - *protection.*
unicus, a, um - *only, sole, single.*

ad hauriendum concipiendumque aërem. Quin et fuliginosum
excrementum a corde suscipiens, foras extrudit;
respirationisque et vocis organum pulmo est. ...

25   Cor animae sedes est, vitae fons, motus principium,
et actionum omnium in animali scaturigo; non aliter quam
Rex et Princeps sedet in medio thorace, paulum vergens ad
sinistram. Color illi puniceus. Figura pyramidis aut nucis

---

actio, onis, f. - *action, activity.*
aer, aeris, m. - *air.*
aliter - *otherwise.*
anima, ae, f. - *soul.*
concipio, ere - *take, grasp, hold.*
excrementum, i, n. - *refuse, discharge.*
extrudo, ere - *thrust out.*
figura, ae, f. - *figure, shape.*
foras (advb.) - *outside, out.*
fuliginosus, a, um - *sooty.*
haurio, ire - *draw in.*
medius, a, um - *middle;* **in medio thorace** - *in the middle of the
    thorax.*
motus, us, m. - *motion, movement.*
nux, nucis, f. - *nut.*
organum, i, n. - *organ.*
paulum - *a little.*
princeps, cipis, m. - *prince.*
principium, ii, n. - *beginning, starting-point, seat.*
puniceus, a, um - *of a brilliant red color, scarlet, crimson.*
pyramis, idis, f. - *pyramid.*
quam - *than.*
quin - *indeed.*
respiratio, onis, f. - *respiration.*
rex, regis, m. - *king.*
scatur(r)igo, inis, f. - *a bubbling spring.*
sedeo, ere - *sit.*
sedes, is, f. - *seat, abode.*
suscipio, ere - *take up, pick up.*
thorax, acis, m. - *chest, thorax.*
vergo, ere - *slope, be inclined downwards, point downwards.*
vita, ae, f. - *life.*
vox, vocis, f. - *voice, sound.*

30   pineae, ex basi lata in conum finiens. Praeter pulmonum
lobos, involvitur pericardio, tantum a corde separato, quantum
ejus exigit diastole. In hoc spatium natura *aqueum humorem*
congessit, ne cor motu perpetuo vel sanguinis ardore
deflagraret. ...
        Arteria vas membraneum est, teres, concavum,
35   duplici tunica compactum, quo vitalis spiritus, cum tenui

---

aqueus, a, um - *watery.*
ardor, oris, m. - *heat.*
arteria, ae, f. - *artery.*
basis, is, f. - *base.*
compingo, ere, pegi, pactus - *put together, compose.*
concavus, a, um - *hollow.*
congero, ere, gessi, gestus - *gather together, collect.*
conus, i, m. - *cone.*
deflagro, are - *be destroyed by fire, burn down.*
diastole, es, f. - *diastole.*
duplex, icis - *twofold, double.*
exigo, ere - *demand, require.*
finio, ire - *finish, end.*
humor, oris, m. - *humor; liquid.*
involvo, ere - *wrap, envelop.*
latus, a, um - *wide, broad.*
lobus, i, m. - *lobe.*
membraneus, a, um - *membranous.*
motus, us, m. - *motion, movement.*
natura, ae, f. - *nature.*
pericardium, ii, n. - *pericardium.*
perpetuus, a, um - *perpetual, continual.*
pineus, a, um - *of the pine, pine-.*
praeter (+acc.) - *besides, in addition to.*
separo, are, avi, atus - *separate.*
spatium, ii, n. - *space.*
spiritus, us, m, - *spirit.*
tantum...quantum - *as much...as.*
tenuis, e - *thin.*
teres, etis - *round, rounded.*
tunica, ae, f. - *tunic.*
vas, vasis, n. - *vessel.*
vel - *or.*
vitalis, e - *vital.*

sanguine permixtus, in corpus universum distribuitur. Ἀόρτη
magna arteria est, reliquarum stipes, ramos venarum complures
diffundens. Ob motum perpetuum antiquis *vena pulsatilis*
dicebatur. Ne vero aër defluat, aut motu perpetuo canalem
40   rumpat, sortita est tunicas externam et internam. ...

                                                    (I, pp. 521-522)

---

antiquus, a, um - *ancient.*
aorta, ae, f. - *aorta.*
canalis, is, m. - *channel.*
complures, a - *several, many.*
defluo, ere - *escape, be lost.*
diffundo, ere - *spread, diffuse.*
distribuo, ere - *distribute.*
externus, a, um - *external, exterior.*
internus, a, um - *internal, interior.*
permisceo, ere, ui, xtus - *mix, mingle.*
pulsatilis, e - *beating, characterized by striking or beating.*
ramus, i, m. - *branch.*
reliquus, a, um - *remaining, rest of, other.*
rumpo, ere - *burst, break.*
sortior, iri, itus sum - *obtain by lot, have allotted or allocated,
          have.*
stipes, itis, m. - *trunk.*
universus, a, um - *all, entire.*
vero - *indeed, to be sure.*

Cerebrum, nervi

45
Ea inter organa facultatis animalis eminet Cerebrum, mentis humanae domicilium, intelligentiae, ac prudentiae internuntius; sensus, motus, ac voluptatum origo; frigidi et glutinosi metropolis. Ideoque spiritibus vitalibus a corde aestuantibus temperandis, dum in animales transeunt, destinatum. Pars illi *duplex.* Postica, quae *Cerebellum* est. Et

---

aestuo, are - *burn, blaze; boil, boil up, seethe.*
animalis, e - *of the soul or spirit, animal.*
cerebellum, i, n. - *cerebellum.*
cerebrum, i, n. - *brain.*
destino, are, avi, atus - *destine, mark (out), design.*
domicilium, ii, n. - *dwelling, domicile, abode.*
duplex, icis - *twofold, double.*
emineo, ere - *be prominent, stand out.*
facultas, tatis, f. - *ability to do, faculty, function.*
frigidus, a, um - *cold.*
glutinosus, a, um - *glutinous, viscous.*
humanus, a, um - *human.*
ideo - *for that reason, therefore.*
intelligentia, ae, f. - *intelligence.*
internuntius, ii, m. - *messenger, intermediary, go-between.*
mens, ntis, f. - *mind.*
metropolis, is, f. - *mother-city, chief city; center.*
nervus, i, m. - *nerve.*
organum, i, n. - *organ.*
origo, inis, f. - *source, origin.*
pars, rtis, f. - *part.*
posticus, a, um - *rear, hind.*
prudentia, ae, f. - *sagacity, prudence, intelligence.*
sensus, us, m. - *feeling, sense, sensation.*
spiritus, us, m. - *spirit.*
tempero, are - *temper.*
transeo, ire - *pass, pass over.*
vitalis, e - *vital.*
voluptas, tatis, f. - *pleasure.*

Antica, quae rursus in dextram et sinistram divisa; geminis
ventriculis superioribus, falcatam Lunam referentibus,
50   excavatur. Cerebrum universum ne offendatur, forinsecus
contegitur cranio, intus duplici meninge.
       Illic ex venarum et arteriarum rivulis varie implicitis
contextus efficitur, in quo spiritus animalis elaboratur. Illic et
aquosa Cerebri excrementa exprimuntur, quae per meatus

---

anticus, a, um - *forward, anterior, front.*
aquosus, a, um - *watery.*
contego, ere - *cover.*
contextus, us, m. - *a weaving together, fabric, structure, web.*
cranium, ii, n. - *skull, cranium.*
divido, ere, visi, visus - *divide.*
efficio, ere - *make, fashion.*
elaboro, are - *work up, make, create.*
excavo, are - *hollow out.*
excrementum, i, n. - *waste, excrement.*
exprimo, ere - *press or squeeze out, remove, discharge.*
falcatus, a, um - *sickle-shaped.*
forinsecus - *on the outside.*
geminus, a, um - *twin, double, two.*
illic - *there.*
implicitus, a, um - *intertwined.*
intus - (on the) *inside.*
luna, ae, f. - *moon.*
meatus, us, m. - *passage.*
meninx, ingis, f. - *membrane.*
offendo, ere - *strike or knock against, hit.*
refero, ferre - *resemble.*
rivulus, i, m. - *small brook, rivulet.*
rursus - *again.*
superior, ius - *upper, higher.*
varie - *in various ways, intricately.*
ventriculus, i, m. - *ventricle.*

55   declives in pelvim seu infundibulum, ex tenui meninge
      factum, confluunt. Subjecta illi est glandula, exceptura
      humiditatem; quae excreta per palatum, nares, aures, et oculos
      extillat.
            Nervi alii molles, a cerebro proprie dicto; alii duri, a
60   cerebello vel abs producta inde spinae medulla, derivantur; ut
      vim animalem, vectore spiritu, tamquam rivuli in ceteras

---

abs=a, ab.
auris, is, f. - *ear.*
cerebellum, i, n. - *cerebellum.*
cerebrum, i, n. - *brain; cerebrum.*
ceteri, ae, a - *the other.*
confluo, ere - *flow together, collect.*
declivis, e - *sloping downward.*
derivo, are - *lead or draw off; derive.*
durus, a, um - *hard.*
excerno, ere, crevi, cretus - *remove, excrete.*
excipio, ere, cepi, ceptus - *take up, receive.*
ex(s)tillo, are - *emit drops, trickle, water.*
glandula, ae, f. - *a small gland.*
humiditas, tatis, f. - *moisture.*
inde - *from there.*
infundibulum, i, n. - *funnel.*
medulla, ae, f. - *marrow; the medulla.*
mollis, e - *soft.*
nares, ium, f. - *nostrils.*
oculus, i, m. - *eye.*
palatum, i, n. - *palate.*
pelvis, is, f. - *a basin.*
produco, ere, xi, ctus - *lead forth, extend.*
proprie - *properly.*
seu - *or.*
spina, ae, f. - *spine.*
subjicio, ere, jeci, jectus - *place under.*
tamquam - *as, like.*
tenuis, e - *thin.*
vector, oris, m. - *a bearer, carrier.*
vel - *or.*
vis, vis, f. - *force.*

partes diffundant. ... Ut vero spiritibus pateret aditus et facultas majore impetu pelleretur, cavos, aut saltem porosos, esse oportuit.

65   Duri nervi dicuntur motorii, quia motui potissimum inserviunt. Molles similiter sensorii, sensibus destinati. Etenim cum sensus sit passio quaedam, motus autem actio sit, mollia patientiora comperiuntur, dura activiora. ...

(I, pp. 522-523)

---

actio, onis, f. - *doing, action.*
activus, a, um - *active.*
aditus, us, m. - *entrance, opening.*
cavus, a, um - *hollow.*
comperio, ire - *find.*
destino, are, avi, atus - *destine, mark (out), design.*
diffundo, ere - *spread, diffuse.*
facultas, tatis, f. - *function; effectiveness.*
impetus, us, m. - *impulse.*
inservio, ire - *serve.*
motorius, a, um - *having to do with movement, motor.*
oportet, ere, uit - *be necessary.*
passio, onis, f. - *an undergoing, experiencing.*
pateo, ere - *be open.*
patiens, ntis - *suffering, undergoing, passive.*
pello, ere - *push, thrust, drive.*
porosus, a, um - *porous.*
potissimum - *principally, mainly.*
quidam, quaedam, quoddam - *a certain, a kind of.*
saltem - *at least.*
sensorius, a, um - *having to do with sensation, sensory.*
similiter - *similarly.*

Humores

70   Corporis jam constituti substantia perpetuo fluori obnoxia diu non subsisteret, nisi similis materiae affluxu resarciretur. Huic ergo muneri accommodati sunt Humores. Quippe natura fluxiles per quosdam canales facile in corpus universum diffunduntur, servaturi corpus quod ex iis primo

75   conflatum est. ...

        Sane ex Aristotele, solus sanguis nutrit, utpote dulcis; pituita vero insipida, bilis amara, melancholia acida est. ... Humores autem in venis ea proportione continentur, ut in

---

accommodo, are, avi, atus - *fit, suit.*

acidus, a, um - *sour, tart, acid.*

affluxus, us, m. - *a flowing to or toward, flow.*

amarus, a, um - *bitter.*

Aristoteles, is, m. - *Aristotle* (ancient Greek philosopher, 384-322 B.C.).

bilis, is, f. - *bile.*

canalis, is, m. - *channel.*

conflo, are, avi, atus - *bring together, produce.*

constituo, ere, ui, tutus - *set up, constitute, establish.*

ergo - *therefore, consequently.*

fluor, oris, m. - *flowing, flow.*

fluxilis, e - *fluid.*

humor, oris, m. - *humor.*

insipidus, a, um - *tasteless, insipid.*

materia, ae, f. - *matter, material.*

melancholia, ae, f. - *black bile.*

munus, neris, n. - *function.*

nutrio, ire - *nourish.*

obnoxius, a, um - *subject to, exposed to.*

perpetuus, a, um - *perpetual, continual.*

pituita, ae, f. - *phlegm.*

proportio, onis, f. - *proportion.*

quippe - *indeed, to be sure.*

resarcio, ire - *patch again; repair, restore.*

sane - *indeed.*

servo, are - *preserve, maintain.*

subsisto, ere - *subsist, endure, last.*

substantia, ae, f. - *substance.*

utpote - *seeing that, inasmuch as.*

sanis et temperatis naturis sanguis plurimum excellat; dein
80   pituita, mox succus melancholicus, postremo bilis flava
omnium paucissima.
Communis omnium materia *Chilus* est, qui licet
simplex appareat, mutua tamen constat diversarum partium et
materiae permixtione. Causa illius efficiens calor jecoris est. Is
85   etenim omnes chili partes aequaliter afficiens, ex ejus portione
temperata sanguinem, ex calidiore et tenuiore bilem; ex cruda

---

aequaliter - *evenly, equally.*
afficio, ere - *have an influence on, affect.*
appareo, ere - *appear.*
calidus, a, um - *warm.*
calor, oris, m. - *heat.*
causa, ae, f. - *cause.*
chilus (chylus), i, m. - *chyle.*
communis, e - *common.*
consto, are - *consist.*
crudus, a, um - *uncooked, raw, undigested.*
dein - *then, next.*
diversus, a, um - *diverse, different, various.*
efficio, ere - *make, bring about.*
etenim - *for.*
excello, ere - *be superior, be dominant.*
flavus, a, um - *yellow.*
licet - *although.*
melancholicus, a, um - *pertaining to black bile.*
mox - *soon; next.*
mutuus, a, um - *reciprocal, common.*
pars, rtis, f. - *part.*
paucus, a, um - *few, little, in small amount or quantity.*
permixtio, onis, f. - *mixture.*
portio, onis, f. - *portion, part.*
postremo - *finally.*
sanus, a, um - *healthy.*
simplex, icis - *simple.*
suc(c)us, i, m. - *juice, fluid.*
temperatus, a, um - *having the proper mix of humors, well-tempered; well-blended.*
tenuis, e - *thin.*

pituitam; ex terrena succum melancholicum producit. Galenus
quidem putavit sanguinem fieri a calore mediocri, reliquos ab
immoderato, ut si cui jecur calidum obtigerit, bilis gignatur
90   uberior et acrior; si frigidius, pituita. Finis denique et usus
humorum est nutritio. ...
        Humorum canales et conceptacula *venae* sunt et
arteriae, ubi exactius elaborantur partim a calore nusquam
feriante, partim illapsa a jecore facultate. Sic autem
95   conservantur ut neque concrescant neque corrumpantur quamdiu
natura viget sana.

(I, p. 525)

---

acer, cris, cre - *sharp.*
autem - *consequently, moreover.*
conceptaculum, i, n. - *receptacle.*
concresco, ere - *grow, increase.*
conservo, are - *preserve, maintain.*
corrumpo, ere - *destroy.*
denique - *finally, in short, in fine.*
elaboro, are - *to work out finally or completely, make, create.*
exacte - *precisely, accurately.*
facultas, tatis, f. - *ability, function.*
ferior, ari - *rest, cease from.*
finis, is, m. - *end, purpose.*
frigidus, a, um - *cold.*
gigno, ere - *beget, generate.*
illabor, i, lapsus sum - *slip or flow into, penetrate.*
immoderatus, a, um - *immoderate.*
mediocris, e - *moderate.*
nusquam - *nowhere.*
nutritio, onis, f. - *nutrition.*
obtingo, ere - *fall to one's lot, happen.*
partim - *partly.*
produco, ere - *lead or bring forth, produce.*
quamdiu - *as long as.*
quidem - *indeed, to be sure.*
reliquus, a, um - *remaining, rest of.*
sanus, a, um - *healthy.*
terrenus, a, um - *earthy.*
uber, eris - *rich; abundant, copious.*
usus, us, m. - *use, function.*
vigeo, ere - *be vigorous, thrive, flourish.*

Sanguinis circulatio

...Iecori inest vena cava, unde fons sanguinis in
totum corpus, in cor praecipue, erumpit. Hujus *circulationem*
100 continuam, eamque ex laeva cordis cavitate in dextram
reciprocam, neoterici declarant aestus maritimi exemplo.

         (I, pp. 557-558, adapted)

Thomas Sydenham (cf. above, Nos. 11 and 44) was a
contemporary of Léon de Saint-Jean. In the following passage from the
*Observationes Medicae Circa Morborum Acutorum Historiam et
Curationem* (1676) he gives a general explanation of humoral causation
of disease and the distinction between acute and chronic diseases.

---

aestus, us, m. - *tide.*
cavitas, tatis, f. - *hollow, cavity.*
circulatio, onis, f. - *circulation.*
declaro, are - *declare, state.*
dexter, t(e)ra, t(e)rum - *right.*
erumpo, ere - *burst forth.*
exemplum, i, n. - *example, pattern; way, manner.*
fons, ntis, m. - *spring, source.*
insum, esse - *be (situated) in.*
laevus, a, um - *left.*
maritimus, a, um - *of the sea, maritime.*
neotericus, a, um - *new, modern.*
praecipue - *especially.*
reciprocus, a, um - *coming and going, moving back and forth,*
   alternating.
unde - *whence.*
vena cava, -ae -ae, f. - *the vena cava.*

53. *Morbus Naturae conamen in aegri salutem.*

Dictat Ratio (si quid ego hic judico), Morbum,
quantumlibet ejus causae humano corpori adversentur, nihil
esse aliud quam Naturae conamen, materiae morbificae
5   exterminationem in aegri salutem omni ope molientis.

---

adversor, ari - *be against, resist, be in opposition to.*
aeger, gri, m. - *sick person, patient.*
aliud quam - *other than.*
causa, ae, f. - *cause.*
conamen, minis, n. - *attempt.*
corpus, oris, n. - *body.*
dicto, are - *declare, assert; dictate.*
exterminatio, onis, f. - *destruction, elimination, driving off.*
humanus, a, um - *human.*
in (+acc.) - *at, with a view toward, in the interest of, for the sake of.*
judico, are - *judge.*
materia, ae, f. - *material, matter.*
molior, iri - *exert oneself, struggle, strive.*
morbificus, a, um - *disease-producing, morbific, pathogenic.*
morbus, i, m. - *illness, disease.*
natura, ae, f. - *nature.*
(ops), opis, f. - *power, might, resources.*
quantumlibet - *however much, however greatly.*
ratio, onis, f. - *reason.*
salus, utis, f. - *(good) health.*

Morbi partim ab aëre, partim a varia fermentatione, et humorum putrefactione.

        Cum enim hominum genus (ita volente Supremo rerum omnium Arbitro ac Moderatore, DEO), variis
10 impressionibus, forinsecus advenientibus, excipiendis aptum natum sit, fieri non potest quin idem variis etiam malis fuerit obnoxium; quae quidem partim ab istis aëris particulis nascuntur, quae, cum corporis humoribus male convenientes in idem se insinuaverint, nudo sanguini permistae corpus omne

---

advenio, ire - *come to or near, approach, arrive.*
aer, aeris, m. - *air.*
aptus, a, um - *fitted, suited.*
arbiter, tri, m. - *judge.*
convenio, ire - *to fit with, be suited to, agree;* **male convenientes** - *not* (lit. badly, poorly) *fitting in with, not agreeing with.*
deus, i, m. - *god.*
etiam - *also.*
excipio, ere - *take up, receive.*
fermentatio, onis, f. - *fermentation.*
forinsecus - *from outside.*
genus, eris, n. - *race, class, kind.*
humor, oris, m. - *humor.*
impressio, onis, f. - *an impressing, impression, making of marks by pressure; influence.*
insinuo, are - *make one's way into, get into, penetrate.*
malum, i, n. - *evil.*
moderator, oris, m. - *manager, ruler, director.*
nascor, i, natus sum - *be born, be created.*
nudus, a, um - *naked, bare; pure, simple.*
obnoxius, a, um - *subject to, liable to.*
particula, ae, f. - *particle.*
partim - *partly.*
permistus, a, um - *mixed.*
putrefactio, onis, f. - *putrefaction, decay.*
supremus, a, um - *highest, supreme.*
varius, a, um - *various, diverse.*
volo, velle - *wish, want.*

15   morbifico afflant contagio; partim a variis fermentationum
       generibus, vel etiam putrefactionibus humorum, qui in corpore
       ultra justum tempus adeo sunt commorati, quia scilicet iisdem
       digerendis primum, dein excernendis, vel ob nimiam eorundem
       molem vel qualitatem incongruam, suppar idem non fuit. ...

20   *Pestis et arthritis Naturae medicatricis instrumenta.*

            Sed ut instantia una alterave jam dictorum veritatem
       asseramus: ipsa pestis quid, obsecro, aliud est quam
       symptomatum complicatio, quibus utitur Natura ad inspiratas

---

afflo, are - *blow upon; infuse, impart.*
arthritis, idis, f. - *gout.*
assero, ere - *affirm, assert, declare.*
complicatio, onis, f. - *a folding together, combination.*
contagium, ii, n. - *contagion, disease.*
dein - *then, next.*
digero, ere - *digest.*
excerno, ere - *excrete, discharge.*
ideo - *for this reason, for the reason that.*
incongruus, a, um - *incongruous, unsuitable.*
inspiro, are, avi, atus - *breathe in, inhale.*
instantia, ae, f. - *instance, example.*
instrumentum, i, n. - *instrument, device, means.*
justus, a, um - *just, right, proper.*
medicatrix, tricis, f. - *healer.*
moles, is, f. - *mass.*
nimius, a, um - *too much, excessive.*
ob (+acc.) - *on account of.*
obsecro, are - *beg, ask.*
pestis, is, f. - *plague.*
qualitas, tatis, f. - *quality, nature.*
quam - *than.*
quia - *because.*
scilicet - *namely, to wit.*
suppar, paris - *(nearly) equal.*
symptoma, atis, n. - *symptom.*
ultra (+acc.) - *beyond.*
utor, i - *use, employ.*
vel...vel - *either...or.*
veritas, tatis, f. - *truth.*

25   una cum aëre particulas μιασμώδεις, per emunctoria,
apostematum specie, vel aliarum eruptionum opera,
excutiendas? Quid arthritis, nisi Naturae providentia ad
depurandum senum sanguinem, atque expurgandum corporis
profundum, ut cum Hippocrate loquamur? Potest et idem
affirmari de plerisque aliis morbis perfecte formatis.

---

aer, aeris, m. - *air.*
affirmo, are - *affirm, assert.*
apostema, atis, n. - *abscess, pustule.*
depuro, are - *purify.*
emunctorium, ii, n. - *any organ or structure whose function is to eliminate waste or cleanse, an emunctory.*
eruptio, onis, f. - *eruption.*
excutio, ere - *cast out, drive out, eliminate.*
expurgo, are - *purge, cleanse, purify.*
formo, are - *form.*
Hippocrates, is, m. - *Hippocrates.*
loquor, i - *speak.*
nisi - *except.*
opera, ae, f. - *working, operation.*
particula, ae, f. - *particle.*
perfecte - *completely, perfectly.*
plerique, pleraeque, pleraque - *quite a few, many.*
profundum, i, n. - *the depths.*
providentia, ae, f. - *provision, ingenuity; contrivance.*
sanguis, inis, m. - *blood.*
senex, senis, m. - *old man.*
species, ei, f. - *appearance.*
una cum - *together with.*

30   *Ratio morborum Acutorum. Febres intermittentes*
          Acutis, licet minus proprie, accensendae.

          Jam vero nunc hoc munere celerius fungitur Natura,
          nunc vero tardius, pro varia methodo qua causam morbificam
          deturbare nititur. Nam cum febris opem deposcit, qua adjutrice
35   particulas inquinatas a sanguine divellat, divulsasque progressu
          adhuc ulteriori per sudores, diarrhoeam, eruptiones, aut aliam
          istiusmodi evacuationem, expellat; cumque in sanguinis

---

accenseo, ere - *reckon to or among.*
acutus, a, um - *acute.*
adhuc - *still.*
adjutrix, icis, f. - *helper.*
causa, ae, f. - *cause.*
celer, eris, ere - *quick, swift.*
deposco, ere - *require.*
deturbo, are - *upset, dislodge; expel.*
diarrhoea, ae, f. - *diarrhea.*
divello, ere, velli, vulsus - *tear away from, separate.*
evacuatio, onis, f. - *evacuation, elimination.*
expello, ere - *expel.*
febris, is, f. - *fever.*
fungor, i (+abl.) - *perform.*
inquino, are, avi, atus - *taint.*
intermittens, ntis - *intermittent.*
istiusmodi - *of that kind.*
licet - *(al)though.*
methodus, i, f. - *method.*
munus, eris, n. - *function.*
nitor, i - *strive, struggle.*
(ops), opis, f. - *power, strength, resources.*
progressus, us, m. - *advance, progress, course.*
proprie - *properly.*
ratio, onis, f. - *reason; theory.*
sudor, oris, m. - *sweat(ing).*
tardus, a, um - *slow.*
ulterior, ius - *further.*
vero - *indeed, to be sure.*

massa, corpore pertenui ac fluido, res omnis peragatur, idque
motu partium violentiore, necesse omnino est, non solum ut
40   subito vel in salutem aegri vel in mortem determinetur, (prout
scilicet Natura vel materiam morbificam critice norit solvere,
vel ab eadem oppressa fatiscat), sed etiam ut pejora
vehementioraque symptomata se ubique comites adjungant.
Atque hujusmodi plane sunt morbi isti quos *Acutos*
45   appellamus, qui velociter scilicet atque cum impetu et periculo

---

adjungo, ere - *join to.*
aeger, gri, m. - *sick person, patient.*
appello, are - *call, name.*
comes, itis, m. - *companion.*
determino, are - *fix, settle, determine.*
fatisco, ere - *grow weak, become exhausted.*
fluidus, a, um - *fluid.*
hujusmodi - *of this kind.*
impetus, us, m. - *attack, onslaught.*
massa, ae, f. - *mass.*
mors, rtis, f. - *death.*
motus, us, m. - *motion, movement.*
necesse - *necessary.*
nosco, ere, novi, notus - *learn, know, know how, be able.*
omnino - *altogether.*
opprimo, ere, pressi, pressus - *overwhelm, overcome.*
pars, rtis, f. - *part.*
perago, ere - *perform;* in pass. - *take place, occur.*
periculum, i, n. - *danger, peril.*
pertenuis, e - *very thin.*
plane - *plainly, clearly.*
prout - *according as.*
salus, utis, f. - *(good) health, recovery* (from illness).
scilicet - *certainly, evidently.*
solum - *only;* **non solum...sed etiam** - *not only...but also.*
solvo, ere - *loosen; resolve.*
subito - *suddenly.*
ubique - *everywhere.*
vehemens, ntis - *violent, vehement; vigorous, powerful, strong.*
vel...vel - *either...or.*
velociter - *swiftly.*
violentus, a, um - *violent.*

ad statum moventur; quamvis (si minus accurate, haud tamen minus vere loquamur), isti etiam morbi pro Acutis sint habendi, qui, licet respectu paroxysmorum, si omnes simul sumantur, tardius moveant, respectu tamen paroxysmi cujuslibet particularis, cito atque etiam critice ad finem perveniunt, quales sunt febres intermittentes omnes.

50

Chronicorum ratio.

Ubi vero continens morbi materia ejus est indolis ut febrem in partes suas pertrahere non valeat ad dictae materiae

---

accurate - *accurately.*
chronicus, a, um - *chronic.*
cito - *quickly.*
continens, ntis - *long-standing, persistent.*
critice (see note on line 41).
finis, is, m. - *end, termination.*
habeo, ere - *have, hold, consider.*
haud - *by no means, not.*
indoles, is, f. - *inborn or natural quality, nature.*
licet - *although.*
loquor, i - *speak.*
minus (advb.) - *less.*
moveo, ere - *move.*
paroxysmus, i, m. - *paroxysm, fit.*
particularis, e - *particular, single, individual.*
pertraho, ere - *drag by force, bring forcibly, constrain.*
pervenio, ire - *come to, arrive at.*
pro (+abl.) - *as.*
qualis, e - *of which sort.*
quamvis - *although.*
quilibet, quaelibet, quodlibet - *any.*
respectus, us, m. - *respect, regard.*
simul - *at one time, together.*
status, us, m. - *state.*
sumo, ere - *take.*
tarde - *slowly.*
valeo, ere - *be strong, be strong enough to, have the power to.*
vere - *truthfully, truly.*

55   separationem universalem; aut cum hujusmodi materia parti
      alicui affigitur quae eidem explodendae prorsus est impar, sive
      ob propriam conformationem (uti se res habet in materia
      morbifica paralyticorum nervis impacta, in materia item
      suppurata in cavitate thoracis empyicorum), vel ob defectum
60   caloris naturalis et spirituum (ut cum pituita in pulmones
      decidit vel senio vel tussi diuturniore labefactatis), vel denique
      ob continuum materiae novae affluxum, qua sanguis vitiatus et

---

affigo, ere - *fix or fasten on, attach to.*
affluxus, us, m. - *a flowing to or toward, afflux.*
cavitas, tatis, f. - *cavity.*
conformatio, onis, f. - *conformation, form, construction.*
continuus, a, um - *continuous.*
decido, ere - *fall down or upon.*
defectus, us, m. - *lack, insufficiency.*
denique - *finally.*
diuturnus, a, um - *long-lasting, of long duration, lengthy.*
empyicus, a, um - *empyemic, suffering from pus in a bodily
      cavity.*
explodo, ere - *drive out, expel.*
habeo, ere - *have, hold;* **se habere** - *be.*
impar, is - *unequal.*
impingo, ere, pegi, pactus - *fix or fasten (onto).*
item - *likewise.*
labefacto, are, avi, atus - *ruin, weaken.*
naturalis, e - *natural.*
nervus, i, m. - *nerve.*
paralyticus, a, um - *paralytic.*
pituita, ae, f. - *phlegm.*
proprius, a, um - *one's own.*
prorsus - *utterly, wholly.*
pulmo, onis, m. - *lung.*
senium, ii, n. - *old age.*
separatio, onis, f. - *separation.*
spiritus, us, m. - *spirit.*
suppuro, are, avi, atus - *form pus, suppurate.*
thorax, acis, m. - *chest, thorax.*
tussis, is, f. - *cough.*
universalis, e - *entire, complete.*
vitiatus, a, um - *tainted, vitiated.*

ad ejusdem eliminationem unice dispositus, partem obruit
gravatque; in his, inquam, casibus, vel tarde admodum ad
65   coctionem pervenit materia, vel non omnino; adeoque morbi
ab hujusmodi materia inconcoctili provenientes, *Chronici* et
nuncupantur et sunt. A duobus his itaque principiis sibi
invicem contrariis, de quibus modo egimus, morbi alii *Acuti*,
alii vero *Chronici* exurgunt.

---

adeo (advb.) - *to the point (that), to such an extent (that), so much so
(that).*

admodum - *very, rather, quite.*

ago, ere, egi, actus - *treat, discuss, deal with.*

alii...alii - *some...others.*

casus, us, m. - *case.*

coctio, onis, f. - *cooking; digestion, concoction.*

contrarius, a, um - *contrary, opposed, opposite.*

dispositus, a, um - *disposed (to), determined (to).*

eliminatio, onis, f. - *elimination.*

ex(s)urgo, ere - *rise, arise.*

gravo, are - *weigh down, burden, oppress.*

inconcoctilis, e - *indigestible.*

inquam (defective verb) - *I say.*

invicem - *in turn;* **sibi invicem** - *mutually, to each other.*

modo - *recently, just, just now.*

nuncupo, are - *call, name.*

obruo, ere - *overpower.*

omnino - *wholly, entirely;* **non omnino** - *not at all.*

pervenio, ire - *come to, attain.*

principium, ii, n. - *principle.*

provenio, ire - *come forth, proceed from, arise from.*

tarde - *slowly.*

unice - *singularly, especially, in an extraordinary degree.*

70   *Acuti ab aëris alteratione impressi Epidemici dicuntur.*

　　　Acutos quod spectat ... eorum alii a secreta atque
inexplicabili aëris alteratione, hominum corpora inficientis,
gignuntur, neque a peculiari sanguinis et humorum crasi
omnino dependent, nisi quatenus occulta aëris influentia dictis
75   corporibus eandem impresserit. Hi, durante arcana illa aëris
constitutione nec ultra, pergunt lacessere, neque alio ullo
tempore invadunt; *Epidemici* hi dicti sunt.

---

aer, aeris, m. - *air.*
alteratio, onis, f. - *alteration, change.*
arcanus, a, um - *hidden, unseen.*
constitutio, onis, f. - *constitution.*
crasis, is, f. - *mixture, blend.*
dependeo, ere - *be dependent on, be governed by, be derived from.*
duro, are - *endure, continue.*
epidemicus, a, um - *epidemic.*
gigno, ere - *beget, produce.*
imprimo, ere, pressi, pressus - *press into or upon, imprint,
　　　implant, affect, cause.*
inexplicabilis, e - *inexplicable.*
inficio, ere - *infect.*
influentia, ae, f. - *influence.*
invado, ere - *come on, assault, attack.*
lacesso, ere - *assail, harass, trouble.*
nisi - *except.*
occultus, a, um - *hidden, unseen.*
omnino - *wholly, entirely;* (with a negative - *not at all*).
peculiaris, e - *one's own, personal, peculiar.*
pergo, ere - *proceed, continue.*
quatenus - *to the extent that, insofar as.*
secretus, a, um - *separated, out of the way, secret, unseen.*
specto, are - *look at, regard.*
ullus, a, um - *any.*
ultra - *beyond, further.*

> *Acuti a particulari corporum* ἀνωμαλίᾳ *quovis cujuslibet*
> *anni tempore invadentes, Intercurrentes,*
> 80   *seu Sporadici, dici possunt.*

>   Acutorum alii ab hac vel illa particulari corporum
> particularium ἀνωμαλίᾳ oriuntur, qui cum a causa magis
> generali non producantur, ideo neque plures simul corripiunt.
> Hi insuper Acuti quibuslibet annis et quolibet anni tempore
> 85   indifferenter invadunt, exceptis tamen iis quae dicemus ubi de
> genere hoc peculiariter agetur. Hos ego Acutos *Intercurrentes*,
> sive *Sporadicos*, appello.
>   (*Observationes Medicae*, Sect. I, Cap. I, 1; 3-7)

D. *The Problem of Gunpowder Wounds.* The introduction of
gunpowder toward the close of the Middle Ages presented the medical
profession with large numbers of wounds of a kind it had not
encountered before. Here Hippocrates, Galen, and other standard

---

ago, ere - *do; treat.*
annus, i, m. - *year.*
appello, are - *call, name.*
corripio, ere - *seize, attack.*
excipio, ere, cepi, ceptus - *take out, take up; except.*
generalis, e - *general.*
genus, eris, n. - *race, class, kind.*
ideo - *for this reason, therefore.*
indifferenter - *indiscriminately, indifferently.*
insuper - *furthermore.*
intercurrens, ntis - *intercurrent* (of a disease arising or progressing
    during the existence of another disease in the same patient).
magis (advb.) - *more.*
orior, iri - *arise.*
particularis, e - *particular.*
peculiariter - *specially, particularly.*
produco, ere - *bring forth, produce.*
quilibet, quaelibet, quodlibet - *whichever or whatever you*
    please, any.
quivis, quaevis, quodvis - *any that you please, any.*
simul - *at one time, at a single time.*
sive - *or.*
sporadicus, a, um - *sporadic.*
tamen - *however.*

authorities were of no assistance; new methods of treatment had to be devised by trial and error. The following passage illustrates what was probably the prevailing thinking of the early sixteenth century on this subject. It is taken from Jean de Vigo's *Practica in Arte Chirurgica Copiosa* (1514), a surgical text which enjoyed great popularity and renown in the sixteenth century.

54.   *De vulnere facto ab instrumento quod bombarda nuncupatur, et omnibus instrumentis currentibus eorum cursu.*

       Quamquam nullum vestigium curationis in antiquorum et modernorum scripturis istius vulneris reperitur,
5   tamen visum est mihi eorum quae saepenumero in hoc vulnere experti sumus cum honore nostro et magna aegrotantium utilitate capitulum speciale componere. Sed antequam ad

---

aegroto, are - *be ill.*
antiquus, a, um - *ancient.*
bombarda, ae, f. - *cannon.*
capitulum, i, n. - *chapter.*
compono, ere - *put together, compose.*
curatio, onis, f. - *treatment.*
curro, ere, cucurri, cursus - *run.*
cursus, us, m. - *course.*
experior, iri, pertus sum - *try, test, experience.*
honor, oris, m. - *honor, glory.*
instrumentum, i, n. - *instrument, device.*
modernus, a, um - *modern.*
nullus, a, um - *no.*
nuncupo, are - *name, call.*
quamquam - *although.*
reperio, ire - *find, discover.*
saepenumero - *often, frequently.*
scriptura, ae, f. - *scripture; writing.*
specialis, e - *special.*
tamen - *nevertheless.*
utilitas, tatis, f. - *usefulness, benefit.*
vestigium, ii, n. - *track, trace, vestige.*
visum est - *it seemed desirable.*
vulnus, eris, n. - *wound.*

principale propositum accedamus puto necessarium esse
essentiam talis vulnerationis describere. ...

10   Dico igitur quod vulnus a tali instrumento causatum
ex triplici genere vulnerationis compositum esse videtur.
Primo videlicet ratione rotunditatis instrumenti vulnus dicitur
contusum. Secundo ratione igneitatis dicitur *ignitum* seu
combustum vulnus. Tertio ratione pulveris *venenosum* dicitur.

15   Et quia ista morborum genera adinvicem contrariantur propter

---

accedo, ere - *approach.*
adinvicem - *to each other.*
causo, are - *cause.*
combustus, a, um - *burned.*
compositus, a, um - *composed, compounded.*
contrarior, ari - *be the opposite of, be opposed to.*
contusum, i, n. - *contusion.*
describo, ere - *describe.*
essentia, ae, f. - *essence.*
genus, eris, n. - *class, kind.*
igitur - *consequently, therefore, then.*
igneitas, tatis, f. - *fiery nature.*
ignitus, a, um - *set on fire, fiery.*
iste, ista, istud - *that.*
morbus, i, m. - *illness, disease.*
necessarius, a, um - *necessary.*
primo - *in the first place, first.*
principalis, e - *principal, main.*
propositum, i, n. - *proposal, subject.*
propter (+acc.) - *because of.*
pulvis, eris, m. - *powder.*
puto, are - *think, believe.*
ratio, onis, f. - *reason, cause.*
rotunditas, tatis, f. - *roundness.*
secundo - *in the second place, secondly.*
talis, e - *such.*
tertio - *in the third place, thirdly.*
triplex, icis - *threefold.*
venenosus, a, um - *poisonous.*
videlicet - *evidently, plainly.*
vulneratio, onis, f. - *wounding, wound.*

eorum diversitatem, idcirco curationem huiusmodi vulneris difficilem reddunt. Nam contusio et combustio indigent humectatione, venenositas vero exsiccatione. Sumendo ergo curationem nostram a Galeni libro *De Ingenio Sanitatis*, dico

20   quod quando duo vel plures morbi adinvicem coniunguntur, intentio medici semper debet vacare pro posse principaliori, alterum morbum penitus non negligendo. Principalior itaque istorum morborum est qui a venenositate pulveris causatur. Et

---

alter, era, erum - *the other.*
combustio, onis, f. - *burning, burn.*
coniungo, ere - *join, combine, bring together.*
contusio, onis, f. - *contusion.*
diversitas, tatis, f. - *diversity, contradiction.*
ergo - *therefore.*
ex(s)iccatio, onis, f. - *drying, dryness.*
Galenus, i, m. - *Galen* (ancient physician; see Introduction to No. 9 above).
huiusmodi - *of this kind.*
(h)umectatio, onis, f. - *moistening, moisture.*
idcirco - *for this reason.*
indigeo, ere - *need, require.*
ingenium, ii, n. - *character, nature.*
intentio, onis, f. - *aim.*
medicus, i, m. - *physician.*
principalis, e - *principal, major, important, basic.*
quando - *when.*
reddo, ere - *render, make.*
sanitas, tatis, f. - *health.*
semper - *always.*
sumo, ere - *take.*
vaco, are (+dat.) - *be free to attend or devote oneself to.*
venenositas, tatis, f. - *poisonous nature, toxicity.*
vel - *or.*
vero - *but, however.*

propterea curationem nostram fundabimus in cura vulneris
25   venenosi, alios tamen morbos non penitus negligendo, ut
praediximus.
Curatio itaque istius vulneris quatuor completur
intentionibus. Prima est vitae ordinatio. Secuna corporis
evacuatio. Tertia vulneris medicaminibus localibus gubernatio
30   diversorum modorum secundum quae diversa auxiliorum genera
in eius cura requiruntur. Quarta et ultima accidentium
correctio. ...

---

accido, ere - *happen by accident, befall.*
auxilium, ii, n. - *aid, assistance, help.*
compleo, ere - *fill, complete, accomplish.*
correctio, onis, f. - *correction.*
cura, ae, f. - *care, treatment.*
diversus, a, um - *diverse, different.*
evacuatio, onis, f. - *evacuation.*
fundo, are - *base.*
gubernatio, onis, f. - *controlling, control.*
localis, e - *local.*
medicamen, inis, n. - *medication, drug, remedy.*
modus, i, m. - *kind.*
negligo, ere - *disregard, neglect.*
ordinatio, onis, f. - *an orderly arranging, regulating.*
penitus - *completely, entirely.*
praedico, ere, dixi, dictus - *say earlier, say above.*
propterea - *for that reason.*
requiro, ere - *require.*
secundum (+acc.) - *according to.*
tamen - *however.*
ultimus, a, um - *last.*
vita, ae, f. - *life.*

　　　　　Quantum ergo ad primam et secundam intentionem,
　　　　ut ad propositum nostrum accedamus, non secus procedendum
35　　　est quemadmodum dictum fuit capitulo de vulnere carnoso. ...
　　　　　Tertia intentio quae completur administratione
　　　　localium diversorum modorum... sic perficitur. In primis
　　　　nulla melior curatio est cum ad hanc curationem perveneris ut
　　　　nobis experientia saepenumero demonstravit quam protinus
40　　　vulnus candenti ferro decoquere, aut unguentum Aegyptiacum

---

accedo, ere - *approach, get to.*
administratio, onis, f. - *application.*
Aegyptiacus, a, um - *Egyptian.*
candens, ntis - *glowing, red-hot.*
capitulum, i, n. - *chapter.*
carnosus, a, um - *of the flesh.*
decoquo, ere - *boil, cook, consume.*
demonstro, are, avi, atus - *demonstrate, show.*
diversus, a, um - *diverse, different, various.*
ergo - *therefore.*
experientia, ae, f. - *experience.*
ferrum, i, n. - *iron.*
localis, e - *local;* (as noun) *a drug administered locally.*
modus, i, m. - *kind.*
perficio, ere - *do, accomplish.*
pervenio, ire - *come to, reach, arrive.*
primus, a, um - *first;* **in primis** - *first of all.*
procedo, ere - *proceed.*
propositum, i, n. - *proposal, subject.*
protinus - *forthwith, immediately, directly.*
quam - *than.*
quantum...ad - *as for.*
quemadmodum - *how.*
saepenumero - *many times, often.*
secus - *otherwise.*
unguentum, i, n. - *ointment.*
ut - *as.*

descriptione Avicennae confectum administrare. Aut loco
eorum ferventi oleo sambucino cauterizare. Cauterizatio enim
securat aegrotantem a putrefactione contusionis, venenositatem
pulveris interficiendo.

(*Practica*, Liber III, Tract. II, Cap. III)

Ambroise Paré (1510-1590), who later gained great fame as a
surgeon, served as a young man for nine years in the army of the
French king François I. He was moved by compassion for the wounded
soldiers committed to his care. In the following passage he describes
how he quite accidentally came upon a better and less painful method of
treating gunshot wounds than that advocated by Vigo.

---

administro, are - *administer, apply.*
aegroto, are - *be ill or sick;* **aegrotans** - *ill person, patient.*
Avicenna, ae, m. - *Avicenna.*
cauterizatio, onis, f. - *cauterization.*
cauterizo, are - *cauterize.*
conficio, ere, feci, fectus - *make, compound.*
descriptio, onis, f. - *description; prescription.*
fervens, ntis - *intensely hot, boiling.*
interficio, ere - *kill, destroy.*
oleum, i, n. - *oil.*
putrefactio, onis, f. - *putrefaction, decay.*
sambucinus, a, um - *of the elder tree, elder-.*
securo, are - *free from care or concern, render safe (against).*

55.   Anno Domini millesimo quingentesimo trigesimo
sexto, Franciscus, Galliarum rex, a rerum bello et pace
gestarum magnitudine Magnus dictus, ingentem exercitum
trans Alpes misit, Annae Mommorantii equitum et praetorii
5   magistri ductu et auspiciis, tum ut Taurinum annona,
praesidio, et omni commeatu firmaret, tum ut eius provinciae

Alpes, ium, f. - *the Alps.*
Annas, ae, m. - *Anne* (Duke of Montmorency).
annona, ae, f. - *grain; provisions, supplies.*
annus, i, m. - *year.*
auspicium, ii, n. - *augury;* plur. - *the chief command.*
bellum, i, n. - *war.*
commeatus, us, m. - *supplies.*
dictus, a, um - *called.*
dominus, i, m. - *lord.*
ductus, us, m. - *leadership, command.*
eques, itis, m. - *a mounted soldier, knight;* plur. - *the cavalry.*
exercitus, us, m. - *army.*
firmo, are - *strengthen.*
Franciscus, i, m. - *François (Francis).*
Galliae, arum, f. - *France.*
ingens, ntis - *huge.*
magister, tri, m. - *master, commander.*
magnitudo, inis, f. - *greatness.*
millesimus, a, um - *thousandth.*
Mommorantius, ii, m. - *a member of the Montmorency family.*
pax, pacis, f. - *peace.*
praesidium, ii, n. - *guard, garrison.*
praetorium, ii, n. - *the royal body-guard.*
provincia, ae, f. - *province.*
quingentesimus, a, um - *five hundredth.*
res gestae, rerum gestarum, f. - *exploits.*
rex, regis, m. - *king.*
sextus, a, um - *sixth.*
Taurinum, i, n. - *Turin.*
trigesimus, a, um - *thirtieth.*
tum...tum - *partly...partly.*

urbes a Marchione Guasto, imperatoriarum copiarum legato, captas reciperet. Eram ego in regio exercitu Chirurgus Monteiani, peditatus ductoris. Caesariani, armato milite, Susarum
10 angustias, castrum Villanum, omnesque alios aditus completos, occupaverant; ut nisi summa vi, ex illis propugnaculis deturbari, nisi ferro viam sibi aperire regius exercitus, non potuerit. In illo animorum ardore et armorum

---

aditus, us, m. - *approach.*
angustiae, arum, f. - *narrows; (mountain) pass.*
animus, i, m. - *mind, spirit;* (plur.) - *violent passion, wrath.*
aperio, ire - *open.*
ardor, oris, m. - *ardor, heat.*
arma, orum, n. - *arms.*
armo, are, avi, atus - *arm.*
Caesarianus, a, um - *of the Kaiser* (or Holy Roman Emperor), *imperial.*
castrum, i, n. - castle.
chirurgus, i, m. - *surgeon.*
completus, a, um - *filled; blocked.*
copia, ae, f. - *supply, abundance;* plur. - *(military) forces.*
deturbo, are - *dislodge.*
ductor, oris, m. - *leader, commander.*
ferrum, i, n. - *iron; sword, arms.*
imperatorius, a, um - *imperial.*
legatus, i, m. - *general.*
marchio, onis, m. - *marquis;* **Marchione Guasto** (abl.) - *the Marquis du Guast.*
miles, itis, m. - *soldier; soldiery, troops.*
nisi - *except.*
occupo, are, avi, atus - *occupy.*
peditatus, us, m. - *infantry.*
propugnaculum, i, n. - *bulwark, fortress, fortification.*
recipio, ere - *take back, recover, recapture.*
regius, a, um - *royal.*
summus, a, um - *greatest, extreme.*
urbs, urbis, f. - *city.*
vis, vis, f. - *force.*

tanta contentione, multa utrimque omni quidem telorum

15   genere, sed sclopis praesertim accepta et inflicta vulnera fuere.
Verum fatebor, quod nondum animum meum rerum
Chirurgicarum notitia admodum condiveram, necdum in
vulnerum sclopo illisorum curatione versatus eram. Legeram
quidem apud Ioannem Vigonium, vulnera igniariis machinis

20   inflicta, propter pyrium pulverem venenata esse; itaque ut

---

accipio, ere, cepi, ceptus - *receive.*
admodum - *completely, entirely.*
chirurgicus, a, um - *surgical;* **res chirurgicae** - *surgical matters, surgery.*
condio, ire, ivi, itus - *season, spice; steep.*
contentio, onis, f. - *struggle, contest.*
fateor, eri - *confess, admit.*
genus, eris, n. - *class, kind.*
igniarius, a, um - *having to do with fire, employing or making fire.*
illido, ere, si, sus - *strike, dash, beat.*
infligo, ere, flixi, flictus - *inflict.*
Io(h)annes, is, m. - *John.*
lego, ere, legi, lectus - *read.*
machina, ae, f. - *device, machine.*
necdum - *and not yet.*
nondum - *not yet.*
notitia, ae, f. - *familiarity, knowledge.*
praesertim - *especially.*
propter (+acc.) - *because of.*
pulvis pyrius, pulveris pyrii, m. - *gunpowder.*
quidem - *indeed, to be sure.*
sclopus, i, m. - *gun.*
tantus, a, um - *so great.*
telum, i, n. - *missile, weapon.*
utrimque - *on both sides.*
veneno, are, avi, atus - *poison.*
versor, ari, atus sum - *busy oneself with, be involved in.*
verum - *but.*
Vigonius, ii, m. - *de Vigo* (see introductory remarks to No. 54).
vulnus, eris, n. - *wound.*

sanentur, oleo sambucino calentissimo, cui nonnihil theriacae admixtum sit, inurenda esse. Sed cum nec auctori nec remedio magnopere fiderem, quod scirem caustica vulneribus sine summo doloris cruciatu, affundi non posse, ipse antequam me illi aleae committerem, observare volui et oculorum fide addiscere, num quid aliud, qui castra mecum sequebantur Chirurgi, super eiusmodi vulneribus molirentur. Animadverti

25

---

addisco, ere - *learn in addition, learn further.*
admisceo, ere, cui, xtus - *mix in, add.*
affundo, ere - *pour in or on.*
alea, ae, f. - *a game of chance, gambling; die; risk, chance, hazard.*
animadverto, ere, ti, sus - *notice.*
antequam (conj.) - *before.*
auctor, oris, m. - *authority; author.*
caleo, ere - *be hot.*
castra, orum, n. - *camp.*
causticus, a, um - *caustic.*
committo, ere - *entrust, commit, resign (oneself to).*
cruciatus, us, m. - *torture.*
dolor, oris, m. - *pain, suffering.*
eiusmodi - *of that kind.*
fides, ei, f. - *faith, trust; assurance, confirmation.*
fido, ere - *have faith in, trust.*
inuro, ere - *burn, sear.*
magnopere - *greatly.*
molior, iri - *endeavor to do, attempt, undertake.*
nonnihil (indecl.) - *a little.*
num - *whether.*
observo, are - *observe.*
oculus, i, m. - *eye.*
oleum, i, n. - *oil.*
quid=aliquid.
remedium, ii, n. - *remedy.*
sambucinus, a, um - *of the elder tree, elder-.*
sano, are - *heal, cure.*
scio, ire - *know.*
sequor, i, secutus sum - *follow.*
super (+abl.) - *concerning, about.*
theriaca, ae, f. - *theriac.*

omnes eandem illam a Vigonio praescriptam curandi viam
terere, ac quam maxime possent peniculis atque setonibus oleo
30   illo quam ferventissimo vulnera sclopis illisa, primo quoque
apparatu complere; quae mihi res animum addidit, ut ipse
quoque idem in his qui se mihi tradiderant, tentarem. Contigit
aliquando ut propter vulneratorum qui tum aderant
multitudinem mihi oleum illud deficeret. Itaque cum aliquot
35   adhuc alii restarent curandi, coactus fui, ne nihil viderer egisse,
ac remedio desertos reliquisse, digestivum, quod vocant

---

adhuc - *still.*
adsum, esse - *be present, be near or at hand.*
ago, ere, egi, actus - *do.*
aliquando - *on one occasion.*
aliquot (indecl.) - *some, several, a number.*
animus, i, m. - *mind, spirit; courage.*
apparatus, us, m. - *the process of preparing, preparation;* (of a
   wound) *dressing.*
cogo, ere, coegi, coactus - *compel.*
compleo, ere - *fill.*
contingo, ere, tigi - *happen.*
curo, are - *care for, treat.*
deficio, ere - *run out, fail.*
desero, ere, ui, tus - *desert, abandon.*
digestivum, i, n. - *a digestive* (see note on line 36).
fervens, ntis - *hot, boiling.*
multitudo, inis, f. - *large number, multitude.*
peniculus, i, m. - *brush.*
praescribo, ere, scripsi, scriptus - *prescribe.*
quisque, quaeque, quodque - *each.*
quoque - *also.*
relinquo, ere, liqui, lictus - *leave.*
resto, are - *remain.*
seto, onis, m. - *skein of threads; a thread; compress.*
tento (tempto), are - *try, attempt.*
tero, ere - *tread.*
trado, ere, didi, ditus - *hand or turn over.*
via, ae, f. - *way, road, path.*
vulnero, are, avi, atus - *wound.*

medicamentum, ex ovi vitello, oleo rosaceo, et terebinthina paratum, apponere. Insomnem noctem duxi, siquidem angebar animo, meque superioris diei curatio, quam perperam factam putabam, remordebat; veritus, ne sequenti die vulneris veneno mortuos eos vel moribundos comperirem, quos caustico oleo non inussissem. Summo igitur mane surgo, aegros inviso, atque praeter spem animadverto eos, quos solo digestivo

40

---

aeger, gri, m. - *sick person, patient.*
ango, ere - *distress, torment, trouble.*
animadverto, ere - *notice.*
appono, ere - *apply.*
causticus, a, um - *caustic.*
comperio, ire - *find.*
igitur - *therefore.*
insomnis, e - *sleepless.*
inuro, ere, ussi, ustus - *burn, scald.*
inviso, ere - *go to see, visit.*
mane (advb.) - *in the morning.*
medicamentum, i, n. - *drug, remedy.*
moribundus, a, um - *dying.*
mortuus, a, um - *dead.*
ovum, i, n. - *egg.*
paro, are, avi, atus - *prepare.*
perperam - *incorrectly, wrongly, badly.*
praeter (+acc.) - *beyond; contrary to.*
remordeo, ere - *torment, disturb.*
rosaceus, a, um - *of roses, rose-.*
sequor, i - *follow.*
siquidem - *since, inasmuch as.*
solus, a, um - *sole, only, alone.*
spes, ei, f. - *hope; expectation.*
superior, ius - *previous.*
surgo, ere - *rise.*
terebinthina, ae, f. - *turpentine.*
vel - *or.*
vereor, eri, itus sum - *fear.*
vitellus, i, m. - *yolk.*

45   curaveram, doloris vehementia immunes, placidam noctem
traduxisse, vulneraque inflammationis et tumoris expertia
habere, reliquos contra quos fervente oleo inusseram,
febricitare, dolore atroci cruciari, et circum vulnera tumere.
Idem ego cum multoties in pluribus aliis expertus essem, in
animum induxi meum, numquam ut mihi vel alteri cuiquam
50   sclopo vulneratos inurendos putarem.

(*Opera Ambrosii Parei*, Liber X, Apologismus I)

---

atrox, ocis - *horrible, dreadful, fierce.*
crucio, are - *torture, torment.*
curo, are - *care for, treat.*
experior, iri, pertus sum - *experience.*
expers, rtis - *free from.*
febricito, are - *have a fever, be feverish.*
fervens, ntis - *hot, boiling.*
immunis, e - *free from.*
induco, ere, xi, ctus - *lead or bring in.*
inflammatio, onis, f. - *inflammation.*
multoties - *many times.*
numquam - *never.*
placidus, a, um - *calm, peaceful.*
plures, ium - *more.*
quisquam, quicquam - *anyone, anything.*
reliquus, a, um - *remaining, rest of.*
traduco, ere, xi, ctus - *pass.*
tumeo, ere - *be swollen, have swelling.*
tumor, oris, m. - *swelling.*
vehementia, ae, f. - *violence, strength, intensity.*
vel - *or.*

PART FIVE: THE PHYSICIAN AND HIS RELATIONS WITH PATIENTS; MEDICAL DEONTOLOGY

A. *Hippocrates. Prognostics* was the name given to the determination of the probable course of a disease and its outcome from certain signs, or what would be called today symptoms. Hippocrates viewed diseases as consisting of a series of events or developments moving toward a definite end and marked by specific signs. The physician who was aware of these could better diagnose the patient's condition and provide more effective care, and, if a case was hopeless, preserve his professional reputation by predicting an unfavorable outcome.

56.   *The Importance of Prognostics*

Operae pretium mihi facturus medicus videtur, si ad providentiam sibi comparandam omne studium adhibeat. Cum

---

adhibeo, ere - *use, apply.*
comparo, are - *prepare, acquire.*
medicus, i, m. - *physician.*
opera, ae, f. - *work, effort.*
pretium ii, n. - *price.*
providentia, ae, f. - *foresight, forecasting, prognosis.*
studium, ii, n. - *zeal, energy.*

5 namque praesenserit et praedixerit apud aegrotos tum
praesentia, tum praeterita, tum futura, quaeque aegri in sua
narratione omittunt, res utique aegrotantium magis agnoscere
credetur, adeo ut maiore cum fiducia sese homines medico
committere audeant. Curandi vero rationem optime molietur,
si futuras affectiones praenoverit. Neque enim fieri potest, ut
omnes aegroti sanitatem assequantur. Hoc nempe longe

---

adeo ut - *to the point that, so much so that.*
aeger, gri, m. - *sick person, patient.*
aegroto, are - *be ill or sick.*
aegrotus, i, m. - *sick person, patient.*
affectio, onis, f. - *condition, development.*
agnosco, ere - *be familiar with.*
apud (+acc.) - *among, in the presence of.*
assequor, i - *attain.*
audeo, ere - *dare.*
committo, ere - *commit, entrust.*
credo, ere - *believe.*
curo, are - *care (for), treat.*
fiducia, ae, f. - *confidence.*
futurus, a, um - *future.*
longe - *far.*
magis (advb.) - *more, more greatly.*
molior, iri - *undertake, go about.*
namque - *for.*
narratio, onis, f. - *narration, account.*
nempe - *indeed, assuredly.*
omitto, ere - *omit.*
praedico, ere, xi, ctus - *relate beforehand, foretell.*
praenosco, ere, novi - *become acquainted with beforehand,
    foreknow.*
praesens, ntis - *present.*
praesentio, ire - *feel or perceive beforehand.*
praeteritus, a, um - *past.*
ratio, onis, f. - *system, plan, method.*
sanitas, tatis, f. - *healthy condition, health.*
tum...tum (enumerates a series).
utique - *certainly, to be sure.*
vero - *indeed, to be sure.*

10   praestantius foret quam futurorum consecutionem praenoscere.
     Quandoquidem vero quidam vi morbi intereunt prius quam
     medicum accersant, quidam etiam vocato medico confestim,
     partim quidem unum diem, partim etiam paulo diutius vitam
     trahentes mortui sunt, priusquam medicus arte sua singulis
15   morbis viriliter se opponere possit, talium affectionum
     naturam, quantum scilicet vires corporis superent, cognovisse,
     simulque et si quid divini in morbis inest, huius quoque

---

accerso=arcesso, ere - *send for, summon.*
affectio, onis, f. - *condition, disease.*
ars, artis, f. - *art, craft, skill.*
cognosco, ere, novi, nitus - *learn;* (perfect tenses with present
     meaning) *know.*
confestim - *immediately, quickly, forthwith.*
consecutio, onis, f. - *sequence.*
corpus, oris, n. - *body.*
diutius (comparative of **diu**) - *longer* (of time).
divinus, a, um - *divine.*
insum, esse - *be in, be involved.*
intereo, ire - *die, perish.*
morbus, i, m. - *disease, illness.*
morior, i, mortuus sum - *die.*
natura, ae, f. - *nature.*
oppono, ere - *set against, oppose, fight.*
partim - *partly.*
paulo - *a little.*
praestans, ntis - *excellent, remarkable, extraordinary.*
prius quam=priusquam (conj.) - *before.*
quandoquidem - *since.*
quantum (advb.) - *how much.*
scilicet - *evidently, to be sure.*
simul - *at the same time.*
singulus, a, um - *single, individual.*
supero, are - *surpass, exceed.*
talis, e - *such.*
traho, ere - *draw, extend.*
vero - *indeed, to be sure.*
vires, ium, f. (plur. of **vis**) - *strength.*
viriliter - *manfully, firmly, courageously.*
vis, vis, f. - *force.*
vita, ae, f. - *life.*

providentiam ediscere oportet. Hac etiam ratione merito sibi admirationem et boni medici existimationem conciliaverit. Qui
20   namque morbo superiores esse possunt, eos utique longe rectius conservaverit, ex longo antea intervallo ad singula consilium dirigens; tum etiam morituros, tum evasuros ubi praenoverit et praedixerit, extra culpam positus erit.

(Praenotiones, 1)

---

admiratio, onis, f. - *admiration, respect.*
antea (advb.) - *before, beforehand.*
concilio, are, avi, atus - *win over, procure, acquire.*
conservo, are, avi, atus - *preserve, save.*
consilium, ii, n. - *plan, strategy.*
culpa, ae, f. - *fault, blame.*
dirigo, ere - *direct.*
edisco, ere - *learn.*
evado, ere, vasi, vasus - *escape.*
existimatio, onis, f. - *reputation.*
extra (+acc.) - *outside, beyond.*
intervallum, i, n. - *period of time, interval.*
longe - *far.*
merito - *deservedly, rightfully.*
moriturus, a, um (fut. partic. of **morior**) - *about to die, destined to die.*
oportet, ere - *it is necessary.*
ratio, onis, f. - *manner, way.*
recte - *rightly, correctly, properly, well.*
singulus, a, um - *single, individual.*
superior, ius - *superior (to), victorious (over).*
utique - *certainly, necessarily.*

57.   The "Facies Hippocratica"

In morbis autem acutis hoc modo res considerare oportet: in primis aegroti facies, sitne bene valentium, praecipueque sui ipsius similis. Ita enim optima existimanda; quae vero ab ea plurimum recedit gravissimum periculum portendit. Qualis fuerit: nasus acutus, oculi concavi, collapsa tempora, aures frigidae et contractae, imisque suis fibris

5

---

acutus, a, um - *acute; sharp.*
aegrotus, i, m. - *sick person, patient.*
auris, is, f. - *ear.*
collapsus, a, um - *sunken.*
concavus, a, um - *hollow.*
considero, are - *observe, look at, examine.*
contractus, a, um - *contracted.*
existimo, are - *think, judge.*
facies, ei, f. - *face, countenance.*
fibra, ae, f. - *lobe.*
frigidus, a, um - *cold.*
gravis, e - *heavy; serious.*
Hippocraticus, a, um - *Hippocratic.*
imus, a, um - *lowest, bottom of.*
modus, i, m. - *manner, way.*
morbus, i, m. - *disease.*
nasus, i, m. - *nose.*
oculus, i, m. - *eye.*
oportet, ere - *it is necessary, one should.*
periculum, i, n. - *danger.*
plurimum (advb.) - *most.*
portendo, ere - *portend, presage.*
praecipue - *especially.*
primus, a, um - *first;* **in primis** - *first, first of all.*
qualis, e - *of which kind, of which sort.*
recedo, ere - *recede; deviate, vary.*
tempora, um, n. - *the temples.*
valeo, ere - *be strong;* **bene valere** - *be in good health.*
vero - *however; indeed.*

aversae, cutis circa frontem dura, intenta et resiccata, et totius
faciei color ex viridi pallescens, aut etiam niger, vel lividus.
Itaque si per initia morbi eius modi facies fuerit, neque adhuc
10   ex reliquis signis coniicere potueris, interrogare convenit, num
aeger vigilaverit, aut alvus admodum liquida fuerit, aut eum
inedia aliqua oppresserit. Quod si quid horum fateatur, minus

---

adhuc - *yet.*
admodum - *quite, very.*
aeger, gri, m. - *sick person, patient.*
aliqui(s), aliquae, aliquod - *some, any.*
alvus, i, f. - *belly; bowels.*
aversus, a, um - *turned away, turned outward.*
circa (+acc.) - *around, about.*
color, oris, m. - *color.*
coni(i)cio, ere - *conjecture, make a prognosis.*
convenit (Impersonal usage of **convenio**) - *it is fitting or
        appropriate.*
cutis, is, f. - *skin.*
durus, a, um - *hard.*
etiam - *even.*
fateor, eri - *admit, confess, acknowledge.*
frons, ntis, f. - *forehead, brow; countenance, face.*
inedia, ae, f. - *starvation; inability to retain food.*
initium, ii, n. - *beginning.*
intentus, a, um - *tense.*
interrogo, are - *ask, inquire.*
liquidus, a, um - *liquid; loose.*
lividus, a, um - *of a leaden color, bluish.*
modus, i, m. - *kind.*
niger, gra, grum - *black, dark.*
num - *whether.*
opprimo, ere, pressi, pressus - *bear down on, overwhelm.*
pallesco, ere - *grow or turn pale.*
quod si=quodsi - *but if.*
reliquus, a, um - *remaining, rest of, other.*
resiccatus, a, um - *dried, dry.*
signum, i, n. - *sign.*
vigilo, are, avi - *be awake, be sleepless.*
viridis, e - *green.*

formidandum esse existimandum. Diiudicantur autem ista die
ac nocte, si ex his causis eiusmodi facies fuerit. At si nihil

15   horum praecessisse dixerit, neque intra dictum tempus ad
pristinum statum redierit, in propinquo mortem esse sciendum
est. Si vero vetustiore iam morbo, quam triduo aut quatriduo,
talis facies exstiterit, inquirenda ea sunt de quibus antea
praecepi, et reliqua signa tum ex universa facie, tum ex reliquo

20   corpore et oculis in considerationem adhibenda.

---

adhibeo, ere - *call, bring in, use.*
antea (advb.) - *before, previously, earlier.*
at - *but.*
autem - *however.*
causa, ae, f. - *cause, reason.*
consideratio, onis, f. - *consideration.*
corpus, oris, n. - *body.*
diiudico, are - *judge, decide, determine.*
eiusmodi - *of that kind.*
existimo, are - *think, judge.*
ex(s)isto, ere, titi - *exist, be present.*
formido, are - *fear, dread.*
inquiro, ere - *inquire.*
intra (+acc.) - *inside, within.*
iste, ista, istud - *that.*
mors, rtis, f. - *death.*
oculus, i, m. - *eye.*
praecedo, ere, cessi, cessus - *precede.*
praecipio, ere, cepi, ceptus - *advise, recommend, indicate.*
pristinus, a, um - *former, original.*
propinquus, a, um - *near, close.*
quam - *than.*
quatriduum, i, n. - *a period of four days.*
redeo, ire, ii, itus - *return, revert.*
scio, ire - *know.*
signum, i, n. - *sign, indication, symptom.*
status, us, m. - *state, condition.*
talis, e - *such.*
triduum, i, n. - *a period of three days.*
tum...tum - *not only...but also, both...and.*
universus, a, um - *entire.*
vero - *but.*
vetustior, ius (comparative of **vetus**) - *older, of greater duration.*

Si namque hi lucem refugiant, aut illacriment praeter
voluntatem, aut pervertantur, aut alter ex iis minor fiat, aut
quae in iis alba esse debent rubescant aut livescant aut in
iisdem venulae nigricent, aut lippientium oculorum sordes
25   circa eorum aciem appareant, aut etiam assidue mobiles, aut
tumidi, aut vehementer cavi fuerint, aut eorum acies squalida et
minime lucida et immobilis, aut totius faciei color immutatus,
haec omnia mala perniciosaque existimanda. Quin etiam per
somnum an ex oculis aliquid subappareat spectare oportet. Ubi

---

acies, ei, f. - *sight.*
albus, a, um - *white.*
alter, era, erum - *other; one* (out of two).
an - *whether.*
appareo, ere - *appear.*
assidue - *continually.*
cavus, a, um - *hollow, sunken.*
debeo, ere - *owe; ought.*
illacrimo, are - *shed tears, water.*
immobilis, e - *not moving, fixed.*
immuto, are, avi, atus - *change, alter.*
lippio, ire - *suffer from inflammation or watering of the eyes.*
livesco, ere - *become dull blue or livid.*
lucidus, a, um - *clear.*
lux, lucis, f. - *light.*
minime - *by no means, not very.*
mobilis, e - *moving.*
nigrico, are - *become black.*
perniciosus, a, um - *deadly, destructive.*
perverto, ere - *turn about; distort.*
praeter (+acc.) - *beyond, more than.*
quin - *indeed, in fact; furthermore.*
refugio, ere - *flee from, shun, avoid.*
rubesco, ere - *become red.*
somnus, i, m. - *sleep.*
sordes, is, f. - *dirt, filth* (of various bodily secretions).
squalidus, a, um - *dirty, filthy; murky* (in appearance).
subappareo, ere - *become slightly visible.*
tumidus, a, um - *swollen.*
vehementer - *strongly, forcefully, very.*
venula, ae, f. - *a small vein.*
voluntas, tatis, f. - *will.*

30   namque commissis palpebris ex albo quid subapparet, id si
        neque alvi profluvium, neque medicamentum purgans
        expresserit, neque ita dormire consueverit aeger, pravum est
        indicium et lethale admodum. Quod si corrugetur palpebra, aut
        livescat, aut pallescat, itemque labrum, aut nasus, cum alio
35   aliquo signo, sciendum est hoc signum lethale esse. Lethale
        quoque labra resoluta, pendentia, frigida, et exalbida esse.

                                        (*Praenotiones* 2-3)

---

admodum - *very, rather, quite.*
albus, a, um - *white.*
alvus, i, f. - *bowels.*
committo, ere, misi, missus - *bring into contact, bring
        together;* (of the eyelids) *close.*
consuesco, ere, suevi, suetus - *be accustomed.*
corrugo, are - *make wrinkled, wrinkle.*
dormio, ire - *sleep.*
exalbidus, a, um - *whitish.*
exprimo, ere, pressi, pressus - *press out, force out.*
frigidus, a, um - *cold.*
indicium, ii, n. - *sign, indication.*
item - *likewise.*
labrum, i, n. - *lip.*
let(h)alis, e - *associated with death; deadly, fatal.*
medicamentum, i, n. - *drug, medication, medicine.*
pallesco, ere - *grow or turn pale.*
palpebra, ae, f. - *eyelid.*
pendeo, ere - *hang, droop.*
pravus, a, um - *crooked, awry; bad.*
profluvium, ii, n. - *diarrhea.*
purgo, are - *purge.*
quod si (=quodsi) - *but if.*
quoque - *also.*
resolutus, a, um - *loose, relaxed.*
scio, ire - *know.*

58.   *The Position of the Patient in Bed*

At aegrum a medico in latus dextrum aut sinistrum
recumbentem deprehendi oportet, manibusque et cervice ac
cruribus paulum reductis, totoque corpore molliter posito. Hic
enim fere sani iacentis est habitus. Is autem habetur optimus
5   decubitus, qui bene valentium similis est. Supinum vero
iacere, manibus et cruribus porrectis, minus bonum. Quodsi

---

aeger, gri, m. - *sick person, patient.*
autem - *moreover.*
cervix, icis, f. - *neck.*
corpus, oris, n. - *body.*
crus, cruris, n. - *leg.*
decubitus, us, m. - *lying or reclining position.*
deprehendo, ere - *find.*
dexter, t(e)ra, t(e)rum - *right.*
fere - *nearly; generally, usually.*
habeo, ere - *have;* (passive) *be considered, be regarded.*
habitus, us, m. - *condition, state; position.*
iaceo, ere - *lie, recline.*
latus, eris, n. - *side.*
manus, us, f. - *hand.*
medicus, i, m. - *physician.*
molliter - *softly.*
oportet, ere - *ought, must.*
paulum - *a little.*
pono, ere, posui, positus - *put, place, position.*
porrigo, ere, rexi, rectus - *stretch out.*
quodsi - *but if.*
recumbo, ere - *recline, lie.*
reduco, ere, xi, ctus - *lead or draw back.*
sanus, a, um - *healthy.*
sinister, tra, trum - *left.*
supinus, a, um - *lying on the back.*
totus, a, um - *whole, entire.*
valeo, ere - *be strong;* **bene valere** - *be healthy.*
vero - *indeed, but.*

pronus ad pedes de lecto delabatur, magis formidandum. Ubi
vero pedes nudos, neque admodum calidos habere comperietur,
et manus et crura inaequaliter dispersa et nuda, malum;
10   anxietatem enim indicat. Lethale quoque hianti ore assidue
dormire, et ubi supinus iacet cruribus valde inflexis et
complicatis. At in ventrem iacere ei, qui per bonam
valetudinem ita dormire minime consuevit, delirium aut

---

admodum - *very, rather, quite.*
anxietas, tatis, f. - *anxiety, worry, distress.*
assidue - *continually, all the time.*
at - *but.*
calidus, a, um - *warm.*
comperio, ire - *find.*
complicatus, a, um - *folded together.*
consuesco, ere, suevi - *be accustomed.*
crus, cruris, n. - *leg.*
delabor, i - *drop, slip down, sink.*
delirium, ii, n. - *delirium.*
dispersus, a, um - *scattered, thrown or flung apart.*
dormio, ire - *sleep.*
formido, are - *fear, dread.*
hio, are - *be wide open.*
iaceo, ere - *lie.*
inaequaliter - *unevenly.*
indico, are - *indicate.*
inflexus, a, um - *bent.*
lectus, i, m. - *bed, couch.*
let(h)alis, e - *associated with death, deadly, fatal.*
magis (advb.) - *more, more greatly.*
manus, us, f. - *hand.*
minime - *not at all, not.*
nudus, a, um - *naked, bare.*
os, oris, n. - *mouth.*
pes, pedis, m. - *foot.*
pronus, a, um - *bent forward or down; lying face down.*
quoque - *also.*
valde - *very, very much.*
valetudo, inis, f. - *health.*
venter, tris, m. - *stomach, belly.*

15   partium circa ventrem dolorem aliquem indicat. Aegrum vero
residere velle in ipso morbi impetu, pravum quidem in
omnibus morbis acutis, et pulmonum inflammatione
laborantibus pessimum.

In febribus autem dentibus stridere, quibus a puero
minime est consuetum, insaniam et mortem significat. Quodsi
20   etiam deliranti id accidat, exitiale admodum iam est.

---

accido, ere - *happen.*
acutus, a, um - *acute.*
admodum - *very, rather, quite.*
aeger, gri, m. - *sick person, patient.*
autem - *furthermore, moreover.*
circa (+acc.) - *around, about.*
consuetus, a, um - *accustomed, customary.*
deliro, are - *be out of one's mind, be mad or delirious.*
dens, ntis, m. - *tooth.*
dolor, oris, m. - *pain.*
exitialis, e - *fatal, deadly.*
febris, is, f. - *fever.*
impetus, us, m. - *attack, onslaught.*
inflammatio, onis, f. - *inflammation.*
insania, ae, f. - *madness, insanity.*
laboro, are - *labor under, suffer from.*
morbus, i, m. - *illness, disease.*
mors, rtis, f. - *death.*
pars, rtis, f. - *part.*
pravus, a, um - *crooked, awry; bad.*
puer, eri, m. - *boy.*
pulmo, onis, m. - *lung.*
quidem - *indeed, to be sure.*
quodsi - *but if.*
resido, ere - *take one's seat; sit up.*
significo, are - *signify.*
strideo and **strido, ere** - *make a high-pitched, shrill, sharp sound;*
        (of the teeth) *to grind.*
vero - *but.*

Ulcus quoque sive ante morbum adfuerit sive in ipso morbo natum, nosse oportet. Nam si periturus aeger est, ante mortem lividum et siccum, aut pallidum et siccum erit.

(*Praenotiones* 4-6)

59. *The Appearance of the Urine*

Urina optima est, in qua per omne tempus, quoad morbus iudicatus fuerit, subsidet album, laeve, et aequale. Securitatem enim brevemque morbum fore significat. Quod si

---

adsum, esse, fui - *be present.*

aequalis, e - *equal, even.*

albus, a, um - *white.*

brevis, e - *short.*

fore=futurum esse.

iudico, are, avi, atus - *judge; decide.*

l(a)evis, e - *smooth.*

lividus, a, um - *of a leaden color, bluish.*

morbus, i, m. - *illness, disease.*

nascor, i, natus sum - *be born, arise.*

nosco, ere, novi, notus - *learn;* (perfect tenses with present meaning) *know;* **nosse** is the syncopated perf. act. infin., **=novisse.**

oportet, ere - *be necessary, must.*

pallidus, a, um - *pale, pallid.*

pereo, ire, ii, iturus - *perish, die.*

quoad - *until.*

quod si - *but if.*

quoque - *also.*

securitas, tatis, f. - *freedom from care; freedom from danger, safety.*

siccus, a, um - *dry.*

significo, are - *signify.*

sive...sive - *whether...or.*

subsido, ere (collateral forms according to 2nd conj.) - *sink, settle down, subside.*

ulcus, eris, n. - *sore.*

urina, ae, f. - *urine.*

5

intermittat et interdum quidem pura meiatur, interdum etiam
subsideat album et laeve, diuturnior et minus securus morbus
evadit. At urina subrubra simileque quod subsidet et laeve, haec
longe quidem diuturnior quam prima fit, valde tamen salutaris.
Sedimenta autem in urinis crassiores hordei tosti non exacte
moliti partes referentia, prava sunt, hisque peiora laminis

10

similia. Alba vero et tenuia valde prava, atque his etiam
deteriora furfuracea. Nubeculae, quae per urinas feruntur, albae
quidem bonae, nigrae vero malae sunt. Quoad autem urina

---

at - *but.*

autem - *however, moreover.*

crassus, a, um - *thick, dense.*

deterior, ius - *worse.*

diuturnus, a, um - *long, lengthy.*

evado, ere - *end up, turn out.*

exacte - *exactly, precisely; finely.*

furfuraceus, a, um - *like bran.*

hordeum, i, n. - *barley.*

interdum - *sometimes, at times.*

intermitto, ere - *leave off at intervals, intermit.*

lamina, ae, f. - *a thin sheet, layer.*

longe - *far.*

meio, ere - *urinate, pass water.*

molo, ere, ui, itus - *grind.*

niger, gra, grum - *black, dark.*

nubecula, ae, f. - *a small cloud; something cloudy, a dark spot.*

pars, rtis, f. - *part.*

pravus, a, um - *crooked, awry; bad.*

purus, a, um - *pure; clear.*

quidem - *indeed, to be sure.*

quoad - *so long as.*

refero, ferre - *resemble.*

salutaris, e - *healthful.*

securus, a, um - *free from fear or anxiety; sure, certain.*

sedimentum, i, n. - *sediment.*

subruber, bra, brum - *having a tinge of red, reddish.*

tamen - *however.*

tenuis, e - *thin.*

torreo, ere, ui, tostus - *parch, roast, bake.*

valde - *strongly, much, very.*

fulva fuerit et tenuis, crudum esse morbum indicat. Quod si
diutius talis urina perseveret, periculum est ne non possit aeger
15   sufficere, quoad morbus concoquatur. At exitiosiores sunt
urinae foetidae et aquosae et nigrae et crassae. Sunt autem in
viris quidem et mulieribus urinae nigrae, in pueris aquosae
deterrimae. ...

(*Praenotiones* 22)

B. *Galen* also prided himself on his diagnostic and prognostic
powers. In the following account he relates how he won the admiration
of the philosopher Glaucon.

60.   Equidem cum primum Romam venissem, magnifice
admiratus est me Glauco philosophus ob hujuscemodi

---

admiror, ari, atus sum - *be astonished at, regard with admiration.*
aeger, gri, m. - *sick person, patient.*
aquosus, a, um - *watery.*
concoquo, ere - *cook; concoct.*
crudus, a, um - *raw, uncooked, unconcocted.*
deterrimus, a, um (superl. of **deterior**) - *worst.*
diu (comparative **diutius**) - *for a long time.*
equidem - *indeed, to be sure.*
exitiosus, a, um - *deadly, fatal.*
foetidus, a, um - *foul-smelling.*
fulvus, a, um - *tawny.*
Glauco, onis, m. - *Glaucon.*
hujuscemodi - *of this kind.*
indico, are - *indicate.*
magnifice - *generously, grandly, richly, splendidly.*
mulier, eris, f. - *woman.*
ob (+acc.) - *because of, on account of.*
periculum, i, n. - *danger.*
persevero, are - *persist, continue.*
philosophus, i, m. - *philosopher.*
primum (advb.) - *the first time.*
sufficio, ere - *have sufficient strength to cope with something,
      endure, hold out.*
talis, e - *such.*

quandam dignotionem. Etenim per viam mihi occurrens,
"Opportune," inquit, "advenisti;" jungensque dextram dextrae,
5   "Proximi sumus," inquit, "laboranti, quem nuper vidi, teque
oro ut una mecum ad ipsum venias; est autem Siculus
medicus, quem non ita pridem mecum ambulantem vidisti."
Ego vero, "Quid," inquam, "molestat ipsum?" Tum ille
admodum ingenue aperte rem declaravit, etenim neque
10   dissimulator neque vafer erat. "Quoniam heri," inquit, "Gorgias

---

admodum - *very, rather, quite.*
advenio, ire, veni, ventus - *come, arrive.*
ambulo, are - *walk.*
aperte - *openly.*
autem - *for, furthermore, now.*
declaro, are, avi, atus - *disclose, declare.*
dextra, ae, f. - *right hand.*
dignotio, onis, f. - *diagnosis.*
dissimulator, oris, m. - *one who conceals his knowledge or*
        purpose, dissembler.
etenim - *for, for indeed.*
Gorgias, ae, m. - *Gorgias.*
heri - *yesterday.*
ingenue - *candidly.*
inquam, 3rd sg. **inquit** - *I say.*
jungo, ere - *join;* (of hands) *shake.*
laboro, are - *labor; labor under, suffer.*
medicus, i, m. - *physician.*
molesto, are - *trouble, bother.*
neque...neque - *neither...nor.*
nuper - *recently.*
occurro, ere - *meet.*
opportune - *fitly, seasonably, opportunely.*
oro, are - *beg.*
per (+acc.) - *through, along.*
proximus, a, um - *very near or close.*
quidam, quaedam, quoddam - *a certain.*
quoniam - *because, since.*
Siculus, a, um - *Sicilian.*
una cum - *together with.*
vafer, fra, frum - *artful, cunning.*
vero - *indeed, to be sure.*
via, ae, f. - *street, road.*

et Apelas mihi nuntiaverunt dignotiones et praenotiones edidisse te, quae divinationis sunt potius quam medicinae, cupio equidem periculum facere, non tam tui quam artis medicae, num sit ei dignoscendi haec et praenoscendi facultas." 15 Igitur cum haec diceret, venimus ad laborantis ostium, ut neque verbo ejus provocationi respondere, neque ea, quae saepenumero me dicere audivistis, effari possem, quod scilicet interdum nobis feliciter apparent aliqua certa signa, interdum

---

aliqui, aliquae, aliquod - *some.*

Apelas, ae, m, - *Apelas.*

appareo, ere - *appear.*

ars, artis, f. - *art, craft.*

certus, a, um - *certain, definite.*

cupio, ere - *want, desire.*

dignosco, ere - *diagnose.*

divinatio, onis, f. - *divination.*

edo, ere, didi, ditus - *give out; put forth, produce.*

effor, ari - *speak out, utter.*

facultas, tatis, f. - *ability, capability.*

feliciter - *happily, fortunately.*

igitur - (and) *so.*

interdum - *sometimes, occasionally, now and then.*

medicina, ae, f. - *(the art of) medicine.*

medicus, a, um - *medical.*

num - *whether.*

nuntio, are, avi, atus - *announce, tell, make known.*

ostium, ii, n. - *doorway, entrance.*

periculum, i, n. - *trial, test.*

potius (advb.) - *rather.*

praenosco, ere - *prognosticate.*

praenotio, onis, f. - *prognostication.*

provocatio, onis, f. - *challenge.*

quam - *than; as.*

respondeo, ere - *answer, respond.*

saepenumero - *many times.*

scilicet - *evidently, certainly, of course.*

verbum, i, n. - *word; discussion, specch.*

20 vero omnia sunt ambigua atque idcirco et alteram et tertiam
quoque considerationem expectamus. At in primo statim aditu
obviam nobis venit quidam pelvim a cubiculo ad sterquilinium
efferens, continentem tenuem cruoris saniem, carnium nuper
mactatarum loturae similem, evidentissimum affecti jecoris
indicium, itaque ac si nullo modo id intellexissem, cum

---

aditus, us, m. - *entrance.*
affectus, a, um - *affected, diseased.*
alter, era, erum - *the other; second.*
ambiguus, a, um - *ambiguous.*
at - *but.*
caro, carnis, f. - *flesh, meat.*
consideratio, onis, f. - *inspection, examination, consideration.*
contineo, ere - *contain.*
cruor, oris, m. - *blood.*
cubiculum, i, n. - *bedroom.*
effero, ferre - *carry out.*
et...et - *both...and.*
evidens, ntis - *evident, clear.*
ex(s)pecto, are - *await, wait for.*
idcirco - *for that reason.*
indicium, ii, n. - *sign, indication.*
intellego, ere, lexi, lectus - *understand.*
itaque - *and so.*
jecur, oris, n. - *liver.*
lotura, ae, f. - *washing.*
macto, are, avi, atus - *kill, slaughter.*
modus, i, m. - *manner, way.*
nuper - *recently.*
obviam (advb.) - *in one's path;* (frequently, with verbs of motion) - *meet.*
pelvis, is, f. - *basin.*
quoque - *also.*
sanies, ei, f. - *thin bloody matter discharged from an ulcer or wound, sanies.*
signum, i, n. - *sign.*
statim - *immediately.*
sterquilinium (sterculinium), ii, n. - *manure-heap, midden.*
tenuis, e - *thin.*
vero - *but; indeed.*

25   Glaucone ad medicum ingressus sum, admovique manum
carpo, quo intellegerem, utrum etiam inflammatio, an sola
imbecillitas esset in viscere. Cum vero medicus esset, ut
diximus, qui decumbebat, "Nuper," inquit, "a dejectione
decubui, itaque perpende pulsuum frequentiam ob surrectionem
30   adauctam esse." Haec quidem dixit, ego autem deprehendi
inflammationis indicium, prospiciensque deinde fenestrae
impositum aliquid hyssopi cum aqua mulsa paratum in ollula,
cogitavi medicum se pleuriticum esse putare, dolore nothas

---

adaugeo, ere, xi, ctus - *make larger, increase.*
admoveo, ere, movi, motus - *move near or to, place upon.*
autem - *however, moreover.*
carpus, i, m. - *wrist.*
cogito, are, avi, atus - *think, reason.*
decumbo, ere, cubui, cubitus - *lie down; lie ill.*
deinde - *then, next.*
dejectio, onis, f. - *throwing down or out, (bowel) movement.*
deprehendo, ere, di, sus - *detect, discover.*
dolor, oris, m. - *pain.*
fenestra, ae, f. - *window.*
frequentia, ae, f. - *frequency.*
hys(s)opum, i, n. - *hyssop.*
imbecillitas, tatis, f. - *weakness, feebleness.*
impono, ere, posui, positus - *place in.*
inflammatio, onis, f. - *inflammation.*
ingredior, i, gressus sum - *go in, enter.*
manus, us, f. - *hand.*
mulceo, ere, si, sum - *sweeten;* **aqua mulsa** - *a mixture of honey and water.*
nothus, a, um - *spurious, not genuine, false.*
ollula, ae, f. - *a little pot or jar.*
paro, are, avi, atus - *prepare.*
perpendo, ere - *weigh carefully; consider.*
pleuriticus, a, um - *suffering from pleurisy, pleuritic.*
prospicio, ere - *look ahead, look towards, look.*
pulsus, us, m. - *pulse, pulse-beat.*
quidem - *indeed, to be sure.*
solus, a, um - *only.*
surrectio, onis, f. - *rising, getting up.*
utrum...an - *whether...or.*
viscus, eris, n. - *inner organs, viscera.*

costas obsidente, qualis jecoris quoque inflammationibus
35   aliquando accidere consuevit. Hunc itaque cum ipse sentiret,
essetque respiratio parva et crebra, atque exigua tussi irritaretur,
pleuriticum arbitrari se cogitavi, quamobrem hyssopum ex
aqua mulsa praeparasse. Intelligens itaque ego, quod fortuna
viam mihi praeberet, qua apud Glauconem clarum nomen
40   adipisci possem, manum meam ad nothas in dextro laborantis
latere costas detuli, indicatoque simul loco, dixi eum ibi

---

accido, ere - *happen, occur.*
adipiscor, i - *gain, obtain.*
aliquando - *sometimes.*
apud (+acc.) - *in the presence of, with.*
arbitror, ari - *think, believe.*
clarus, a, um - *distinguished, famous.*
consuesco, ere, suevi, suetus - *become accustomed;* (in Perf.
    tenses) *be accustomed.*
costa, ae, f. - *rib.*
creber, bra, brum - *frequent.*
defero, ferre, tuli, latus - *carry or bring down, move down.*
exiguus, a, um - *small, slight.*
fortuna, ae, f. - *fortune.*
ibi - *there, in that place.*
indico, are, avi, atus - *indicate.*
irrito, are - *annoy, irritate.*
latus, eris, n. - *side.*
locus, i, m. - *place.*
nomen, inis, n. - *name.*
obsideo, ere - *besiege.*
parvus, a, um - *small;* (of breathing) *short.*
praebeo, ere - *offer, present.*
praeparo, are, avi, atus - *prepare.*
qualis, e - *of the kind that.*
quamobrem - *for which reason.*
respiratio, onis, f. - *breathing.*
sentio, ire - *feel.*
simul - *at the same time.*
tussis, is, f. - *cough.*
via, ae, f. - *way, path.*

dolere; quod cum ipse fateretur, Glauco ex solo pulsu
existimans me sedis affectae dignotionem invenisse, plane
admirari me coepit. Verum ut vehementius stuperet, haec
45   quoque addidi: "Quemadmodum hoc in loco dolere te confessus
es, ita velim fatearis etiam tussiendi cupiditate vexari te et ex
longis intervallis tussim exiguam, aridam et qua nihil expuis,
te molestare;" atque ita me dicente, incepit forte fortuna

---

addo, ere, didi, ditus - *add.*
affectus, a, um - *affected; afflicted.*
aridus, a, um - *dry.*
coepi (defective verb) - *I began.*
confiteor, eri, fessus sum - *confess, acknowledge.*
cupiditas, tatis, f. - *desire.*
doleo, ere - *feel pain, hurt.*
etiam - *also.*
exiguus, a, um - *small, slight.*
existimo, are - *think.*
ex(s)puo, ere - *spit out, expectorate.*
fateor, eri, fassus sum - *confess, admit, acknowledge.*
fors fortuna, abl. **forte fortuna** - *good luck.*
incipio, ere, cepi, ceptus - *begin.*
intervallum, i, n. - *interval;* **ex longis intervallis** - *at long intervals.*
invenio, ire, veni, ventus - *come upon, find.*
molesto, are - *trouble, annoy.*
plane - *utterly, absolutely, quite.*
quemadmodum - *just as, as.*
quoque - *also.*
sedes, is f. - *seat; site, place.*
solus, a, um - *single, sole, alone, only.*
stupeo, ere - *be astounded, be amazed.*
tussio, ire - *cough.*
tussis, is, f. - *cough.*
vehementer - *strongly, very much.*
verum - *but.*
vexo, are - *trouble, annoy.*

50   hujusmodi quadam tussis specie, qualem dicebam, tussire; ut
Glauco vehementer commotus, continere sese non valens,
magna voce exclamando in laudes meas prorumperet. Tum
ego, "Ne putes," inquam, "sola haec ab arte circa aegrotos
posse praesagiri, sed alia quoque quae nunc dicam, quibus et
laborans ipse testimonium feret." Hinc rursus incipiens ipsi
55   dixi, "Cum magnam ducis respirationem, dolor ea parte, quam
notavi, vehementius scilicet te cruciat, sentisque insidentem
hypochondrio dextro gravitatem. His auditis ne infirmus
quidem sese potuit continere, quominus prae vehementi

---

aegrotus, a, um - *sick, ill.*
circa (+acc.) - *about, concerning.*
commotus, a, um - *moved, excited.*
contineo, ere - *contain, restrain.*
crucio, are - *torture, torment.*
dexter, tra, trum - *right.*
exclamo, are - *exclaim.*
gravitas, tatis, f. - *heaviness, weight.*
hinc - *from here, hence; then.*
hujusmodi - *of this kind.*
hypochondrium, ii, n. - *hypochondrium* (portion of the abdomen beneath the lower ribs).
infirmus, a, um - *weak; ill;* (as noun) *patient.*
insido, ere - *settle on.*
laus, laudis, f. - *praise.*
noto, are, avi, atus - *mark, designate, indicate.*
prae (+abl.) - *on account of, because of.*
praesagio, ire - *forebode, foreshow, predict.*
prorumpo, ere - *burst out.*
qualis, e - *of which kind, such as.*
quidam, quaedam, quoddam - *a certain, a kind of.*
quidem - *indeed;* **ne...quidem** - *not even.*
rursus - *again.*
scilicet - *to be sure, doubtless, of course.*
sentio, ire - *feel.*
species, ei, f. - *appearance, kind, type.*
testimonium, ii, n. - *witness, testimony.*
valeo, ere - *be strong, be able.*
vehemens, ntis - *strong, great.*
vox, vocis, f. - *voice.*

60

65

admiratione una cum Glaucone exclamaret. Itaque sentiens ego arridentem mihi tum fortunam, de clavicula quoque, quod ad inferiora trahi videretur, aliquid efferre volebam, at quia magnas inflammationes, quemadmodum et scirrhum, id comitari sciebam, dicere non audebam, veritus ne laudem, quam antea de me excitaveram, sauciarem. Animum tamen induxi cauto eloqui, atque aspiciens laborantem, "Haud ita multo post," inquam, "jugulum ad infernas partes detrahi senties, nisi fortasse id jam tibi evenerit." Ac cum hoc quoque fateretur,

---

admiratio, onis, f. - *amazement, wonder, admiration.*
animus, i, m. - *mind.*
antea - *before, previously, up to then.*
arrideo, ere - *smile at or upon.*
aspicio, ere - *look at.*
audeo, ere - *dare.*
cauto (=caute) - *cautiously.*
clavicula, ae, f. - *clavicle.*
comitor, ari - *go along with, accompany; be connected or associated with.*
detraho, ere - *pull or draw down.*
effero, ferre - *bring out, utter, state.*
eloquor, i - *speak out, state.*
evenio, ire, veni, ventus - *come out, happen, occur.*
excito, are, avi, atus - *arouse, stir up; build up.*
fortasse - *perhaps, perchance.*
fortuna, ae, f. - *fortune.*
haud - *not at all, by no means, not.*
induco, ere, xi, ctus - *lead in or on, induce, persuade;* **animum inducere** - *bring one's mind to, determine, resolve.*
inferior, ius - *lower;* **ad inferiora** - *downward.*
infernus, a, um - *lower;* **ad infernas partes** - *downward.*
jugulum, i, n. - *collar-bone.*
laus, laudis, f. - *praise, honor, glory.*
nisi - *if not, unless.*
quoque - *also.*
saucio, are - *hurt, impair.*
scirr(h)us, i, m. - *a hard tumor, scirrhus.*
traho, ere - *pull, draw.*
vereor, eri, itus sum - *fear.*

videns aegrotantem mirifice attonitum, "Unam," inquam,
"addam adhuc praedictis divinationem, etenim dicam, quam de
70   morbo suo laborans ipse habuerit suspicionem." Tum Glauco
ne de hac quidem divinatione desperare se ajebat; laborans
autem incredibili hac pollicitatione in stuporem adductus,
acriter me intuens, quid essem dicturus, attenta mente
expectabat. Igitur dicente me, quod infestantem morbum
75   pleuritidem esse putasset, ille ingenti cum admiratione hujus
quoque rei se testem exhibuit, ut et qui astabat et qui paulo

---

acriter - *keenly.*
addo, ere - *add.*
adduco, ere, xi, ctus - *lead or bring to.*
adhuc - *still, yet.*
admiratio, onis, f. - *wonder, admiration.*
aegroto, are - *be sick or ill.*
ajo (=aio) (defective verb) - *say, affirm, assert.*
asto, are - *stand near or by, attend.*
attentus, a, um - *attentive, intent.*
attonitus, a, um - *amazed, astonished.*
despero, are - *despair, give up hope;* **non desperare** - *be confident.*
divinatio, onis, f. - *divination; prophecy, prognostication.*
exhibeo, ere, ui, itus - *present.*
ex(s)pecto, are - *await.*
igitur - *and so, therefore.*
incredibilis, e - *incredible.*
infesto, are - *attack, vex, trouble.*
ingens, ntis - *large, huge, great.*
intueor, eri - *look at.*
mens, ntis, f. - *mind.*
mirifice - *wonderfully, extraordinarily, exceedingly.*
morbus, i, m. - *illness, disease.*
paulo ante - *a little earlier.*
pleuritis, idis, f. - *pleurisy.*
pollicitatio, onis, f. - *promise.*
praedico, ere, xi, ctus - *predict, foretell.*
stupor, oris, m. - *astonishment, amazement.*
suspicio, onis, f. - *suspicion.*
testis, is, m. - *witness.*

ante latus ei oleo tamquam pleuritico foverat. Atque ex eo
tempore Glauco tum de me tum de universa arte optimam
concepit opinionem, cum antea nihil magni in arte esse
80   putaret, quod numquam cum consummatis in arte viris
versatus esset.

(De Locis Affectis, Bk. V)

C. *The "Hippocratic Oath."* Notwithstanding that the
following document is possibly the best known of all the works
contained in the Hippocratic corpus, questions regarding its date,
authorship, and meaning are far from resolved, and indeed may never be.
Some of the stipulations of the Oath, notably the prohibition of
abortion and the renunciation of surgery, run counter to what is known
from other works in the Hippocratic corpus to have been the prevailing
practice among Greek physicians. Whatever the answer to these and
other questions may be, the Oath has served through the ages as an
apposite expression of the ethical ideals of medical conduct. Certain of
its provisions are manifestly obsolete as regards the modern practice of
medicine, and more relevant forms are currently administered to young
physicians, either by their schools or by the state, as they complete
their training and enter practice, but regardless of the specific wording of
such newer forms, they are all the spiritual descendants of this ancient
document.

---

antea - *before, previously.*
concipio, ere, cepi, ceptus - *conceive.*
consummatus, a, um - *complete; perfect, consummate.*
foveo, ere, fovi - *warm; massage, rub.*
latus, eris, n. - *side.*
numquam - *never.*
oleum, i, n. - *oil.*
opinio, onis, f. - *opinion.*
pleuriticus, a, um - *suffering from pleurisy, pleuritic.*
tamquam - *as, just as; as if.*
tempus, oris, n. - *time.*
tum...tum - *both...and.*
universus, a, um - *entire.*
versor, ari, atus sum - *be involved in or with.*

61.   Per Apollinem medicum et Aesculapium, Hygieam,
et Panaceam iure iurando affirmo et deos deasque omnes testor,
me quantum viribus et iudicio valuero quod nunc iuro et ex
scripto spondeo plane observaturum:
5   Praeceptorem quidem, qui me hanc artem docuit,
parentum instar veneraturum, eique cum ad victum, tum etiam
ad usum necessaria, grato animo communicaturum et

Aesculapius, ii, m. - *Aesculapius* (ancient god of medicine; also
   called Asclepius; sometimes said to be the son of Apollo).
affirmo, are - *affirm.*
animus, i, m. - *mind, spirit.*
Apollo, inis, m. - *Apollo.*
ars, artis, f. - *art, craft.*
communico, are - *share.*
cum...tum - *not only...but also.*
doceo, ere, ui, ctus - *teach.*
gratus, a, um - *grateful, appreciative.*
Hygiea, ae, f. - *Hygiea* (goddess of health, daughter or wife of
   Aesculapius).
instar (defective noun), **n.** - *model;* (+gen.) *like.*
iudicium, ii, n. - *judgment.*
iuro, are - *swear.*
ius iurandum, iuris iurandi, n. - *oath.*
medicus, i, m. - *physician.*
necessarius, a, um - *necessary.*
observo, are, avi, atus - *observe.*
Panacea, ae, f. - *Panacea (daughter of Aesculapius).*
parens, ntis, c. - *parent.*
per (+acc.) - *by.*
plane - *utterly, absolutely.*
praeceptor, oris, m. - *preceptor, instructor, teacher.*
quantum - *as much.*
quidem - *indeed.*
scriptum, i, n. - *writing; contract, covenant, bond.*
spondeo, ere - *promise.*
testor, ari - *call to witness.*
usus, us, m. - *use, need, want.*
valeo, ere, ui - *be strong; be able.*
veneror, ari, atus sum - *revere, respect, honor.*
victus, us, m. - *sustenance, living, livelihood.*
vires, ium, f. (plur. of **vis**) - *strength.*

suppeditaturum. Eiusque posteros apud me eodem loco quo
germanos fratres fore, eosque, si hanc artem addiscere volent,
10   absque mercede et syngrapha edocturum. Praeceptionum quoque
et auditionum totiusque reliquae disciplinae cum meos et eius,
qui me edocuit, liberos, tum discipulos, qui medico iure
iurando nomen fidemque dederint, participes facturum, aliorum
praeterea neminem.

---

absque (+abl.) - *without.*
addisco, ere - *learn.*
apud me - *in their relation to me.*
auditio, onis, f. - *lecture, discourse.*
cum...tum - *both...and, not only...but also.*
disciplina, ae, f. - *teaching, instruction, training.*
discipulus, i, m. - *pupil.*
edoceo, ere, ui, ctus - *teach, instruct.*
fides, ei, f. - *faith, word (of honor).*
fore=futuros esse.
frater, tris, m. - *brother.*
germanus, a, um - (of brothers and sisters) *having the same parents, full.*
liberi, orum, m. - *children.*
medicus, a, um - *medical.*
merces, edis, f. - *pay, fee.*
nemo, neminis, m. - *nobody, no one.*
nomen, inis, n. - *name;* **nomen dare** - *give in one's name, be enrolled.*
particeps, cipis, m. - *participant.*
posteri, orum, m. - *coming generation, descendants, posterity.*
praeceptio, onis, f. - *instruction, rule, precept.*
praeterea - *besides.*
quoque - *also.*
reliquus, a, um - *remaining, rest of.*
suppedito, are - *furnish, supply.*
syngrapha, ae, f. - *a written contract.*
totus, a, um - *all, entire.*

15   Victus quoque rationem, quantum facultate et iudicio
  consequi potero, aegris utilem praescribam, eosque ab omni
  noxa et iniuria vindicabo.
   Neque cuiusquam precibus adductus alicui
  medicamentum lethale propinabo, neque huiusmodi rei auctor
20 ero. Neque simili ratione mulieri pessum subdititium ad
  foetum corrumpendum exhibebo; sed castam et ab omni

---

adduco, ere, xi, ctus - *lead on, influence.*
aeger, gra, grum - *sick, ill.*
aliquis, aliquid - *someone, something, anyone, anything.*
auctor, oris, m. - *author, instigator.*
castus, a, um - *pure, chaste.*
consequor, i - *achieve, accomplish.*
corrumpo, ere - *destroy.*
exhibeo, ere - *administer.*
f(o)etus, us, m. - *foetus.*
facultas, tatis, f. - *ability.*
huiusmodi - *of this kind.*
iniuria, ae, f. - *harm, wrong.*
iudicium, ii, n. - *judgment.*
let(h)alis, e - *lethal, deadly.*
medicamentum, i, n. - *medication, drug.*
mulier, eris, f. - *woman.*
noxa, ae, f. - *harm.*
pessus, i, m. & pessum, i, n. - *pessary, vaginal suppository.*
praescribo, ere - *prescribe.*
prex, precis, f. - *prayer, entreaty.*
propino, are - *give a drink.*
quantum - *as much as.*
quisquam, quicquam - *anyone, anything.*
ratio, onis, f. - *method, system, way.*
subditicius (-tius), a, um - *bogus;* (of means to produce
   abortion) *destructive, contraceptive.*
utilis, e - *useful, beneficial.*
vindico, are - *defend, protect.*

scelere puram tum vitam, tum artem meam perpetuo
praestabo.

          Neque vero calculo laborantes secabo, sed magistris
25   eius artis peritis id muneris concedam.

          In quamcumque autem domum ingressus fuero, ad
aegrotantium salutem ingrediar, omnem iniuriae inferendae et
corruptelae suspicionem procul fugiens, tum vel maxime

---

aegroto, are - *be ill or sick.*

autem - *moreover.*

calculus, i, m. - *a small stone, pebble; stone or gravel* (in the
    bladder or kidney).

concedo, ere - *yield, turn over (to).*

corruptela, ae, f. - *corrupting, corruption, seduction.*

domus, us, f. - *house, home.*

fugio, ere - *flee; shun, avoid.*

infero, ferre - *bring in or on, produce, occasion, cause.*

ingredior, i, gressus sum - *enter.*

laboro, are - *labor; suffer from.*

magister, tri, m. - *master, expert.*

maxime - *most greatly, especially, above all.*

munus, eris, n. - *function, task.*

peritus, a, um - *skilled.*

perpetuo - *perpetually.*

praesto, are - *keep, preserve, maintain.*

procul - *far, far away.*

purus, a, um - *pure.*

quicumque, quaecumque, quodcumque - *whosoever,
    whatsoever.*

salus, utis, f. - *health.*

scelus, eris, n. - *crime.*

seco, are - *cut;* (in surgery) *operate.*

suspicio, onis, f. - *suspicion.*

vel - *indeed, certainly.*

vero - *indeed.*

vita, ae, f. - *life.*

rerum venerearum cupiditatem erga mulieres iuxta ac viros,
30   tum ingenuos tum servos.

        Quae vero inter curandum aut etiam medicinam minime faciens in communi hominum vita vel videro vel audiero, quae minime in vulgus efferri oporteat, ea arcana esse ratus silebo.

35   Hoc igitur ius iurandum si religiose observavero ac minime irritum fecero, mihi liceat cum summa apud omnes existimatione perpetuo vitam felicem degere et artis

---

apud (+acc.) - *among.*
arcanus, a, um - *secret, private, confidential.*
communis, e - *common, general, ordinary.*
cupiditas, tatis, f. - *desire.*
curo, are - *care for, treat.*
dego, ere - *pass, spend.*
effero, ferre - *carry out, spread.*
erga (+acc.) - *toward.*
existimatio, onis, f. - *reputation, esteem.*
felix, icis - *fortunate, happy.*
igitur - *and so, therefore.*
ingenuus, a, um - *freeborn.*
irritus, a, um - *void, invalid.*
licet, ere - *it is permitted, allowed.*
medicina, ae, f. - *art or practice of medicine.*
minime - *by no means, not.*
oportet, ere - *ought, must, should.*
perpetue - *perpetually, forever.*
religiose - *piously; scrupulously, conscientiously.*
reor, reri, ratus sum - *think, judge.*
res venereae, rerum venerearum, f. - *sexual intercourse.*
servus, i, m. - *slave.*
sileo, ere - *be silent.*
summus, a, um - *highest.*
vel...vel - *either...or.*
vita, ae, f. - *life.*
vulgus, i, n. - *common people, the people, the public.*

uberrimum fructum percipere. Quodsi illud violavero et
peieravero, contraria mihi contingant.

D. *Celsus* (cf. above, No. 1).

62.   *Celsus gives advice on what kinds of cases a
physician should accept or refuse to treat,
and on the unethical enhancement
of his professional reputation.*

In his autem ante omnia scire medicus debet, quae
insanabilia sint, quae difficilem curationem habeant, quae
promptiorem. Est enim prudentis hominis primum eum, qui
servari non potest, non attingere...; deinde ubi gravis metus
5   sine certa tamen desperatione est, indicare necessariis

---

attingo, ere - *touch.*
autem - *however.*
certus, a, um - *certain, definite.*
contingo, ere - *happen to, befall.*
contrarius, a, um - *opposite, contrary.*
curatio, onis, f. - *treatment.*
debeo, ere - *owe; must, ought.*
deinde - *then, next.*
desperatio, onis, f. - *despair, hopelessness.*
fructus, us, m. - *fruit.*
gravis, e - *heavy, serious, grave.*
indico, are - *indicate, point out, make known.*
insanabilis, e - *incurable.*
medicus, i, m. - *physician.*
metus, us, m. - *fear.*
necessarius, ii, m. - *relative, kinsman.*
peiero, are - *perjure oneself, swear falsely.*
percipio, ere - *obtain, gain.*
primum (advb.) - *in the first place, first.*
promptus, a, um - *readily handled, easy, simple.*
prudens, ntis - *prudent, wise.*
quodsi - *but if.*
servo, are - *save.*
tamen - *however.*
uber, eris - *rich, fruitful.*
violo, are, avi, atus - *violate.*

periclitantis in difficili spem esse, ne, si victa ars malo fuerit, vel ignorasse vel fefellisse videatur. Sed ut haec prudenti viro conveniunt, sic rursus histrionis est parvam rem attollere, quo plus praestitisse videatur.

(V 26.1)

63.   *The qualities of the ideal surgeon*

Esse autem chirurgus debet adulescens aut certe adulescentiae propior; manu strenua, stabili, nec umquam intremescente, eaque non minus sinistra quam dextra

---

adulescens, ntis - *young, youthful.*
adulescentia, ae, f. - *youth.*
ars, artis, f. - *art.*
attollo, ere - *raise, exalt, enlarge, exaggerate.*
autem - *moreover, now.*
certe - *certainly, at least.*
chirurgus, i, m. - *surgeon.*
convenio, ire - *befit.*
dexter, tra, trum - *right.*
fallo, ere, fefelli - *deceive, mislead, practise deceit.*
histrio, onis, m. - *actor.*
ignoro, are, avi, atus - *be ignorant, not to know*
    (ignorasse=ignoravisse).
intremesco, ere - *tremble, shake.*
malum, i, n. - *evil.*
manus, us, f. - *hand.*
periclitor, ari - *be in danger, be at risk.*
praesto, are, stiti - *be superior, surpass; furnish, provide.*
propior, ius - *closer, nearer.*
rursus - *again.*
sinister, tra, trum - *left.*
spes, ei, f. - *hope.*
stabilis, e - *firm, steady, sure.*
strenuus, a, um - *active, vigorous, strong.*
umquam - *ever.*
vel...vel - *either...or.*
vinco, ere, vici, victus - *defeat, overcome.*

5   promptus; acie oculorum acri claraque; animo intrepidus; misericors sic, ut sanari velit eum, quem accepit, non ut clamore eius motus vel magis quam res desiderat properet, vel minus quam necesse est secet; sed perinde faciat omnia, ac si nullus ex vagitibus alterius affectus oriatur.

(VII Prooemium 4)

---

accipio, ere - *accept.*

acer, acris, acre - *sharp, keen.*

acies, ei, f. - *keenness; sight, vision.*

affectus, us, m. - *emotional state or reaction, feeling, emotion.*

animus, i, m. - *mind, spirit.*

clamor, oris, m. - *shout.*

clarus, a, um - *clear.*

desidero, are - *require.*

intrepidus, a, um - *fearless, undaunted, free from anxiety, untroubled.*

magis (advb.) - *more.*

misericors, cordis - *compassionate.*

motus, a, um - *moved.*

necesse (indecl.) - *necessary.*

nullus, a, um - *no.*

oculus, i, m. - *eye.*

orior, iri - *arise.*

perinde - *just (as if).*

promptus, a, um - *active, ready, quick.*

propero, are - *hurry, hasten.*

res, rei, f. - *thing; case, subject, matter.*

sano, are - *heal, cure.*

seco, are - *cut.*

vagitus, us, m. - *cry, wail, howl.*

vel...vel - *either...or.*

PART SIX: ANATOMY

A. *Celsus*. The following section treating of the skeletal structure consists of excerpts from the *De Medicina* of Aulus Cornelius Celsus. Practically no biographical information on Celsus has come down to us. His *De Medicina* is the fullest extant treatment of the subject by a Roman writer. He appears to have been active in the reign of the Emperor Tiberius (A.D. 14-37).

64.   *The Skull*

Calvaria incipit, ex interiore parte concava,
extrinsecus gibba, utrimque levis, et qua cerebri membranam

---

calvaria, ae, f. - *the skull.*
cerebrum, i, n. - *brain.*
concavus, a, um - *concave.*
extrinsecus - *on the outside, externally.*
gibbus, a, um - *bulging, humped, convex.*
incipio, ere - *begin, be the first, lead.*
interior, ius - *inner.*
levis, e - *smooth.*
membrana, ae, f. - *membrane.*
pars, rtis, f. - *part.*
qua - *where.*
utrimque - *on both sides.*

contegit et qua cute capillum gignente contegitur; eaque
simplex ab occipitio et temporibus, duplex usque in verticem a
5 fronte.

(8.1.1)

Nasal and Aural Passages

Foramina autem intra caput maxima oculorum sunt,
deinde narium, tum quae in auribus habemus. Ex his quae
oculorum sunt, recta simplicia ad cerebrum tendunt. Narium
duo foramina osse medio discernuntur; siquidem hae primum a

---

auris, is, f. - *ear.*
capillus, i, m. - *hair.*
caput, pitis, n. - *head.*
contego, ere - *cover.*
cutis, is, f. - *skin.*
deinde - *then, next.*
discerno, ere - *separate.*
duplex, icis - *double, twofold* (i.e. consisting of two layers).
foramen, inis, n. - *hole, opening, aperture.*
frons, ntis, f. - *forehead.*
gigno, ere - *generate, produce.*
habeo, ere - *have.*
intra (+acc.) - *inside.*
medius, a, um - *in the middle.*
nares, ium, f. - *nostrils.*
occipitium, ii, n. - *the back of the head, the occiput.*
oculus, i, m. - *eye.*
os, ossis, n. - *bone.*
primum (advb.) - *first.*
recta (sc. **via**) (advb.) - *straight, directly.*
simplex, icis - *single* (i.e. consisting of one layer).
siquidem - *inasmuch as, in that, for.*
tempora, um, n. - *the temples.*
tendo, ere - *extend, lead to.*
usque - *all the way to.*
vertex, icis, m. - *vertex, crown, topmost part of the head.*

10   superciliis angulisque oculorum osse inchoantur ad tertiam
fere partem; deinde in cartilaginem versae, quo propius ori
descendunt, eo magis caruncula quoque molliuntur. Sed ea
foramina, quae a summis ad imas nares simplicia sunt, ibi
rursum in bina itinera dividuntur; aliaque ex his ad fauces

15   pervia spiritum et reddunt et accipiunt, alia ad cerebrum
tendentia ultima parte in multa et tenuia foramina dissipantur,

---

accipio, ere - *receive, take in, inhale.*
alius...alius - *one...another.*
angulus, i, m. - *corner.*
bini, ae, a - *two each.*
cartilago, inis, f. - *cartilage.*
caruncula, ae, f. - *small piece of flesh; piece of tissue; fleshy growth.*
descendo, ere - *descend, go down.*
dissipo, are - *cause to separate in different directions, break up, split.*
divido, ere - *split, divide.*
fauces, ium, f. - *the throat.*
fere - *about, approximately; almost.*
ibi - *there.*
imus, a, um - *lowest, the bottom of.*
incoho (inchoo), are - *begin;* (passive) *to have its beginning, start.*
iter, itineris, n. - *route; passageway.*
mollio, ire - *soften.*
os, oris, n. - *mouth.*
pervius, a, um - *affording passage.*
quo - *by how much;* **quo propius...eo magis** - *the closer...the more.*
quoque - *also.*
reddo, ere - *give back; exhale.*
rursum - *again.*
spiritus, us, m. - *breath.*
summus, a, um - *highest; the top of.*
supercilium, ii, n. - *eyebrow.*
tenuis, e - *thin, slender.*
ultimus, a, um - *farthermost, last.*
verto, ere, ti, sus - *turn, change.*

per quae sensus odoris nobis datur. In aure quoque primum
rectum et simplex iter; procedendo flexuosum fit. Quod ipsum
iuxta cerebrum in multa et tenuia foramina diducitur, per quae
20   facultas audiendi est.

(8.1.5-6)

The Teeth

Duriores osse dentes sunt, quorum pars maxillae, pars
superiori ossi malarum haeret. Ex his quaterni primi, quia
secant, *tomis* a Graecis nominantur; hi deinde quattuor caninis
dentibus ex omni parte cinguntur; ultra quos utrimque fere
25   maxillares quaterni sunt. ... Sunt quibus quattuor ultimi, qui

---

caninus, a, um - *canine.*
cingo, ere - *surround, encircle, flank.*
dens, ntis, m. - *tooth.*
diduco, ere - *divide, split, break up.*
durus, a, um - *hard.*
facultas, tatis, f. - *faculty.*
fere - *generally, usually.*
flexuosus, a, um - *full of turns, winding, tortuous.*
Graeci, orum, m. - *the Greeks.*
haereo, ere - *be firmly attached to.*
iuxta (+acc.) - *near, next to, beside.*
mala, ae, f. - *cheek.*
maxilla, ae, f. - *jaw-bone.*
maxillaris, e - *belonging to the jaw;* (of teeth) *molar.*
nomino, are - *name, call.*
odor, oris, m. - *smell.*
pars, rtis, f. - *part.*
procedo, ere - *go along, proceed.*
quaterni, ae, a - *four each, four together, (group of) four.*
quia - *because.*
rectus, a, um - *straight, direct.*
seco, are - *cut.*
sensus, us, m. - *sense.*
superior, ius - *upper.*
tomis (nom. pl.) - (see note on line 23).
ultra (+acc.) - *beyond.*
utrimque - *on both sides, on either side.*

sero gigni solent, non increverunt. Ex his priores singulis radicibus, maxillares utique binis, quidam etiam ternis quaternisve nituntur; fereque longior radix breviorem dentem edit; rectique dentis recta etiam radix, curvi flexa est. Exque eadem radice in pueris novus dens subit, qui multo saepius priorem expellit, interdum tamen supra infrave eum se ostendit.

30

(8.1.9-10)

---

bini, ae, a - *two each, two.*
curvus, a, um - *crooked, bent.*
edo, ere - *give out, produce.*
expello, ere - *drive or push out.*
fere - *generally, usually.*
gigno, ere - *beget, produce.*
incresco, ere, crevi - *develop, grow.*
infra (+acc.) - *below.*
interdum - *sometimes.*
nitor, i, nixus or **nisus sum** - *be supported or held;* (of teeth) *be attached.*
novus, a, um - *new.*
ostendo, ere - *show.*
prior, ius - *earlier, previous; in a more forward position, in front.*
quaterni, ae, a - *four each, four.*
quidam, quaedam, quiddam - *a certain, particular.*
radix, icis, f. - *root.*
rectus, a, um - *straight.*
saepe - *often.*
sero - *late.*
singuli, ae, a - *single, one only.*
soleo, ere - *be accustomed.*
subeo, ire - *come up, grow.*
supra (+acc.) - *above.*
tamen - *however.*
terni, ae, a - *three each, three.*
utique - *certainly, at least.*
-ve (enclitic) - *or.*

The Spine and Vertebrae

35   Caput autem spina excipit. Ea constat ex vertebris quattuor et viginti; septem in cervice sunt, duodecim ad costas, reliquae quinque sunt proximae costis. Eae teretes brevesque; ab utroque latere processus duos exigunt; mediae perforatae, qua spinae medulla cerebro commissa descendit, circa quoque per duos processus tenuibus cavis perviae, per quae membranae cerebri similes membranulae deducuntur. ... Summa igitur

---

caput, pitis, n. - *head.*
cava, ae, f. - *hollow, hole.*
cervix, icis, f. - *neck.*
circa (advb.) - *round about; on either side.*
commissus, a, um - *joined to, connected to.*
consto, are - *consist.*
costa, ae, f. - *rib;* **ad costas** - *attached to the ribs.*
deduco, ere - *lead down;* (passive) *descend, pass down.*
descendo, ere - *go or pass down.*
excipio, ere - *support.*
exigo, ere - *make to extend outwards, stretch or send out.*
igitur - *therefore.*
latus, eris, n. - *side.*
medius, a, um - *middle; in the middle.*
medulla, ae, f. - *marrow.*
membranula, ae, f. - *a fine membrane.*
perforo, are, avi, atus - *make a hole in or through, bore, pierce.*
pervius, a, um - *having a hole through, perforated.*
processus, us, m. - *protuberance, outgrowth, process.*
proximus, a, um - *nearest, close.*
qua - *where.*
quoque - *also.*
reliquus, a, um - *remaining, the rest.*
similis, e - *similar.*
spina, ae, f. - *spine.*
summus, a, um - *highest.*
teres, etis - *rounded.*
uterque, utraque, utrumque - *each.*
vertebra, ae, f. - *vertebra.*

40   protinus caput sustinet, per duos sinus receptis exiguis eius
        processibus; quo fit ut caput susum deorsum versum
        <moveatur>. Tuberi exasperatur secunda, superiori parte
        <inhaerens> inferiore. Quod ad circuitum pertinet, pars summa
        angustiore orbe finitur; ita superior ei summae circumdata in
45   latera quoque caput moveri sinit. Tertia eodem modo secundam
        excipit; ex quo facilis cervici mobilitas est. Ac ne sustineri
        quidem caput posset, nisi utrimque recti valentesque nervi

---

angustus, a, um - *narrow.*
circuitus, us, m. - *turning.*
circumdo, are, dedi, datus - *place or set around.*
deorsum - *downward.*
exaspero, are - *make rough, uneven, or irregular.*
excipio, ere - *take, take up; receive; support.*
exiguus, a, um - *slight, small.*
finio, ire - *end.*
inferior, ius - *lower.*
inhaereo, ere - *cling to, be attached to.*
mobilitas, tatis, f. - *mobility, movement.*
modus, i, m. - *way, manner.*
moveo, ere - *move.*
nervus, i, m. - *sinew.*
orbis, is, m. - *circle; band, ring.*
pertineo, ere - *have to do with, pertain (to).*
protinus - *directly on, straight on; immediately.*
quidem - *indeed;* **ne...quidem** - *not even.*
quoque - *also.*
recipio, ere, cepi, ceptus - *receive.*
rectus, a, um - *straight.*
sino, ere - *allow, permit.*
sinus, us, m. - *fold; cavity, hollow, depression.*
summus, a, um - *highest, top.*
superior, ius - *higher, (the one) above.*
sustineo, ere - *sustain, support.*
su(r)sum - *upward.*
tuber, eris, (abl. tuberi), n. - *a protuberance.*
utrimque - *on both sides.*
valens, ntis - *strong.*
versum - *toward.*

collum continerent, quos *tenontas* Graeci appellant; siquidem
horum inter omnes flexus alter semper intentus ultra prolabi
50   superiora non patitur. Iamque vertebra tertia tubercula, quae
inferiori inserantur, exigit; ceterae processibus deorsum
spectantibus in inferiores insinuantur, ac per sinus, quos
utrimque habent, superiores accipiunt, multisque nervis et
multa cartilagine continentur. Ac sic, uno flexu modico in
55   promptum dato, ceteris negatis, homo et rectus insistit, et
aliquid ad necessaria opera curvatur.

(8.1.11-14)

---

accipio, ere - *receive.*
alter, era, erum - *the other; one (of the two).*
appello, are - *call, name.*
cartilago, inis, f. - *cartilage.*
ceteri, ae, a - the others, the rest.
collum, i, n. - *neck.*
contineo, ere - *hold together.*
curvo, are - *bend.*
exigo, ere - *put out.*
flexus, us, m. - *bending, turning.*
Graeci, orum, m. - *the Greeks.*
insero, ere - *insert.*
insinuo, are - *insert.*
insisto, ere - *stand.*
intentus, a, um - *tense, taut.*
modicus, a, um - *moderate.*
necessarius, a, um - *necessary, required.*
nego, are, avi, atus - *deny; avoid.*
nervus, i, m. - *sinew, ligament.*
opus, eris, n. - *work; operation.*
patior, i - *allow, permit.*
prolabor, i - *slide, slip.*
rectus, a, um - *upright.*
semper - *always.*
sinus, us, m. - *fold; hollow, depression.*
siquidem - *since.*
specto, are - *look, look at; face.*
tenontas (see note on line 48).
tuberculum, i, n. - *a small protuberance.*
ultra (advb.) - *beyond, farther* (than desirable).
utrimque - *on both sides, on either side.*

The Ribs

Infra cervicem vero summa costa contra umerum sita
est; inde sex inferiores usque ad imum pectus perveniunt;
eaeque primis partibus rotundae et leniter quasi capitulatae
vertebrarum transversis processibus et ipsis quoque paulum
sinuatis inhaerent; inde latescunt et in exteriorem partem
recurvatae paulatim in cartilaginem degenerant; eaque parte
rursus in interiora leniter flexae committuntur cum osse

60

---

capitulatus, a, um - *having a head or terminal knob.*

committo, ere - *put together, join, connect.*

degenero, are - *depart from its race or kind, degenerate, deteriorate, degrade, change.*

exterior, ius - *outer, exterior;* **in exteriorem partem** - *outwards.*

flexus, a, um - *bent, curving.*

imus, a, um - *lowest; bottom of.*

inde - *from there, then; thence; after that.*

infra (+acc.) - *below, beneath.*

inhaereo, ere - *be firmly attached or fixed (to).*

latesco, ere - *become broad, broaden or flatten out.*

leniter - *gently, slightly.*

paulatim - *gradually.*

paulum (advb.) - *a little.*

pectus, oris, n. - *chest, thorax.*

pervenio, ire - *come to, arrive, reach, extend to.*

quasi - *as if, so to speak.*

quoque - *also.*

recurvo, are, avi, atus - *bend back* (so as to point in the opposite direction), *turn back on itself.*

rotundus, a, um - *round.*

sinuo, are, avi, atus - *shape into a hollow or depression, hollow out.*

situs, a, um - *situated, located.*

transversus, a, um - *turned across, running or lying across, transverse.*

umerus, i, m. - *shoulder.*

usque - *toward, as far as.*

vero - *indeed, to be sure.*

65

pectoris. Quod valens et durum a faucibus incipit, ab utroque
latere lunatum et a praecordiis iam ipsum quoque cartilagine
mollitum terminatur; sub costis vero prioribus, quinque, quas
nothas Graeci nominant, breves tenuioresque atque ipsae
quoque paulatim in cartilaginem versae extremis abdominis
partibus inhaerescunt; imaque ex his maiore iam parte nihil

70

nisi cartilago est...

(8.1.14-15)

---

abdomen, inis, n. - *abdomen.*
caput, itis, n. - *head; knob.*
cartilaginosus, a, um - *cartilaginous.*
durus, a, um - *hard.*
fauces, ium, f. - *throat.*
imus, a, um - *lowest.*
lunatus, a, um - *crescent-shaped.*
medulla, ae, f. - *marrow.*
mollio, ire, ivi, itus - *soften.*
mollis, e - *soft.*
nisi - *except, but.*
nomino, are - *name.*
nothas (see note on line 67).
praecordia, orum, n. - *the area of the chest in front of the heart, the precordia.*
quoque - *also.*
tenuis, e - *thin.*
termino, are - *end, terminate.*
tumidus, a, um - *swollen, swelling out.*
uterque, utraque, utrumque - *each* (of two).
valens, ntis - *strong.*
versus, a, um - *turned, changed.*

The Bones of the Arm

75

Hinc umerus incipit, extremis utrimque capitibus tumidus, mollis, sine medulla, cartilaginosus; medius teres, durus, medullosus; leniter gibbus et in priorem et in exteriorem partem. Prior autem pars est, quae a pectore est, posterior, quae a scapulis; interior, quae ad latus tendit, exterior, quae ab eo recedit; quod ad omnes articulos pertinere in ulterioribus patebit. Superius autem umeri caput rotundius quam cetera ossa, de quibus adhuc dixi, parvo excessu vertici

---

adhuc - *up to now.*
articulus, i, m. - *joint.*
autem - *moreover, now.*
ceteri, ae, a - *the others, rest of, remaining.*
durus, a, um - *hard.*
excessus, us, m. - *a projection, protuberance.*
exterior, ius - *outer, toward the outside.*
extremus, a, um - *farthermost, at the end(s).*
gibbus, a, um - *bulging, humped, convex.*
hinc - *from here, from this point.*
(h)umerus, i, m. - *humerus.*
incipio, ere - *begin.*
leniter - *gently, slightly.*
medius, a, um - *middle; in the middle.*
medullosus, a, um - *containing marrow.*
pateo, ere - *be clear, be evident.*
pectus, oris, n. - *chest;* **a pectore** - *on the side of the chest* (i.e. the front).
pertineo, ere - *pertain, apply to.*
prior, ius - *earlier, before, in front.*
recedo, ere - *go away from, recede, face away from.*
rotundus, a, um - *round.*
scapula, ae, f. - *shoulder-blade;* **a scapulis** - *on the side of the shoulder blades (i.e. the back).*
tendo, ere - *head toward, face.*
teres, etis - *cylindrical, terete.*
utrimque - *on both sides, at both ends.*
vertex, icis, m. - *tip, top.*

80   lati scapularum ossis inseritur, ac maiore parte extra situm
nervis deligatur.

At inferius duos processus habet, inter quos quod
medium est magis etiam extremis partibus sinuatur. Quae res
sedem brachio praestat, quod constat ex ossibus duobus, radio
et cubito. ... Primo vero duo brachii ossa vincta paulatim

85   dirimuntur, rursusque ad manum coeunt modo crassitudinum
mutato, siquidem ibi radius plenior, cubitus admodum tenuis

---

admodum - *rather, quite.*
brac(c)hium, ii, n. - *the forearm* (i.e. from elbow to wrist).
coeo, ire - *come together.*
consto, are - *consist.*
crassitudo, inis, f. - *thickness.*
cubitum, i, n. & us, i, m. - *the ulna.*
deligo, are - *fasten, bind.*
dirimo, ere - *separate* (from each other).
ibi - *there.*
inferius (advb.) - *lower down, at the lower end.*
insero, ere - *insert.*
latus, a, um - *wide.*
magis (advb.) - *more.*
manus, us, f. - *hand.*
medius, a, um - *middle, in the middle.*
modus, i, m. - *measure.*
muto, are, avi, atus - *change, alter.*
nervus, i, m. - *sinew.*
pars, rtis, f. - *part;* **extremae partes** - *extremities.*
paulatim - *gradually.*
plenus, a, um - *full.*
praesto, are - *present, provide, furnish.*
radius, ii, m. - *the radius.*
rursus - *again.*
sedes, is, f. - *seat.*
sinuo, are - *curve in, hollow out.*
siquidem - *since.*
situs, us, m. - *location, place.*
vinctus, a, um - *bound or fastened together.*

est. Dein radius in caput cartilaginosum consurgens in vertice eius sinuatur. Cubitus rotundus in extremo parte altera paulum procedit. Ac ne saepius dicendum sit, illud ignorari non oportet, plurima ossa in cartilaginem desinere, nullum articulum non sic finiri; neque enim aut moveri posset, nisi levi inniteretur, aut cum carne nervisque coniungi, nisi ea media quaedam materia committeret.

90

(8.1.18-21, adapted)

---

articulus, i, m. - *joint.*
aut...aut - *either...or.*
caro, carnis, f. - *flesh.*
cartilaginosus, a, um - *cartilaginous.*
committo, ere - *put or place together, connect.*
coniungo, ere - *join together, connect.*
consurgo, ere - *rise; extend (toward).*
dein - *next, then.*
desino, ere - *end, terminate.*
extremus, a, um - *outermost;* **in extremo** - *at the farthest point, at the extremity.*
ignoro, are - *not to know, be ignorant of.*
innitor, i - *lean on, rest on* (for support).
levis, e - *smooth.*
materia, ae, f. - *substance, material.*
moveo, ere - *move.*
nervus, i, m. - *sinew.*
nisi - *if...not, unless.*
oportet, ere - *it is necessary, ought, must.*
paulum (advb.) - *a little.*
plurimi, ae, a - *most.*
procedo, ere - *go forward; project.*
quidam, quaedam, quoddam - *a certain, some.*
saepe - *often.*
vertex, icis, m. - *extremity, tip.*

The Hand

In manu vero prima palmae pars ex multis
95   minutisque ossibus constat, quorum numerus incertus est, sed
oblonga omnia et triangula ... Ex manu duo exigui processus
in sinus radi coiciuntur; tum ex altera parte recta quinque ossa
ad digitos tendentia palmam explent; a quibus ipsi digiti
oriuntur, qui ex ossibus ternis constant; omniumque eadem
100   ratio est. Interius os in vertice sinuatur, recipitque exterioris
exiguum tuberculum, nervique ea continent; a quibus orti
ungues indurescunt, ideoque non ossi sed carni magis radicibus
suis inhaerent.

(8.1.21-22, adapted)

---

co(n)icio, ere - *bring or put together, fit into, insert.*
consto, are - *consist.*
contineo, ere - *hold together.*
digitus, i, m. - *finger.*
exiguus, a, um - *small.*
expleo, ere - *complete.*
ideo - *therefore, thus.*
incertus, a, um - *uncertain.*
induresco, ere - *grow or become hard.*
inhaereo, ere - *cling to, be fastened to.*
magis (advb.) - *more, rather.*
minutus, a, um - *minute.*
numerus, i, m. - *number.*
oblongus, a, um - *oblong.*
orior, iri, ortus sum - *arise, spring up.*
palma, ae, f. - *palm.*
radix, icis, f. - *root.*
ratio, onis, f. - *plan; system; pattern.*
recipio, ere - *receive.*
rectus, a, um - *straight.*
tendo, ere - *extend* (towards).
terni, ae, a - *three each.*
triangulus, a, um - *triangular.*
tuberculum, i, n. - *protuberance.*
unguis, is, m. - *nail.*
vero - *moreover, indeed.*

The Bottom of the Spine; the Leg and Foot

105

Ac superiores quidem partes sic ordinatae sunt. Ima vero spina in coxarum osse desidit, quod transversum longeque valentissimum volvam, vesicam, rectum intestinum tuetur...

110

Inde femina ordiuntur, quorum capita rotundiora etiam quam umerorum sunt, cum illa ex ceteris rotundissima sint; infra vero duos processus a priore et a posteriore parte habent; dein dura et medullosa et ab exteriore parte gibba, rursus inferioribus quoque capitibus intumescunt. Superiora in sinus coxae, sicut umeri in ea ossa, quae scapularum sunt, coiciuntur; tum infra introrsum leniter intendunt, quo aequalius

---

aequalis, e - *even.*
co(n)icio, ere - *bring or put together, fit into, insert.*
coxa, ae, f. - *hip.*
dein - *then, next.*
desido, ere - *sink, settle down, sit down.*
femur, minis or **moris, n.** - *thigh, thigh-bone.*
gibbus, a, um - *convex.*
imus, a, um - *lowest;* **ima...spina** - *the bottom of the spine.*
inde - *then, next.*
infra (advb.) - *below.*
intendo, ere - *point, aim, tend, head.*
intestinum, i, n. - *intestine.*
introrsum - *inwards.*
intumesco, ere - *become swollen, swell up.*
leniter - *gently.*
longe - *far.*
medullosus, a, um - *containing marrow.*
ordino, are, avi, atus - *set in order, arrange.*
ordior, iri - *begin.*
quoque - *also.*
rectus, a, um - *straight.*
rursus - *again.*
sicut - *just as.*
transversus, a, um - *crosswise.*
tueor, eri - *protect.*
valens, ntis - *strong.*
vesica, ae, f. - *the bladder.*
volva (vulva), ae, f. - *the womb.*

superiora membra sustineant. At inferiora capita media
115   sinuantur; quo facilius excipi cruribus possint. Quae
commissura osse parvo, molli, cartilaginoso tegitur; patellam
vocant. Haec super innatans, neque ulli ossi inhaerens, sed
carne et nervis deligata, pauloque magis ad femoris os tendens
inter omnes crurum flexus iuncturam tuetur.
120   Ipsum autem crus est ex ossibus duobus; etenim per
omnia femur umero, crus vero brachio simile est, adeo ut
habitus quoque et decor alterius ex altero cognoscatur. ...

---

cognosco, ere - *learn, recognize.*
commissura, ae, f. - *joint, juncture.*
crus, cruris, n. - *shin, shin-bone.*
decor, oris, m. - *(pleasing) appearance.*
deligo, are, avi, atus - *bind; fasten down.*
digitus, i, m. - *finger, toe, digit.*
excipio, ere - *take, receive.*
flexus, us, m. - *bend, turn, movement.*
habitus, us, m. - *character, build, form.*
inhaereo, ere - *cling to, be fastened to.*
innato, are - *float.*
inter (+acc.) - *amidst.*
iunctura, ae, f. - *joint.*
magis (advb.) - *more.*
medius, a, um - *in the middle.*
membrum, i, n. - *member.*
mollis, e - *soft.*
patella, ae, f. - *knee-cap, patella.*
paulo (advb.) - *a little.*
planta, ae, f. - *the sole.*
quo - *in order that.*
respondeo, ere - *correspond (to).*
sinuo, are - *hollow out; (passive) contain a recess.*
struo, ere, xi, ctus - *build, construct.*
sustineo, ere - *sustain, support.*
tego, ere - *cover.*
tendo, ere - *extend (towards).*
tueor, eri - *protect.*
unguis, is, m. - *nail.*

Cetera pedis ossa ad eorum, quae in manu sunt, similitudinem
structa sunt; planta palmae, digiti digitis, ungues unguibus
125   respondent.

(8.1.23-27, adapted)

B. *Galen.* Galen stresses the importance of knowledge of the
bone structure for students of medicine and suggests ways the student
can obtain access to skeletons for study purposes.

65.   Quoniam igitur corporis forma ossibus assimilatur,
aliarumque partium natura respondet, velim te in primis
exactam humanorum ossium peritiam adipisci, non obiter ea
spectare, neque etiam ex libris solum excipere, quos quidam
5   "osteologias" inscribunt, nonnulli "sceletos," nonnulli

---

adipiscor, i - *gain, obtain.*
assimilo, are - *make like;* (pass.) *resemble.*
ceteri, ae, a, - *the other, rest of.*
corpus, oris, n. - *body.*
exactus, a, um - *precise, exact.*
excipio, ere - *take up, receive.*
forma, ae, f. - *shape, form.*
humanus, a, um - *human.*
igitur - *and so, therefore.*
inscribo, ere - *entitle.*
natura, ae, f. - *nature, character.*
nonnullus, a, um - *some.*
obiter - *in passing, incidentally.*
os, ossis, n. - *bone.*
osteologia, ae, f. - *osteology.*
pars, rtis, f. - *part.*
peritia, ae, f. - *experience, familiarity (with).*
pes, pedis, m. - *foot.*
primus, a, um - *first;* **in primis** - *especially, in particular, first
   of all.*
quidam, quaedam, quoddam - *a certain one, (a) certain.*
quoniam - *since, because.*
respondeo, ere - *correspond.*
sceletus, i, m. - *skeleton.*
similitudo, inis, f. - *similarity.*
solum (advb.) - *only.*
specto, are - *look at, view.*

simpliciter "de ossibus" inscribunt, cujusmodi et hic noster est, quem tum exquisita rerum indagatione, tum interpretationis promptitudine et perspicuitate omnibus ante nos scriptis praecellere persuasum habeo. Hoc autem opus tibi sit et studium, ut non modo ex libro, sed etiam oculis assiduum spectatorem humanorum ossium te ipsum efficias. Quod quidem in Alexandria est facilius, quod illius regionis medici ipsorum etiam ossium doctrinam discipulis cum subjecti inspectione exhibeant. Enitendum itaque tibi censeo,

10

Alexandria, ae, f. - *Alexandria* (city in Egypt).
assiduus, a, um - *continual, assiduous.*
censeo, ere - *think, believe.*
cujusmodi - *of which kind or sort.*
discipulus, i, m. - *learner, student.*
doctrina, ae, f. - *instruction.*
efficio, ere - *make.*
enitor, i - *strive.*
exhibeo, ere - *make available, furnish, provide.*
exquisitus, a, um - *attentive to every detail, meticulous.*
indagatio, onis, f. - *investigation, research.*
inspectio, onis, f. - *inspection, examination.*
interpretatio, onis, f. - *explanation.*
medicus, i, m. - *physician.*
non modo...sed etiam - *not only...but also.*
oculus, i, m. - *eye.*
opus, eris, n. - *work, task.*
perspicuitas, tatis, f. - *clarity, lucidity.*
persuadeo, ere, suasi, suasus - *persuade;* (impersonal passive) *be convinced.*
praecello, ere - *be superior, excel, surpass.*
promptitudo, inis, f. - *convenience, accessibilty.*
quidem - *indeed, to be sure.*
regio, onis, f. - *region.*
simpliciter - *simply.*
spectator, oris, m. - *observer.*
studium, ii, n. - *zeal; a zealous pursuit.*
subjectum, i, n. - *subject.*
tum...tum - *both...and.*

15   ut Alexandriae commoreris, si non alterius, at hujus certe rei
solius gratia. Quod si non assequaris, licebit in eum modum
hominem ossa contemplari quo ego; siquidem inspexi
persaepe, vel sepulchris quibusdam, vel monumentis
dissolutis. Atque etiam fluvius aliquando sepulchrum pauculis

20   mensibus ante negligentius extructum superans, ipsum ex
facili dissolvit; totumque cadaver motionis impetu tractim

---

aliquando - *sometimes.*
ante (advb.) - *previously, before.*
assequor, i - *carry out successfully, achieve.*
at - *yet, at least.*
cadaver, eris, n. - *dead body, carcass, corpse.*
certe - *surely.*
commoror, ari - *stay, spend some time.*
contemplor, ari - *look at, examine, gaze upon.*
dissolutus, a, um - *broken up, decayed, dilapidated.*
dissolvo, ere, vi, utus - *break up, take apart, destroy.*
ex(s)tructus, a, um - *built, constructed.*
fluvius, ii, m. - *river.*
gratia (+gen.) - *for the sake of.*
homo, inis, m. - *man, person.*
impetus, us, m, - *force.*
inspicio, ere - *examine, inspect.*
licet, ere - *it is permitted or possible.*
mensis, is, m. - *month.*
monumentum, i, n. - *monument, tomb.*
motio, onis, f. - *motion; current.*
negligens, ntis - *negligent, careless.*
pauculus, a, um - *a small number of, few.*
persaepe - *very often.*
sepulc(h)rum, i, n. - *tomb.*
siquidem - *since.*
supero, are - *overcome, overwhelm; destroy.*
totus, a, um - *whole, entire.*
tractim - *slowly.*
vel...vel - *either...or.*

ductum, carnibus quidem jam putrefactis, ceterum ossibus
adhuc inter se plane cohaerentibus, usque ad stadium pronum
detulit; at cum ipsum locus portuosus margine altus
25   excepisset, eodem cadaver appulit; atque hoc tale nobis
occurrit, quale medicus ipsum ad adolescentis disciplinam de
industria praeparasset. Vidimus quoque aliquando latronis

---

adhuc - *still.*
adolescens, ntis, m. - *young man.*
aliquando - *at some time, once.*
altus, a, um - *high.*
appello, ere, puli - *put in (to shore), land;* (of drifting objects) *be deposited.*
at - *but.*
caro, carnis, f. - *flesh.*
ceterum - *but.*
cohaereo, ere - *cling together, be connected.*
defero, ferre, tuli, latus - *carry down or downstream.*
disciplina, ae, f. - *teaching, instruction.*
ductus, a, um - *led, drawn.*
eodem - *to the same place.*
excipio, ere, cepi, ceptus - *receive, take up or out, pick up* (out of the water).
industria, ae, f. - *diligent or purposeful activity* (see note on lines 26-27).
latro, onis, m. - *brigand, robber, bandit.*
margo, inis, m. - *border, edge; bank.*
occurro, ere, curri, cursus - *encounter, meet; occur.*
plane - *plainly, clearly; absolutely, quite.*
portuosus, a, um - *affording harborage, providing a landing place.*
praeparo, are, avi, atus - *prepare.*
pronus, a, um - *headlong.*
putrefactus, a, um - *putrefied, decayed.*
qualis, e - *of which kind, as (if).*
quidem - *indeed, to be sure.*
quoque - *also.*
stadium, ii, n. - *a stade* (600 Greek feet).
talis, e - *such.*

sceletum paulum extra viam in monte procumbens, quem
viator quidam se prius adorientem contra pugnando occidit.
30 Nemo autem ipsum illius regionis incola sepulturae
mandaturus erat, ut qui odio ipsum prosecuti ab avibus corpus
devorari gauderent, quae, carnibus illius biduo absumptis,
cadaver exsiccatum, tamquam ad doctrinam cuique inspicere
volenti, reliquerunt. Tu, si nihil quicquam hujusmodi

---

absumo, ere, psi, ptus - *consume, devour.*
adorior, iri - *rise against, attack.*
avis, is, f. - *bird.*
biduum, i, n. - *a two-day period.*
contra (advb.) - *against.*
corpus, oris, n. - *body.*
devoro, are - *eat, devour.*
doctrina, ae, f. - *teaching, instruction.*
exsiccatus, a, um - *dried out.*
extra (+acc.) - *outside;* **extra viam** - *off the road.*
gaudeo, ere - *rejoice.*
incola, ae, c. - *inhabitant.*
inspicio, ere - *look at, examine, inspect.*
mando, are, avi, atus - *commit, consign.*
mons, ntis, m. - *mountain.*
nemo, (inis), c. - *no one, nobody;* (often with a noun in
     apposition) *no.*
nihil quicquam hujusmodi - *nothing at all of this kind.*
occido, ere, cidi, cisus - *kill.*
odium ii, n. - *hatred.*
paulum (advb.) - *a little.*
prius (advb.) - *first.*
procumbo, ere - *fall forward, lie prostrate.*
prosequor, i, secutus sum - *to send a person on his way* (with
     something).
pugno, are - *fight.*
quidam, quaedam, quoddam - *a certain, some.*
quisque, quaeque, quidque - *each; any single person, any.*
relinquo, ere, liqui, lictus - *leave.*
sepultura, ae, f. - *burial.*
tamquam - *as if.*
viator, oris, m. - *traveller.*

35   spectandum nactus fueris, at in simia dissecta, carnibus exacte
        ablatis, singula ossa consideres; ad quod delegeris simias
        hominis figurae quam proximas. Tales vero sunt, quarum
        maxillae nec oblongae, nec dentes canini, quos appellant,
        magni prodeunt. In id genus simiis etiam alias partes humanis
40   positura similes deprehendas, atque ejus rei gratia duobus
        cruribus ipsas et gradi et currere. Quae vero ex his

---

appello, are - *call, name.*
at - *but; still.*
aufero, ferre, abstuli, ablatus - *remove.*
caninus, a, um - *canine.*
considero, are - *observe attentively, examine, look at.*
crus, cruris, n. - *shin; leg.*
curro, ere - *run.*
deligo, ere, legi, lectus - *select, choose.*
dens, ntis, m. - *tooth.*
deprehendo, ere - *find.*
disseco, are, secui, sectus - *cut apart, dissect.*
exacte - *carefully.*
figura, ae, f. - *shape, form, figure.*
genus, eris, n. - *class, kind.*
gradior, i - *take steps, walk.*
gratia (+gen.) - *for the sake of; because of.*
homo, hominis, m. - *human being, man.*
humanus, a, um - *human.*
maxilla, ae, f. (usually plur.) - *jaw-bones, jaws.*
nanciscor, i, na(n)ctus sum - *find.*
oblongus, a, um - *elongated.*
pars, rtis, f. - *part.*
positura, ae, f. - *position; arrangement.*
prodeo, ire - *come or go forward, appear, show oneself.*
proximus, a, um - *closest;* **quam proximas** - *as close as
        possible.*
simia, ae, f. - *monkey, ape.*
singuli, ae, a - *individual, single.*
specto, are - *look at, observe.*
talis, e - *such.*

cynocephalis sunt similes, rostro longiore sunt et dentes
caninos habent prominentiores; hae etiam vix binis cruribus
consistunt erectae, tantum abest, ut ambulare vel currere
possint...

45

(*De Anatomicis Administrationibus* I 2)

C. *Heseler, Curtius, Vesalius.* Baldasar Heseler (ca. 1508-
1567) was a native of Liegnitz in Silesia. After studying medicine in
Germany for a while, he attended a series of lectures and demonstrations
on anatomy at the University of Bologna in 1540. The lectures, on the
Anatomia of Mundinus (Mondino da Luzzi, ca. 1270-1326), were
delivered by Matthaeus Curtius (Matteo Corti) and were accompanied by
a series of demonstrations presented by the great anatomist Andreas
Vesalius.

The following excerpts are from Heseler's notes taken during
these presentations. They must be viewed as student notes, not as
finished professional treatments. Heseler seems to have written down
what he could in the course of the presentations, and after the lectures to
have revised and filled in his notes as far as possible. The work is
interesting as providing an idea of the nature, contents, and
methodology of anatomical instruction in the sixteenth century.

After obtaining his medical degree at Bologna, Heseler returned
to Silesia, practising medicine in several cities and ultimately becoming
the town doctor of Breslau (Wrocław).

---

ambulo, are - *walk.*
bini, ae, a - *two each, two.*
consisto, ere - *stand.*
cynocephalus, i, m. - *a dog-headed baboon.*
erectus, a, um - *upright, erect.*
prominens, ntis - *projecting, prominent.*
rostrum, i, n. - *snout, muzzle* (of an animal); *beak* (of a bird).
tantum (advb.) - *to such an extent; so far (from).*
vix - *barely, scarcely.*

66.   *A Foreword*

       Anatome Mundini a D. Matthaeo Curtio Papiensi absolutissimi tunc temporis Philosophorum ac Medicorum in Alma Bononiensi Academia praelecta; in qua iuxta mentem C. Galeni quam plurimos errores redarguit. Huius autem
5   Anatomicus fuit D. Andreas Vuesalius Brixellensis Germanus ingeniosissimus atque exercitatissimus Anatomicorum

---

absolutissimus, a, um - *consummate, distinguished.*
academia, ae, f. - *academy, university.*
almus, a, um - *nourishing, fostering.*
anatome, es, f. - *dissection; anatomy.*
anatomicus, i, m. - *dissector, anatomist.*
Andreas, ae, m. - *Andreas* (Andrew).
Bononiensis, e - *of Bologna.*
Brixellensis, e. - *of Brussels.*
C(laudius), ii, m. - *Claudius.*
Curtius, ii, m. - *Curtius.*
doctor, oris, m. - *doctor.*
error, oris, m. - *error.*
exercitatus, a, um - *experienced.*
Galenus, i, m. - *Galen.*
Germanus, a, um - *German* (see note on line 5).
ingeniosus, a, um - *talented.*
iuxta (+acc.) - *according to.*
Matthaeus, i, m. - *Matthew.*
medicus, i, m. - *physician.*
mens, ntis, f. - *mind; thinking, doctrine.*
Mundinus, i, m. - *Mundinus.*
Papiensis, e - *of Pavia.*
philosophus, i, m. - *philosopher.*
plurimus, a, um - *a great many;* **quam plurimum** - *as many as possible.*
praelego, ere, legi, lectus - *read before a class or audience* (for the purpose of exposition).
redarguo, ere, ui - *refute.*
tempus, oris, n. - *time.*
tunc - *then, at that time.*
Vuesalius, ii, m. - *Vesalius.*

10   Patavinus in Chirurgia ordinarius praelector, a scolaribus nobis
vocatus Bononiam huc in Germanorum praecipue gratiam
venit, qui partim secundum Galenum, partim vero sua
inventione et industria permulta errata ac antea numquam
audita neque visa, nobis subinde in tribus hominum, sex
canum aliorumque animalium subiectis fidelissime Doctoribus
nobisque scolaribus demonstrabat. A quibus ego Baldasar

---

animal, alis, n. - *animal.*
antea (advb.) - *previously, before.*
Bononia, ae, f. - *Bologna.*
canis, is, (gen. pl. **canum**), **c.** - *dog.*
chirurgia, ae, f. - *surgery.*
demonstro, are - *show, demonstrate.*
erratum, i, n. - *error, mistake.*
fidelis, e - *faithful; careful.*
gratia, ae, f. - *kindness;* **in Germanorum gratiam** - *to please
the Germans.*
huc - *here, hither.*
industria, ae, f. - *diligent, purposeful activity; research,
investigation.*
inventio, onis, f. - *discovery.*
ordinarius, a, um - *having a regular or permanent appointment.*
partim - *partly.*
Patavinus, a, um - *of or from Padua.*
praecipue - *especially.*
praelector, oris, m. - *reader* (one who reads aloud and expounds a
text to a class).
sc(h)olaris, is, m. - *scholar, student.*
secundum (+acc.) - *following, according to.*
subiectum, i, n. - *subject.*
subinde - *now and again, constantly, repeatedly.*
vero - *indeed, to be sure.*

Heseler Medicinae scolaris quantum potui calamo totum hunc
15   tractatum Anatomicum sicut patet descripsi.
       Anno MDXL 13a Ianuarii.

The Method and Purpose of Anatomy

       Ad faciendam autem anatomen Galenus in primo *De
Aggressionibus Anatomicis* hunc servat ordinem. Primum
dicit ossa esse videnda, in numero, magnitudine, situ, forma,
20   colligantia, etc., quae omnia facilia sunt. Secundo
musculorum, qui post ossa ponuntur. Postea vel arteriarum vel
nervorum vel venarum, possumus incipere ab uno isto quo

---

aggressio, onis, f. - *procedure.*
anatomicus, a, um - *anatomical.*
annus, i, m. - *year.*
arteria, ae, f. - *artery.*
calamus, i, m. - *reed, reed pen, pen.*
colligantia, ae, f. - *connection.*
describo, ere, psi, ptus - *write down.*
forma, ae, f. - *form, shape.*
incipio, ere - *begin.*
iste, ista, istud - *that.*
magnitudo, inis, f. - *size.*
medicina, ae, f. - *(art of) medicine.*
musculus, i, m. - *muscle.*
nervus, i, m. - *nerve.*
numerus, i, m. - *number.*
ordo, inis, m. - *order.*
os, ossis, n. - *bone.*
pateo, ere - *be exposed, be evident.*
pono, ere - *set, place, put.*
postea - *afterwards.*
primum (advb.) - *first.*
quantum - *as much as.*
secundo - *secondly, in the second place.*
servo, are - *observe.*
situs, us, m. - *position, location.*
totus, a, um - *whole, entire.*
tractatus, us, m. - *treatment, course* (of lectures).
vel...vel - *either...or.*
vena, ae, f. - *vein.*

volumus, nam ista non habent in corpore ordinem. Deinde
viscerum, ut cerebri, cordis, hepatis, pulmonis, etc. Deinceps
25   intestinorum, carnium glandosarum, etc. Iste est ordo
anatomes secundum Galenum...
        Nunc consequenter de utilitatibus anatomae. Galenus
17º *De Usu Partium*, primum inquit valde utilis est anatome
theologis, ad ostendendam summam potentiam et sapientiam
30   Dei. Deinde quoque philosophis utilis est, ut partes corporis
videant, de quibus Aristoteles in libro *De Generatione*

---

anatome, es or **ae, f.** - *anatomy.*
Aristoteles, is, m. - *Aristotle.*
caro, carnis, f. - *flesh.*
cerebrum, i, n. - *brain.*
consequenter - *in sequence.*
cor, cordis, n. - *heart.*
corpus, oris, n. - *body.*
deinceps - *after that, next.*
deinde - *then, next.*
Deus, Dei, m. - *God.*
generatio, onis, f. - *procreation, generation.*
glandosus, a, um - *glandular.*
hepar, atis, n. - *liver.*
inquam, 3rd sing. **inquit** - *I say.*
intestinum, i, n. - *intestine.*
liber, bri, m. - *book.*
ostendo, ere - *show, demonstrate.*
philosophus, i, m. - *philosopher.*
potentia, ae, f. - *power.*
pulmo, onis, m. - *lung.*
quoque - *also.*
sapientia, ae, f. - *wisdom.*
theologus, i, m. - *theologian.*
usus, us, m. - *purpose, function.*
utilis, e - *useful.*
utilitas, tatis, f. - *use, purpose.*
valde - *strongly, very.*
viscera, um, n. - *the soft inner organs, viscera.*

Animalium. Medico autem utilis est ad cognoscendos locos
affectos, quos cognoscit ex operationibus partium corporis,
sicut ex laesis operationibus cerebri, ut virtutis imaginitativae,
35   cogitativae, memorativae, agnoscit cerebrum esse laesum. Ad
prognosticandum quoque anatome medico utilis est, ut quando
videt musculum esse abscissum, praedicit motum deperdi
membri illius, etc. Ad curam autem morborum adhuc magis
utilis ei est anatome, praesertim partium extrinsecarum.

---

abscindo, ere, cidi, cissus - *tear off or away.*
adhuc - *still, even.*
affectus, a, um - *affected.*
agnosco, ere - *recognize, understand.*
autem - *moreover.*
cogitativus, a, um - *related to thinking or thought.*
cognosco, ere - *learn, find out, become familiar with.*
cura, ae, f. - *care; cure.*
deperdo, ere - *lose.*
extrinsecus, a, um - *external.*
imaginitativus, a, um - *related to the imagination.*
laedo, ere, si, sus - *injure, damage, impair.*
locus, i, m. - *place* (part of the body, organ).
magis (advb.) - *more greatly.*
medicus, i, m. - *physician.*
membrum, i, n. - *member.*
memorativus, a, um - *related to the memory.*
morbus, i, m. - *disease.*
motus, us, m. - *movement, mobility.*
operatio, onis, f. - *functioning.*
praedico, ere - *foretell, predict.*
praesertim - *especially.*
prognostico, are - *foretell, predict, prognosticate.*
quoque - *also.*
sicut - *as.*
ut - *as.*
virtus, tutis, f. - *power, faculty.*

40   Oportet enim eum scire quomodo venae, arteriae, nervi,
      ceteraque omnia membra situantur...

                                    (Curtius, Lectio Prima)

Man's Posture

         Aristoteles autem in paragrapho illo Animalium dicit,
      cur pueri primum nati sicut bruta manibus et pedibus repant,
      scilicet propter nimiam humiditatem cerebri eorum et
45   imbecillitatem membrorum inferiorum, quae nondum possunt
      ferre molem superiorem, et ideo nondum possunt recte

---

autem - *moreover, now.*
brutus, a, um - *dull, stupid; brute, dumb.*
ceteri, ae, a - *the remaining, the other, the rest of.*
cur - *why.*
humiditas, tatis, f. - *humidity, moisture.*
ideo - *for that reason.*
imbecillitas, tatis, f. - *weakness.*
inferior, ius - *lower.*
manus, us, f. - *hand.*
moles, is, f. - *mass.*
natus, a, um - *born.*
nimius, a, um - *too much, excessive.*
nondum - *not yet.*
oportet, ere - *be necessary, must.*
paragraphus, i, m. - *paragraph, passage.*
pes, pedis, m. - *foot.*
primum (advb.) - *first.*
propter (+acc.) - *because of, on account of.*
puer, eri, m. - *boy, child.*
quomodo - *how.*
recte - *straight, upright.*
repo, ere - *crawl.*
scilicet - *namely, to wit.*
sicut - *as, like.*
situo, are - *situate, locate.*
superior, ius - *upper, situated above.*

incedere; sed postea exsiccata cerebri humiditate et partibus inferioribus redditis firmioribus tunc recte incedunt, tunc enim calor in eis plus abundat consumens humidum superfluum.

50 Nullum enim aliorum brutorum in primis habet ita cerebrum humidum prout homo, et hoc est propter prudentiam et sapientiam eius futuram quam ipsa non habent. Et sic homo secundum Aristotelem est calidissimus duabus rationibus, scilicet ut superfluum humidum consumatur, et propter finem

55 scilicet prudentiae, sapientiae, et propter reliquas omnes artes...

(Curtius, Lectio Secunda)

---

abundo, are - *be plentiful, abound.*
ars, artis, f. - *skill, craft, art.*
calidus, a, um - *warm.*
calor, oris, m. - *heat.*
consumo, ere - *destroy, consume.*
exsiccatus, a, um - *dried out.*
finis, is, m. - *end; purpose.*
firmus, a, um - *strong, sturdy.*
futurus, a, um - *future.*
homo, hominis, m. - *human being, man.*
humidum, i, n. - *humidity, moisture.*
incedo, ere - *walk.*
postea - *afterwards, later.*
prout - *as.*
prudentia, ae, f. - *wisdom, sagacity, intelligence.*
ratio, onis, f. - *reason.*
reddo, ere, didi, ditus - *render.*
reliquus, a, um - *remaining, rest of.*
sapientia, ae, f. - *wisdom.*
secundum (+acc.) - *accordlng to.*
superfluus, a, um - *excess, superfluous.*
tunc - *then.*

The Purpose of the Head

Dicit ergo Aristoteles ... propter cerebrum esse caput positum, scilicet ad refrigerandum ipsum cor, et in quo sit intelligentia quoque. Sed Galenus dicit caput esse positum
60   propter oculos molles; quia positis oculis mollibus ponitur et caput, et his remotis removetur et caput. ... Cancer tamen habet oculos duros; ergo non habet caput. Potest tamen nihilominus habere cerebrum cum habet sensum et motum, sed hoc habet in pectore; nam omne habens sensum et motum,
65   cerebrum quoque habere necesse est. Et sic patet Aristotelis rationem non esse veram, caput esse propter cerebrum datum, cum videmus in aliis locis situari ipsum cerebrum. Ergo secundum mentem Galeni caput datum est propter oculos molles...

(Curtius, Lectio Secunda)

---

cancer, cri, m. - *crab.*
caput, pitis, n. - *head.*
cor, cordis, n. - *heart.*
durus, a, um - *hard.*
ergo - *therefore, consequently.*
intelligentia, ae, f. - *intelligence.*
mollis, e - *soft.*
motus, us, m. - *ability to move, motion.*
necesse (indecl.) - *necessary.*
nihilominus - *nonetheless.*
pateo, ere - *be evident, be clear.*
pectus, oris, n. - *chest, breast.*
pono, ere, posui, positus - *put, place.*
quoque - *also.*
ratio, onis, f. - *reason.*
refrigero, -are - *cool.*
removeo, ere, movi, motus - *take away, remove.*
sensus, us, m. - (faculty of) *sensation, feeling.*
situo, are - *locate, situate.*
tamen - *however.*
verus, a, um - *true.*

Divisions of the Body

70   Aristoteles primo *De Natura Animalium*, capitulo
septimo, dicit externas partes vocari brachium et crura. Thorax
autem dicitur incipiendo a collo usque ad sedem vel ubi sunt
membra pudenda. Atque haec dicitur interna et non externa.
Atque haec dividitur in tres ventres, in superiorem sive caput,
75   ubi membra animalia continentur; in inferiorem, ubi membra
naturalia continentur; et in medium, ubi membra spiritualia
contenta sunt ut est cor, pulmones, etc. Membra autem

---

animalis, e - *pertaining to the "animal spirit"* (cf. Introduction to
No. 33, p. 115).
brac(c)hium, ii, n. - *arm.*
capitulum, i, n. - *chapter.*
collum, i, n. - *neck.*
contineo, ere - *contain.*
cor, cordis, n. - *heart.*
crus, cruris, n. - *leg.*
divido, ere - *divide.*
externus, a, um - *external.*
incipio, ere - *begin.*
inferior, ius - *lower.*
internus, a, um - *internal.*
medius, a, um - *middle.*
membrum, i, n. - *member, organ;* **membra pudenda -** *the
pudenda, sexual   organs.*
naturalis, e - *natural.*
pars, rtis, f. - *part.*
pulmo, onis, m. - *lung.*
sedes, is, f. - *seat.*
sive - *or.*
spiritualis, e - *spiritual* (i.e. pertaining to the conversion of air into
"spiritus" in the lungs and heart).
superior, ius - *upper.*
thorax, acis, m. - *thorax.*
vel - *or.*
venter, tris, m. - *belly; venter, cavity.*

genitalia sunt ad conservationem speciei; quae autem sunt in istis ventribus sunt ad conservationem individui.

(Curtius, Lectio Tertia)

The First Anatomical Demonstration by Vesalius

80   Instituta autem erat anatomae huius nostri subiecti in illo loco ubi solent rectores Medicorum eligi, satis commode et bene mensa in qua subiectum iacebat, et quattuor gradibus sedilium circumquaque ad formam rotundam instructo, ita ut paene ducentae personae videre anatomen potuerunt. Nemo

---

autem - *moreover, now.*
circumquaque - *on every side, all around.*
commode - *conveniently, comfortably.*
conservatio, onis, f. - *preservation, maintenance.*
ducenti, ae, a - *two hundred.*
eligo, ere - *select, elect.*
forma, ae, f. - *shape, form.*
genitalis, e - *genital.*
gradus, us, m. - *step, level, row.*
iaceo, ere - *lie.*
individuum, i, n. - *an individual.*
instituo, ere - *set up.*
instruo, ere, xi, ctus - *draw up.*
iste, ista, istud - *that.*
ita ut - *in such a way that.*
medicus, i, m. - *physician.*
mensa, ae, f. - *table.*
nemo, (neminis), m. - *no one, nobody.*
paene - *almost.*
persona, ae, f. - *person.*
rector, oris, m. - *director, official in charge.*
rotundus, a, um - *round, circular.*
satis - *sufficiently, quite.*
sedile, is, n. - *seat.*
soleo, ere - *be accustomed.*
species, ei, f. - *appearance; species.*
subjectum, i, n. - *subject.*

85   tamen intromittebatur, nisi primum domini anatomistae, et
deinde ii qui 20 solidos persolverant. Scolaribus igitur ultra
150 praesentibus et D. Curtio, Erigio ceterisque multis aliis
Curtianis Doctoribus etc. Veniebat postremo D. Andreas
Vuesalius; incendebantur multae cereae candelae, ut possimus
90   omnes videre etc.
         Incipiebat igitur D. Vuesalius, Scitis, inquit, domini
quomodo soleant Medici et veteres et moderni corpus
humanum partiri. Aegyptii enim atque Arabes incipiunt a

Aegyptii, orum, m. - *the Egyptians.*
anatomista, ae, m. - *anatomist.*
Arabes, um, m. - *the Arabs.*
candela, ae, f. - *candle.*
cereus, a, um - *waxen, wax.*
Curtianus, i, m. - *a follower, disciple, or student of Curtius.*
D.=Doctore.
deinde - *then, secondly.*
dominus, i, m. - *lord, master; gentleman;* (sometimes as a title of
     address=Mr.).
Erigius, ii, m. - *Erigius.*
humanus, a, um - *human.*
igitur - *and so, therefore.*
incendo, ere - *light.*
incipio, ere - *begin.*
inquam (3rd sg. **inquit;** defective verb) - *I say.*
intromitto, ere - *let in, admit.*
modernus, a, um - *modern, contemporary.*
nisi - *except.*
partior, iri - *divide.*
persolvo, ere, solvi, solutus - *pay.*
postremo - *finally, last.*
praesens, ntis - *present.*
primum (advb.) - *first of all, in the first place.*
quomodo - *how.*
solidus, i, m. - *shilling.*
tamen - *however.*
ultra (+acc.) - *beyond, more than, over.*
vetus, eris - *old, ancient.*

95 trunco et extremitatibus, sed Galenus secundum tres ventres,
quem etiam Mundinus secutus est. Sed his omissis (Curtius
enim admonebat ut ostenderet quae praelegerat) ad anatomiam
nostram perveniemus. Atque tunc iam antea sectum et
praeparatum erat corpus, prius rasum, lavatum, et mundatum.
Incipiebat igitur ab extrinseca cute, cui interius interna
100 adhaerebat, quae vera dicitur cutis, exterior autem illa corium
potius...

---

adhaereo, ere - *cling to, adhere.*
admoneo, ere - *bid, advise, request.*
anatomia, ae, f. - *anatomy.*
antea - *previously, before, beforehand.*
autem - *however.*
corium, ii, n. - *hide.*
cutis, is, f. - *skin.*
etiam - *also.*
exterior, ius - *outer.*
extremitas, tatis, f. - *extremity.*
extrinsecus, a, um - *outside.*
interius (advb.) - *on the inside.*
internus, a, um - *interior, inner.*
lavo, are, lavi, lautus or **lavatus** - *wash, bathe.*
mundo, are, avi, atus - *clean.*
omitto, ere, misi, missus - *discontinue, abandon, leave off.*
ostendo, ere - *show, point out.*
pervenio, ire - *come to.*
potius (advb.) - *rather.*
praelego, ere, legi, lectus - *read, lecture (on).*
praeparo, are, avi, atus - *prepare.*
prius (advb.) - *previously, already.*
rado, ere, rasi, rasus - *shave.*
secundum (+acc.) - *according to.*
sequor, i, secutus sum - *follow.*
truncus, i, m. - *trunk.*
tunc - *then.*
verus, a, um - *true.*

Demum veniebat ad anatomen musculorum quos sane
artificiosissimus, summa cum industria seiunxerat, ita ut
singuli substantia, magnitudo, situs, ortus, et finis conspici
105   potuit. Ostendebat nobis quomodo omnes a nervis inciperent,
quod caput vocaretur, et desinerent in tendines vel cordas, quod
caudam vocarent, et forma omnium musculorum, erat ad
formam et similitudinem muris, in medio rotundi et grossiores
et semper ad utramque partem seu finem ad gracilitatem
110   maiorem tendentes, magis tamen ad caudam.

           (Vesalius, Demonstratio Anatomae Prima)

---

artificiosus, a, um - *skilled.*
cauda, ae, f. - *tail.*
conspicio, ere - *see, behold.*
corda (chor-), ae, f. - *cord.*
demum - *at length, at last.*
desino, ere - *end, terminate.*
finis, is, m. - *end;* (of a muscle) *the insertion.*
forma, ae, f. - *form, shape.*
gracilitas, tatis, f. - *thinness, slenderness.*
grossus, a, um - *thick, bulky.*
industria, ae, f. - *diligence.*
magis (advb.) - *more, more greatly.*
magnitudo, inis, f. - *size.*
medium, ii, n. - *middle.*
mus, muris, c. - *mouse.*
nervus, i, m. - *sinew.*
ortus, us, m. - *beginning, origin.*
rotundus, a, um - *round.*
sane - *very, quite.*
seiungo, ere, nxi, nctus - *take apart, separate.*
semper - *always.*
similitudo, inis, f. - *similarity, resemblance.*
singulus, a, um - *single, each one.*
situs, us, m. - *location, position.*
substantia, ae, f. - *substance.*
summus, a, um - *highest, greatest.*
tamen - *however.*
tendo, ere - *head toward, proceed, grow* (in a given direction).
tendo, inis, m. - *tendon.*
uterque, utraque, utrumque - each (of two), both.

Comparison of Digestion in Animals and Man

115 Sed quare natura debiliorem dedit hominibus vim concoquendi, et ceteris brutis maiorem? Videmus enim quod illa bruta omnia cruda etiam in magna quantitate cito concoquant et facillime. Homo autem etiam bene cocta in parva quantitate difficillime et tarde concoquit. Responsio: Forte propter ingenium eius, non enim multum debet homo comedere, ne impediatur ratio eius in suis operationibus; multum enim in hoc valere et cetera omnia animalia superare et excellere debet, ne scilicet a nimia comestione multi fumi et

---

animal, alis, n. - *animal.*
autem - *however.*
cito - *quickly.*
coctus, a, um - *cooked.*
comedo, ere, edi, esus - *eat.*
comestio, onis, f. - *eating, consuming* (of food).
concoquo, ere - *cook; digest.*
crudus, a, um - *raw.*
debeo, ere - *owe; must, ought, should.*
debilis, e - *weak.*
etiam - *even.*
excello, ere - *surpass, excel.*
forte - *perhaps.*
fumus, i, m. - *smoke; vapor.*
impedio, ire, ivi (ii), itus - *impede, obstruct.*
ingenium, ii, n. - *intellect, mental powers.*
multum (advb.) - *much.*
natura, ae, f. - *nature.*
nimius, a, um - *too much, excessive.*
operatio, onis, f. - *operation, function.*
propter (+acc.) - *because of.*
quantitas, tatis, f. - *amount, quantity.*
quare - *why.*
ratio, onis, f. - *reason; rational thought, intellect.*
responsio, onis, f. - *answer.*
scilicet - *namely, to wit.*
supero, are - *be superior to, surpass.*
tarde - *slowly.*
valeo, ere - *be strong, powerful, or efficient.*
vis, vis, f. - *power.*

120   vapores ascendentes ad cerebrum hoc repleant, et sic ingenium
        et rationem in suis operationibus impediant; sicut videmus nos
        meliorem mentem habere quando sumus ieiuni ut tempore
        matutino, aut quando parum comedimus, tunc enim ingenium
        nostrum melius valet, quia non est impeditum ab istis
125   vaporibus ascendentibus. Igitur homo non multum alimenti
        cito debet concoquere, sicut cetera animalia, propter
        operationes ingenii sui. Qui enim multa comedunt, sicut
        bruta, eorum ingenium etiam parum valet...

                              (Curtius, Lectio Septima)

      D. *Winslow*. Jacques Bénigne Winslow (1669-1760) was a
Danish physician and one of the most distinguished anatomists of the
eighteenth century. He settled in Paris, where he published in 1732 a
four-volume work on anatomy which remained the standard treatment
for nearly a century. The following selections taken from the Latin
version (*Expositio Anatomica*) may be compared with the selections on
a similar subject from the first-century Roman writer Celsus presented
above.

---

alimentum, i, n. - *food.*
ascendo, ere - *rise, ascend.*
cito - *quickly.*
concoquo, ere - *digest.*
ieiunus, a, um - *having consumed no food, fasting, hungry.*
igitur - *and so, therefore.*
matutinus, a, um - *of or belonging to the early morning.*
mens, ntis, f. - *mind; thought, thinking.*
parum - *a small amount, little, not very much.*
quando - *when.*
repleo, ere - *fill.*
sicut - *just as.*
tempus, oris, n. - *time.*
vapor, oris, m. - *vapor, steam.*

67. Exacta ossium cognitio totius anatomiae
fundamentum est; sine hac cognitione enim de situ,
dispositione, et connexione omnium reliquarum corporis
humani partium, nullam distinctam nobis formare ideam,
5   neque earum usus intelligere, neque morbos illarum cognoscere
neque laesiones ipsarum in pristinum statum restituere
possumus.

---

anatomia, ae, f. - *anatomy.*
cognitio, onis, f. - *familiarity, knowledge.*
cognosco, ere - *learn, recognize.*
connexio, onis, f. - *connection.*
corpus, oris, n. - *body.*
dispositio, onis, f. - *arrangement.*
distinctus, a, um - *distinct.*
exactus, a, um - *exact, precise.*
formo, are - *form.*
fundamentum, i, n. - *foundation, basis.*
humanus, a, um - *human.*
idea, ae, f. - *idea.*
intelligo (-lego), ere - *understand.*
laesio, onis, f. - *injury, lesion.*
morbus, i, m. - *disease.*
nullus, a, um - *no.*
os, ossis, n. - *bone.*
pars, rtis, f. - *part.*
pristinus, a, um - *original.*
reliquus, a, um - *remaining, rest of.*
restituo, ere - *restore.*
situs, us, m. - *position, location.*
status, us, m. - *state, condition.*
totus, a, um - *whole, entire, all.*
usus, us, m. - *use, function, purpose.*

Haec scientia osteologia Graecae originis voce
salutatur, quae sermonem aut ratiocinationem de ossibus
10   indicat. Communiter ex artificiali ossium carne denudatorum
atque siccatorum compagine, quam Sceleton vocant, addiscitur,
quaeque constructioni naturali ossium recentium aliquo modo
similis est.

Enumeratio Ossium

Sceleton est compages symmetrica sive regularis
15   omnium ossium, id est, omnium partium durissimarum,

---

addisco, ere - *learn.*
aliqui, aliquae, aliquod - *some.*
artificialis, e - *artificial.*
caro, carnis, f. - *flesh.*
communiter - *commonly.*
compages, inis, f. - *a joining together, framework, structure.*
constructio, onis, f. - *structure.*
denudo, are, avi, atus - *lay bare, strip.*
durus, a, um - *hard.*
enumeratio, onis, f. - *listing, enumeration.*
Graecus, a, um - *Greek.*
indico, are - *indicate; denote.*
modus, i, m. - *manner, way.*
naturalis, e - *natural.*
origo, inis, f. - *origin.*
osteologia, ae, f. - *osteology.*
quaeque=et quae.
ratiocinatio, onis, f. - *reasoning, theorizing.*
recens, ntis - *recent, fresh.*
regularis, e - *regular.*
saluto, are - *greet; call.*
sceleton, i, n. - *skeleton.*
scientia, ae, f. - *knowledge, science.*
sermo, onis, m. - *speech; discourse.*
sicco, are, avi, atus - *dry.*
sive - *or.*
symmetricus, a, um - *symmetrical.*
vox, vocis, f. - *voice; word.*

solidissimarum, atque firmissimarum corporis humani, carne
denudatarum, exsiccatarum, atque ligamentis artificialibus vel
naturalibus invicem sustentatarum...

20   Sceleton ordinarie atque commodissime in Caput,
Truncum, et Extremitates dividitur.

       Caput in duas partes generales dividitur; una theca
ossea, Cranium dicta, existit; altera ex pluribus portionibus
composita est, quae maximam Faciei partem formant...

25   Cranium ordinarie ex octo componitur ossibus,
scilicet uno anteriore, quod Coronale seu Frontale vocatur, uno

---

anterior, ius - *in front, anterior.*
caput, itis, n. - *head.*
commode - *conveniently.*
compono, ere, posui, positus - *compose.*
coronalis, e - *having to do with a crown;* **os coronale** - *the coronale or frontal bone.*
cranium, ii, n. - *cranium, skull.*
divido, ere - *divide.*
ex(s)icco, are, avi, atus - *dry, dry out.*
ex(s)isto, ere - *exist, be.*
extremitas, tatis, f. - *extremity.*
facies, ei, f. - *face, countenance.*
firmus, a, um - *firm.*
formo, are - *form, constitute.*
frontalis, e - *belonging to the forehead, frontal.*
generalis, e - *general.*
invicem - *(each) in turn, mutually, reciprocally.*
ligamentum, i, n. - *band, tie, bond; ligament.*
ordinarie - *ordinarily.*
osseus, a, um - *of bone.*
portio, onis, f. - *portion, part.*
scilicet - *namely, to wit.*
solidus, a, um - *solid.*
sustento, are, avi, atus - *hold up, support.*
theca, ae, f. - *that in which anything is enclosed, case, box, covering.*
truncus, i, m. - *trunk.*
vel - *or.*

posteriore quod Occipitale dicitur; duobus superioribus quae
Parietalia salutantur; duobus lateralibus quae Ossa Temporum
seu Temporalia appellantur; uno inferiore, Sphenoidei nomen
gerente; uno denique interiore sub nomine Ossis Ethmoidis seu
30   Cribriformis occurrente.

      Ad maxillam superiorem non solum duo magna ossa,
maxillaria dicta, quae huic faciei portioni nomen Maxillae
imposuisse videntur, pertinent; sed et duo Ossa Malae, duo
Ossa Unguis seu Lacrymalia, duo Ossa Nasi, duo Ossa Palati,

---

appello, are - *name, call.*
cribriformis, e - *cribriform.*
denique - *finally.*
ethmoides, is - *ethmoid.*
facies, ei, f. - *face.*
gero, ere - *bear.*
impono, ere - *put in or on, impose, give.*
inferior, ius - *lower.*
interior, ius - *inner.*
lac(h)rymalis (lacrimalis), e - *lacrimal.*
lateralis, e - *lateral.*
mala, ae, f. - *cheek;* **ossa malae** - *malar or cheek-bones.*
maxilla, ae, f. - *jawbone.*
maxillaris, e - *maxillary.*
nasus, i, m. - *nose;* **ossa nasi** - *nasal bones.*
nomen, inis, n. - *name.*
occipitalis, e - *belonging to the occiput, occipital.*
occurro, ere - *occur.*
palatum, i, n. - *palate.*
parietalis, e - *parietal.*
pertineo, ere - *pertain (to), belong (to).*
portio, onis, f. - *portion, part.*
posterior, ius - *behind, posterior.*
saluto, are - *greet; call.*
solum - *only;* **non solum...sed et** - *not only...but also.*
sphenoideus, a, um - *sphenoid.*
superior, ius - *upper.*
tempora, um, n. - *the temples.*
temporalis, e - *of the temples, temple-.*
unguis, is, m. - *nail.*

35   duo Ossa Turbinata inferiora Narium, et unum Os impar,
Vomer appellatum; quae tredecim constituunt Ossa non
annumeratis Dentibus, quorum numerus ordinarie sedecim
aequat.

             Maxilla inferior non nisi unicum est Os, quod

40   ordinarie totidem Dentibus quot Maxilla superior, vallatum
est.

             Truncus in tres dividitur partes, unam communem,
Spinam dictam, et duas proprias, Thoracem scilicet, sive
Pectus, et Pelvim.

45   Spina componitur primo ex viginti quatuor
corporibus, Vertebras vocant, et distinguuntur in septem

---

aequo, are - *equal.*
annumero, are - *count in addition, include.*
communis, e - *common, shared.*
compono, ere - *compose.*
constituo, ere - *constitute, make.*
dens, ntis, m. - *tooth.*
distinguo, ere - *divide, distinguish, differentiate.*
impar, paris - *odd.*
nares, ium, f. - *nostrils.*
numerus, i, m. - *number.*
ordinarie - *ordinarily.*
pectus, oris, n. - *chest.*
pelvis, is, f. - *pelvis.*
primo (advb.) - *first.*
proprius, a, um - *individual, peculiar, separate, independent of another.*
quot - *how many; as.*
spina, ae, f. - *spine.*
thorax, acis, m. - *thorax.*
totidem - *the same number, as many.*
turbinatus, a, um - *shaped like a top or cone;* **ossa turbinata inferiora** - *the inferior conch bones.*
unicus, a, um - *a single.*
vallo, are, avi, atus - *surround or fortify with a palisaded rampart.*
vertebra, ae, f. - *vertebra.*
vomer, eris, m. - *ploughshare; the vomer.*

Cervicales, duodecim Dorsales, et quinque Lumbares; secundo
ex unico Osse, quod Sacrum est, quodque appendice gaudet
quae Coccyx appellatur.

50   Thorax praecipue a Costis atque Sterno formatur.
Costarum in quovis latere duodecim numerantur, et cum Dorsi
Vertebris, Thoracem formantibus, posterius connectuntur.
Septem superiores Verae, quinque inferiores vero Spuriae
audiunt.

55   Sternum e duabus aut tribus componitur portionibus,
atque anterius inter extremitates Costarum Verarum situm est.

Pelvis praecipue ex duobus magnis Ossibus, quae
Ossa Innominata seu Ossa Coxae dicuntur, formatur, quae

---

appendix, icis, f. - *appendix.*
audio, ire - *hear; be called.*
cervicalis, e - *cervical.*
coccyx, ygis, m. - *the coccyx.*
connecto, ere - *connect.*
costa, ae, f. - *rib.*
coxa, ae, f. - *the hip.*
dorsalis, e - *dorsal.*
dorsum, i, n. - *back.*
formo, are - *form.*
gaudeo, ere - *enjoy, possess.*
innominatus, a, um - *unnamed; innominate.*
latus, eris, n. - *side.*
lumbaris, e - *lumbar.*
numero, are - *number.*
praecipue - *principally, mainly.*
quivis, quaevis, quodvis - *any; either.*
quodque=et quod.
sacrum, i, n. - *the sacrum.*
secundo (advb.) - *secondly.*
situs, a, um - *situated, located.*
spurius, a, um - *spurious, false.*
sternum, i, n. - *the sternum.*
vero (advb.) - *but; while.*
verus, a, um - *true.*

60   anterius invicem juncta, et posterius Ossi Sacro annexa sunt,
      quod ad pelvim formandam concurrit.
          Sceleti *Extremitates* quatuor numero sunt; duae
      superiores, in quovis Thoracis latere una, totidemque
      inferiores, duobus Pelvis lateribus affixae.
          Quaelibet Extremitatum superiorum in summum
65   Humerum, Brachium, Brachium anterius, et Manum dividitur.
      Summus Humerus ex duabus partibus conflatur; una anteriore
      Clavicula dicta, posteriore altera Scapula vocata. Brachium non
      nisi unum Os exhibet, Os Humeri appellatum. Brachium
      anterius duo Ossa sub nominibus Cubiti et Radii
70   comprehendit. Manus in tres distinguitur partes, scilicet in
      Carpum, ex octo compositum Ossiculis; in Metacarpum, ex
      quatuor Ossibus constantem; et in Digitos, quorum quinque

---

adnecto (annecto), ere, xui, xus - *connect, link.*
affixus, a, um - *attached.*
brac(c)hium, ii, n. - *arm.*
carpus, i, m. - *the wrist.*
clavicula, ae, f. - *clavicle.*
comprehendo, ere - *embrace, take in, include.*
concurro, ere - *run together, connect.*
conflo, are - *make by combining, form.*
consto, are - *consist.*
cubitum, i, n. and -us, i, m. - *elbow; the forearm; the ulna.*
digitus, i, m. - *digit, finger.*
distinguo, ere - *divide, distinguish, differentiate.*
exhibeo, ere - *show, exhibit, present.*
(h)umerus, i, m. - *shoulder; the humerus.*
jungo, ere, nxi, nctus - *join, connect.*
manus, us, f. - *hand.*
metacarpus, i, m. - *metacarpus.*
ossiculum, i, n. - *small bone.*
quilibet, quaelibet, quodlibet - *anyone or anything, whoever or
      whatever; either.*
radius, ii, m. - *the radius.*
scapula, ae, f. - *scapula.*
scilicet - *namely, to wit.*
totidem - *the same number.*

numero sunt, et quilibet horum ex tribus partibus, quas
Phalanges nominant, consistit.

75   Extremitates inferiores dividuntur in Femur, Crus, et
Pedem.

            Femur non nisi unicum Os exhibet, os femoris hinc
appellant.

            Crus ex duobus magnis Ossibus, Tibia et Perone,

80 atque ex parvo osse, Rotula dicto, componitur.

            Pes, uti Manus, in tres partes dividitur, scilicet in
Tarsum, ex septem constantem Ossibus, quae sunt Calx,
Calcaneum sive Talus, Astragalus, Os Naviculare, Os
Cuboides seu Quadratum, et tria Ossa Cuneiformia; in

85 Metatarsum, ex quinque compositum ossibus; in Digitos
quinque numero, quorum maximus e duobus, reliquorum

---

astragalus, i, m. - *the astragalus.*
calcaneum, i, n. (also **-us, i, m.**) - *the calcaneus* (or Os calcis).
calx, calcis, f. - *the heel.*
consisto, ere - *consist.*
crus, cruris, n. - *the lower leg, shank, shin.*
cuboides, is, m. (more commonly **cuboideus, a, um**) - *cubelike, the cuboid.*
cuneiformis, e - *wedge-shaped, cuneiform.*
digitus, i, m. - *digit, finger, toe.*
femur, oris, n. - *the femur.*
hinc - *hence, as a result.*
metatarsus, i, m. - *the metatarsus.*
navicularis, e - *navicular* (or scaphoid).
nomino, are - *name, call.*
perone, es, f. - *pin; the fibula.*
pes, pedis, m. - *foot.*
phalanx, ngis, f. - *phalanx;* pl. - *the phalanges* (the small bones of the fingers and toes).
quadratus, a, um - *four-sided, square.*
reliquus, a, um - *remaining, rest of, the other(s).*
rotula, ae, f. - *little wheel; the patella, knee-cap.*
seu=sive - *or.*
sive - *or.*
talus, i, m. - *the talus* (see note on line 82).
tarsus, i, m. - *the tarsus, ankle.*
tibia, ae, f. - *the tibia.*
uti=ut - *as, like.*

quilibet e tribus Ossibus, itidem Phalanges vocant, conflatur...
Numerum omnium ossium sceletum adulti ordinarie
componentium quod attinet, is facile ex enumeratione modo
90   facta computari poterit: scilicet, quinquaginta quatuor Capitis,
osse Hyoide ossiculisque Auditus non comprehensis;
quinquaginta quatuor Trunci, Coccyge ex unica constare parte,
Sternumque ex duabus ponentes, centum et viginti quatuor
Extremitatem Ossa, exceptis ossibus Sesamoideis, existunt.
95   Provenit ex his summa ducentorum triginta duorum; quibus si
addantur octo Auditus Ossicula, et quinque partes Ossis
Hyoidis principales, summam totius ad ducenta quadraginta
quinque Ossa, si Ossa Sesamoidea excludimus, excrescere
videbis.

(*Expositio Anatomica*, Vol. I, pp. 1-8)

---

addo, ere - *add.*
adultus, i, m. - *an adult.*
attineo, ere - *concern.*
auditus, us, m. - *hearing.*
comprehendo, ere, di, sus - *embrace, include.*
computo, are - *figure, calculate.*
ducenti, ae, a - *two hundred.*
enumeratio, onis, f. - *enumeration.*
excipio, ere, cepi, ceptus - *take out, except.*
excludo, ere - *exclude.*
excresco, ere - *grow, grow larger, increase.*
ex(s)isto, ere - *exist, be.*
hyoides, is, m. (more commonly **hyoideus, a, um**) - *hyoid.*
itidem - *in the same manner, likewise.*
modo - *recently, just now, just.*
ossiculum, i, n. - *small bone, ossicle.*
pono, ere - *set, place; posit, assume.*
principalis, e - *principal.*
provenio, ire - *come forth, turn out.*
quadraginta (indecl.) - *forty.*
quinquaginta (indecl.) - *fifty.*
sesamoideus, a, um - *sesamoid.*
summa, ae, f. - *sum.*
totus, a, um - *all, entire, whole;* (as neut. noun) *the entirety.*
triginta (indecl.) - *thirty.*
viginti (indecl.) - *twenty.*

NOTES

The numbers before each entry refer to the line number in the Latin text of the particular selection.

1.

3. solitam: sc. *esse.*

2. (i)

1. arcum: the bow is a frequent attribute of Apollo in Greek art and literature.

Chrysen: a Greek first-declension accus. sing.

3. quando = aliquando.

6. expient: Optative Subjv.

11. ipso ... movente: Ablat. Absol.; *se* is accus., object of *movente.*

nocti: Dative, with *similis.*

13. arcus: Genitive.

(ii)

2. populum: the people, i.e. the soldiery.

4. consulamus: Hortatory Subjv.

vel et: "or even."

5. qui dicat: a Relative Clause of Purpose; translate "to tell us," "who may tell us."

11. Calchas Thestorides: "Calchas, son of Thestor." The suffix *-id* or *-ad*, followed by various inflectional endings to show case, number, and gender (*Thesto*rides, *Tyndari*dae, *Asclepi*adae, etc.), indicates "the son of," "offspring of," "descendant of"; hence such names are called *patronymics.* Thus in mythology, the *Nereids* are the sea-nymphs, daughters of Nereus; the *Tyndaridae* are Castor and Pollux, the sons of Tyndareus; the descendants of Perseus are known as the *Perseid* family. The suffix is much used in zoological nomenclature, where, in the form *-ida*, it signifies a Class or Order (*Annelida, Arachnida*), and in the form *-idae* it signifies a Family (*Canidae, Hominidae*).

15. sapiens: translate as "wisely"; in sentences of this sort, English idiom prefers to use an adverb modifying the verb ("he *wisely* addressed them") rather than an adjective modifying the subject ("he, wise, addressed them"). Thus *Maestus discessit* "he sadly departed."

18. neque liberavit: note that when a negative clause (*neque liberavit*) is joined to an affirmative clause (*Agamemnon affecit*), Latin idiom generally connects the two with a *negative* conjunction. In translating, it is best to break up the *neque* into *and* and the negative; the *and* is placed at the beginning of the clause, and the negative is placed later with the verb: "*and* he did *not* free his daughter." The same applies to *neque accepit* which follows.

19. longe jaculans: "far-darting Apollo," i.e. Apollo, who shoots his arrows far.

24. possimus: Potential Subjv.

3.

2. Philisthiim: the Philistines. The form is an indeclinable Hebrew masculine plural, here in the dative after *obviam*. The indeclinable form is equivalent in sense to the declined form *Philisthini, -orum, m.* which occurs in lines 33, 45, and 61 below. Observe that Hebrew names are frequently retained in Latin in their Hebrew form and are treated as indeclinables (*Israel* in line 2, *Dagon* in line 24).

8. Silo: *Shiloh.* Neither Greek nor Classical Latin had the *sh* sound; consequently Hebrew words containing that sound were simply transliterated with an *s.*

9. de: "from."

10. in Silo: "to Shiloh."

23. tulerunt: "carried off."

24. Dagon: indeclinable; the first occurrence is Genitive, the second Accusative.

38. maiorem: "old." (In Classical Latin, *older* was expressed by *maior natu, younger* or *junior* by *minor natu; natu* was frequently omitted.)

46. revertatur: "let it return."

49. secretiori: abl. sing. In post-Classical Latin, the abl. sing. of comparatives frequently takes the ending *-i* instead of *-e.*

53. mensibus: Abl. of Duration of Time, a construction frequently encountered in later Latin.

Philisthiim: nomin. pl.

55. Qui: "they" (=*sacerdotes et divini*).

59. Qui: "they" (=*Philisthiim*).

60. illi: "they" (=*sacerdotes et divini*); nom. pl.

61. faciatis: this subjunctive is the equivalent of an imperative.

quinque: five, because there were five principal cities of the Philistines.

65. si ... relevet: "if he might lighten," i.e. in the hope that he might lighten.

4.

4. prope esset ut ingrederetur: "was close to entering," "was about to enter."

5. Sarai: dative.

Novi: from *nosco, noscere* to learn. The Perfect tense of this verb may often be conveniently translated by the Present tense in English: *novi* = "I have learned" in the past, therefore now "I know."

quod pulchra sis mulier: an Indirect Statement. Such clauses in Classical Latin regularly took the infinitive with subject accusative; in later Latin, while the Classical construction continues to be used, *quod* or *quia* followed by the subjunctive (*sis*) or indicative (*dicturi sunt*) are frequently encountered.

6. dicturi sunt: "will say." In later Latin the Active Periphrastic frequently takes on the force of a simple future tense.

ipsius: in later Latin *ipse* frequently loses its intensive force, becoming merely a pronoun of the third person (=*eius*).

10. esset: cf. on *sis*, line 5.

12. apud illum: "to him."

13. Abram: Ablative (with *utor*).

16. Pharao: Nomin.

17. Abram: Accus.

19. esse: sc. *eam* as subject.

ut tollerem: Result clause.

in uxorem: "as my wife"; *in* = "for the purpose of," "with a view toward."

21. super: "concerning"; cf. the French derivative *sur*.

5.

4. quidem vel: translate together as "now."

moderatam: "balanced."

5. facultate: "force."

copia: "quantity."

6. permixta: "thoroughly mingled."

quicquam: "any," i.e. any one of the humors.

10. morbo tentari: "to be attacked by disease."

11. si quid horum amplius: "if more of a humor," (lit., "if anything more of these"). After *si, ne, nisi,* and *num, aliquis* and other indefinites regularly drop the prefix *ali-*.

22. existant = *sint.*

23. tantum: adverbial, modifying *differant:* "so much."

6.

3. ex eoque = et ex eo; *eo* refers to *semen* in line 1.

tempore accedente: "in the course of time."

3-4. natura humanam formam referens: "a creature bearing human form," i.e. a human being. (*Natura* is here used to render the Greek *physis,* originally meaning "growth"; hence "a creature.")

4. procreatur: "is created."

6. qui nulla vi contingunt: i.e. infirmities which are not the result of a blow or injury (lit., "which happen by no force").

7. ex hisque = et ex his; (cf. *ex eoque* in line 3).

8-9. ex parentibus, etc.: i.e. the new organism contains the same kinds of humors because it has inherited them from its parents.

9. tot: "a like number," (lit. "so many," viz. four).

10-11. Quae ... tum plura tum pauciora: "what excesses or deficiencies."

15. praeter ventriculum: "apart from the stomach." In the omitted passage immediately preceding, the stomach had been referred to as the ultimate source of all substances in the body.

Ex his: "of these."

16. eo: refers to the spleen.

22. haec quidem hactenus: lit. "these things indeed thus far," a Latin idiom with the force of the English "so much for this (subject)."

24. commemoratam humiditatem: the chyle formed in the alimentary tract from ingested food and beverages (mentioned in the passage omitted following line 12 above).

fontes: the heart, head, spleen, and liver (cf. lines 13-14).

7.

1. septum transversum: the diaphragm.

3. ventrem: cavity.

pituita versa: Ablat. Absol., "if the phlegm is diverted."

8.

2-3. quae ... tum mala tum bona: "what ill or what good," lit., "what evil (things) or good (things)"; *quae, mala,* and *bona* are neut. plur. accus., serving as subject of the infinitive *provenire*.

3. aequum: "likely," "to be expected."

3-4. Plurimum ... momenti ... confert: "it has a great deal of influence (upon)."

7. novo imbre accedente: "by the addition of new rain."

10. adeoque: "and thus."

gignere: "generate."

9.

2. Illa: sc. *dignotio* (diagnosis).

Rege: i.e. the emperor, Marcus Aurelius.

3. dum = cum, as often in later Latin.

3-4. peregrinati fuerant = peregrinati erant.

7. Theriacen: theriac, a very popular antidote in antiquity, consisting of as many as 64 separate ingredients. It was originally used as an antidote for bites of venomous animals, but in time came to be regarded as a remedy for, or protection against, almost any ailment. Compounded according to various formulae, it continued to be listed in pharmacopoeias into the nineteenth century.

10. eoque: "and for this reason."

11. ipsius = eius

13. ut et ipse: "so that I myself also."

14. lucernis accensis: i.e. after dark.

21-22. cognitam habeant: "are familiar with."

22. ut qui: "since they are people who."

spero: "I expect."

23. praesentem modo: "that has just now occurred."

24. is: refers to *pulsum*.

juxta: "near," "in the vicinity of."

26. abesse: the subject of this infinitive in indirect statement is the emperor's pulse, understood.

35. potui: Dat. of Purpose; translate "to drink."

37. abunde est: "it is sufficient."

41. unguentum ... purpurea lana exceptum: lit., "ointment caught up in purple wool."

42. Pitholao: chamberlain at the court of Marcus Aurelius.

imposita ea: Abl. Abs.; *ea* refers to the wool.

45. liberum: free, probably in the sense of an independent-minded person, one who does not feel constrained to make his diagnosis by following closely but blindly the prevailing diagnostic principles.

46. tu: refers to Epigenes, to whom the work is dedicated.

me: subject accus. of *esse*; indirect statement.

10.

7. reguntur: i.e. are kept on the right course, are kept healthy.

8. dum: "when."

10. oxea (ὀξέα): accus. plur., "sharp," "acute."

12. chronia (χρόνια): accus. plur., "lasting long," "lingering," hence "chronic."

11.

2. ut plurimum: "for the most part."

3. nullo non: "any."

4. quo: "at which (time)."

7. sub: "in."

10. at: "though."

11. ac = quam, "than."

14. ad instar: "after the fashion of," "like."

15. ad secundam aut tertiam vicem: "twice or thrice," (lit., "for a second or a third time").

17. enematis: abl. plur.; the dative and ablative plural of Third Declension nouns of Greek origin ending in -*ma* take the case-ending -*is*, not -*ibus*.

22-23. nihil quicquam ... vacet: "I do nothing to keep the blood from its own despumation"; i.e. he leaves the blood to work off its impurities by itself.

24. tum: correlative with *tum* in line 28.

25. mihi temperans: "restraining myself," "refraining."

26. revulsione: in medical theory of the time, revulsion was the process of drawing humors from one part of the body which was ailing to another.

27. cum eodem: "with it," viz. the blood.

29. cardiacis: "cordials"; preparations which stimulate the heart and presumably thereby invigorate the body.

29-31. impetuosius forte ... totus est: "the blood will become too violently agitated for the even, gentle separation-process in which it is at the time engaged."

31. Quid quod: an idiom meaning "in addition," "besides," lit., "what (about the fact) that...?"

32. in solidum: "wholly," "entirely."

35. symptomatis: ablat. plur., cf. on *enematis*, line 17.

e re: "beneficial."

38. methodo: note that this noun is feminine.

hoc morbi nomen: "this ailment."

vix ... altius assurgit: "it can scarcely be called more," lit., "it scarcely rises higher."

39. e contra: "on the other hand."

42-43. supra modum: "in excessive amounts," "excessively," lit., "beyond measure."

44-45. ad plures migrat: "dies," lit., "goes to the more numerous."

12.

6. supra docui: "I have shown above."

7. quae sint morbo mortique: "which cause illness and death."

9. perturbarunt = perturbaverunt.

10. pestilitas: used for the commoner *pestilentia* for metrical reasons.

11. aut: correlative with *aut* in line 12.

extrinsecus: "from outside the world."

12. coorta: neut. plur., referring to *vis ... pestilitasque* in line 10.

13. nacta est: "has contracted"; understand *terra* as subject.

19. venit: Perfect tense.

20. alienum: "harmful," "noxious" (to human beings).

25. hinc: i.e. from the air.

26. illa: (neut. plur. accus.), i.e. *cladem pestilitatemque* mentioned in line 21.

13.

1-2. montis silvestris: "of a wooded hill."

2. ut (ponat).

2-3. contra ventos: facing, or exposed to, the winds.

3. saluberrimi: read as if the text read *contra ventos saluberrimos, qui in agro flabunt*. In Latin a superlative adjective

referring to the antecedent of a relative (*ventos*) is placed inside the relative clause.

4. exortos aequinoctiales: sc. the point where the sun rises at the equinox.

aptissima: predicate adjective; *est* is understood.

5. cogare = cogaris; -*re* is the alternate 2d sg. pass. personal ending.

6. curandum (est).

adversum: (adverb), "facing" (the river).

eam: i.e. *villam*.

7. siqua: "if any," modifies *loca*.

8. et ... et: "both ... and."

easdem causas: mentioned in lines 6-7.

10. aera: a Greek 3d Decl. accus. sing. (-*a* for the Latin -*em*).

14.

4. non est quare ... putes: "there is no reason for you to think."

9-10. purum hunc liquidumque: sc. *aera*, i.e. the atmosphere.

10-11. insuetum ducentibus spiritum: "to those breathing the unfamiliar air (*spiritum*)."

15.

1. unum: accus. sg. masc., "one (person)."

3. in visceribus penetrando innititur: "penetrating to the internal organs, settles down (there)."

4. per aërias potestates fiat: "happens through the effect of the air."

16.

6. quando, etc.: the six lines which follow in quotation marks are not an exact quotation, but rather a paraphrase of a passage in the *Recognitiones* attributed to Clemens Romanus, a late first-century bishop of Rome. The actual text is as follows: "...*Si quando pro peccatis hominum plaga et corruptio terris inicitur, perturbatur aer, lues animantibus, corruptio frugibus, pestilens per omnia mortalibus annus inducitur.*"

16-17. ventis, nubibus: observe the non-classical employment of the preposition with the Ablative of Means.

22-23. caeli novitate vel aquarum, etc.: Isidore is alluding to the notion that the health of travellers is often affected adversely by the water or air that they encounter in a foreign place.

17.

3. praeter hoc: "in addition to this."

fomitem: *fomes* in Classical Latin generally denoted tinder or any fuel to produce or feed fire; in later Latin its sense is extended to any kind of causative or productive force. Hence here it signifies the germ or cause of contagion, though Fracastoro blurs to some extent the distinction between the causative force proper and porous substances such as cloth and wood, which, by becoming tainted, may serve to spread the contagion.

per ipsum: "through it," viz. *fomitem.*

4-5. et id genus: "and the like."

6. existentia: "being." Since the verb *esse* lacks a present participle, the deficiency is sometimes supplied by the corresponding form of the verb *ex(s)istere.*

7. per ipsa: "through them," sc. *seminaria prima.*

8-9. ad distans: i.e. to something which is at a distance or separated.

16. mistionis: i.e. the mixture or combination of the elements of which things consist.

24. e primo: sc. *fructu,* referring to lines 13-15.

27. acres: "sharp."

deinceps: "henceforth," "hereafter."

28. dicantur: "are called"; (from *dicare,* not *dicere*).

31. hunc modum et ... principium: i.e. the manner and principles described in the preceding paragraph.

32. dubitationem habet: "is doubtful," "is uncertain."

33. siquidem: "since."

34. a primo infecto: "from the thing originally infected."

35. incorruptum: i.e. without breaking down, unchanged, unaltered.

praebeant: the subject is the antecedent (understood) of *quae* ("those things which consumptives ... have touched afford amazement").

36. lectuli, vestes, etc.: these nouns are in apposition with the antecedent understood of *quae.*

36-37. et id genus: "and that kind of thing."

43. parum frigida: "not too cold."

44. condi: "be stored," "be preserved."

45. extrinsecis: "by external factors" (W. C. Wright).

45-46. nisi ea plurimum excedant: "unless they are exceedingly active."

49. lignorum multa: i.e. many kinds of wood.

50. ad distans: "at a distance."

53-54. quo qui laborat: "he who suffers from which"; the antecedent (omitted) of *qui* is the subject of *solet*; *quo* is ablat. of cause with *laborat.*

56. quamquam ne etiam tangant: "although they don't even touch (each other)."

62. idem: refers to the different nature mentioned in the preceding sentence.

64. quaedam: sc. *pestis.*

69. e contrario: "*vice versa.*"

70. promiscue: i.e. in general, without distinction.

75. uni: sc. *humori.*

76. spiritus: referring to the spirits of the body (the natural, the vital, the animal).

81. contagio quaedam: predicate nominative after *videtur.*

87. misti dissolutio: "dissolution of what has been mixed," "dissolution of a combination" (Wright).

91-92. formam unam et certam: "a single and definite form" (Wright).

92. mistionis rationem ac digestionem suam: "its own manner of combination and arrangement."

106-107. si igitur in omnes contagiones inductio fiat: "if therefore the inductive method is employed regarding all forms of contagion."

113-114. continuum ... diversum: "continuous ... separated from it."

18.

2. in opere: modifies *factum fuerit.*
quod si quod "because if any."

9. occupatos: "permeated."

10. fundendo: in casting.

11. et inde exurens: "and then burning (the members of the body)."

11-12. eripit ... sanguinis virtutes: i.e. as a result of the heat, the blood loses its effectiveness.

19.

5. exerceatur: subjunctive in a Relative Clause of Characteristic.

cum: introduces *indigeant* and is parallel to *cum* in line 9 which introduces *obliniunt*; the main verb of the sentence is *adsumunt* in line 12.

13. nam et ipsi: *et* must be omitted in translating; *ipsi*, as often in later Latin, is no longer intensive, but merely equivalent to a pronoun of the third person, "they."

15. quis: for *aliquis*, "someone," "one."

16. Actis Haffniensibus: "the Copenhagen Transactions."

22. Petrus Poterius: Pierre Potier, a French physician and medical writer; his floruit is in the early seventeenth century.

24. obriguisset: Result clause; classical usage would have required the Imperfect, or possibly the Perfect, subjunctive.

32. audiat: "is called."

34. qui illius opera indigent: "who have need of it."

37. Trusthonus: Malachi Thruston (fl. 1665-1681), author of a tract on the primary function of respiration (1670).

38. cum Marte Vulcanum: in a well-known passage in the *Odyssey*, Homer relates the story of Vulcan's entrapment of Mars. Vulcan was wedded to Venus, who, however, seems to have preferred the company of the war-god Mars. Vulcan, the skilled artificer of the gods, made a net so fine that it could not be seen but so strong that it could not be broken. This he suspended over his bed, then pretended to leave home on a trip. No sooner had he departed than Venus had Mars in. But Vulcan unexpectedly returned, surprised the lovers in his bed and snared them in his wonderful net. Then he called the gods in to witness his wife's infidelity (*Odyssey* 8.226-366).

39. Saturnus: lead. In antiquity it was believed that there were seven planets: the Moon, Mercury, Venus, the Sun, Mars, Jupiter, and Saturn, i.e. the five visible to the naked eye, plus the Moon and the Sun. There also happened to be seven known metals: silver, mercury, copper, gold, iron, tin, and lead. The planets and the metals came to be matched by the alchemists, thus making it possible to refer to the metals in mythological terms.

43-44. manibus crucem figendo: referring to the excruciating pain caused by the lead poisoning.

46. austerum: *astringent*.

47. norunt = noverunt, "know," (perfect of *nosco*).

402 Latin Readings in the History of Medicine

47-48. ob plumbi mixturam: "because of the admixture of lead."

49. Collect. Chymic. Leyden. = Collectaneorum Chymicorum Leidensium, a collection of chemical papers published in Leyden (1698).

53. quoad ... attinet: "as far as treatment of workers of this kind is concerned."

56. nisi ... capti sunt: "until they are altogether crippled in hand and foot."

60. eos imprimis monendo: a post-classical use of a gerund phrase, equivalent to *et imprimis monendi sunt.*

63. nostro: i.e. local.

64. multae impensae: predicate genitive of description.

65. ad longum tempus: "for a long time."

65-66. non levem praestabunt operam: i.e. will be of no little help.

66. chalybis limatura: "iron filings."

67. ceteris martialibus remediis ... paratis: dative with *erit praeferenda* (line 69); *martialibus* refers to iron; cf. note on line 39.

69. gravis: heavy, burdensome (i.e. expensive).

20.

6. oculo non armato: "the unaided eye" (lit., "the unequipped eye").

7. quod et ego: "this I myself"; *quod* is Connecting Relative.

8. quod: Connecting Relative, subject of *patefiat.*

14. degenerasse: syncopated for *degeneravisse.*

19. putes: Hortatory Subjunctive. This subjunctive, in the second person, is used of an indefinite subject; in the negative, as here, it is sometimes called the Prohibitive Subjunctive. Classical usage would require *ne* instead of *non.*

20. diligenti ... elaboratum: i.e. constructed by a careful and experienced craftsman.

cujusmodi: Connecting Relative.

21. mihi: Dative of Possession.

quam in se sunt: "than they actually are," (lit., "than they are in themselves").

30. eo: Ablat. of Means; refers to *aërem contaminatum.*

32-33. aër haustus: i.e. the air breathed in by human beings.

33. hic: refers to *hominem.*

34-35. non tantum ... sed et: "not only ... but also."

37. quae: Connecting Relative.
39. excellentem: i.e. exceedingly strong.
42. pestis: Objective Genitive with *propagatores.*
43. sensus captum: i.e. perception by the senses.
44. sub sensum cadant: i.e. become perceptible to the senses.
49. atomi intra radiosam, etc.: Kircher is describing motes of dust seen moving through the air in a beam of sunlight against a dark background.
50. hinc inde: "hither and yon."
53. ac: "than."
54. febribus: Ablat. of Cause.
55. vermibus: ablative with *plenum.*
58. ad meam instantiam: "at my urging."

21.

2-3. ex plano ... gaudentium: "shaped like a flat oval, but very uniform"; *regulari* probably refers to both size and shape; *figura gaudere* (lit., "to rejoice because of a shape") means little more than "to have a shape."
6. simulabant: "resembled."
9. quo: Ablat. of Degree of Difference.

22.

3. ut et: "as well as" (lit., "as also").
4. quo: "as a result of which."
7. adeo: "so," = *tam.*
quin: here introduces a negative Result clause; it is equivalent to *ut non.*
8. speculum objecta augens: "a magnifying mirror."
10. ob crassitiem: "in consistency."
farinae aqua subactae similem: "similar to flour kneaded with water," i.e. similar to dough.
12. ei: "in it," dative with *inesse.*
saepius: "quite often," "more than once."
13. cui: dative with *inerant.*
14. petieram: "I had taken," "I had obtained"; syncopated pluperfect of *peto.*
16. dictae: "aforementioned."
17. admodum: "quite," "very," modifies *exigua.*
18. Fig. A = Figurae A (dative).

20. ferebantur: "moved," (lit. "were carried"); not infrequently, where English employs an active verb intransitively (*moved*), Latin uses the passive (*ferebantur*).

instar: indeclinable neuter noun, used practically like a preposition with the genitive: *instar lupi piscis* = "like a pike (fish)."

23. turbinis in modum: "in the manner of a top."

circumagebantur: "spun"; cf. note on *ferebantur*, line 20 above.

24-25. multo majori ... numero: predicate Ablat. of Description.

27. figurae oblongae: predicate Genit. of Description.

30. hinc et inde ferrentur: "that they moved in this direction and that."

aeque ac si: "just as if."

33. in aliqua aquae parte: "in a quantity of water," (lit., "in some part of water").

34. permixtae: modifies *aquae* (line 33) and *salivae*.

35. licet: "although"; used as a conjunction with the subjunctive.

36. saltem: "only."

39. longitudine: Ablat. of Specification.

41. rectae: "straight."

45. conjiceres: subjunctive in a Relative Clause of Characteristic.

51. una cum: "together with."

51-52. de quibus supra: sc. *dixi*.

54. terve = aut ter; the enclitic -*ve* means "or."

56. utriusque generis: i.e. the front teeth and the molars.

57. tam ... quam: "not only ... but also."

58. fere (advb.): "almost."

61. Fig. A: dative with *similia*.

63. unde: "whence," "as a result of which."

66. penetrasse: the syncopated Perfect Infinitive, = *penetravisse*.

68. domi meae: locative case.

70. certum: sc. *esse*; the infinitive clause *se ... velle* is the subject of *certum (esse)*; *certum (esse)* is Indirect Statement after *dicerent*.

73. ac: "than."

75. quod ad me: "as for me," "for my part."

licet: cf. note on line 35 above.

76. unitis provinciis: the United Provinces of the Netherlands, a union of seven provinces, formed in 1579.

77. quot: "as."

quondam: "once."

83. majori: the ablative of the comparative degree often ends in
-*i* in later Latin.

23.

2-3. Dominum quendam: "a certain gentleman."

5. quam accuratissime: "as carefully as possible."

5-6. hujus quoque experimenta quaedam capere: "to make
certain experiments in this regard."

6. accepi: "I took."

11. accepta: "collected."

vitro: dative.

12-13. relicta ... parva apertura: Ablat. Absol.

17. praeterquam quod: "except that."

21. innatassent: syncopated Pluperfect Subjunctive, =
innatavissent.

fore = futurum esse.

25. alterius = secundi.

27. pro cujusque generis celeritate: i.e. each kind (moving) at
its own speed, (lit., "according to the speed of each kind").

28. tenuioris ... texturae: predicate Genit. of Description.

32. quique = et qui.

per: "by."

33. sursum ferebantur: "rose."

34. utcumque: "in any case," "however it might be."

35. e contrario: "on the contrary."

36. quin: "than."

47. quique = et qui.

49. Delphis Batavorum: Delft in Holland.

XVIII Kalend(as) Quintil(is): June 14.

50. anno salutis: "in the year of salvation," equivalent to
"A.D."

24.

2. Do.: *Do(mino)* (=Mr.). Henry Oldenburg (ca. 1615-1677)
was the secretary (*a Secretis*) of the Royal Society.

4. S.: Salutem (dicit), "greets."

5. datas: "dated."

6. superioris mensis: "of last month," i.e. February.

in tempore: "in good time."

7. Do.: *Do(minum)*; cf. on line 2 above.

Boilium: Robert Boyle (1627-1691), the famous British chemist.

8. Greuium: Nehemiah Grew (1641-1712), British botanist, Fellow of the Royal Society and Secretary from 1677 to 1679.

9. visu: supine of *video*.

10. philosophis: i.e. learned men, scholars (from the Greek *phil-* to like, and *soph-* wisdom).

11. Eos: capitalized as a mark of respect for the members of the Royal Society, on the analogy of the capitalization of *Sie* (= you) in German epistolary style.

capere: "grasp," "conceive of."

14. testibus oculatis: "eye-witnesses."

16. tot: "such and such a number," "a specific number."

20. copiam: "amount."

21. cum: "as."

24. quod: Connecting Relative.

27. V. G.: *verbi gratia*, "for the sake of example," "for instance."

40. tum temporis: "on any occasion."

45. res exigit: "the situation requires."

49. aequanti: "equalling"; dative, agreeing with *aquae* and having *partem* as its direct object.

53. quaeque = et quae.

55. illi Viro: Dat. of Agent; this construction is occasionally used with perfect passives.

56-57. aquae ... aequanti: dative with *inessent*.

56. unum granulum: direct object of *aequanti*.

mole: "in mass," Ablat. of Specification.

61. animalculis vivis: Ablat. of Comparison.

65. 1000000: Ablat. of Comparison.

animalculorum: Partitive Genit.

66. hunc in modum: "in this manner."

70. in posterum: "hereafter."

71-72. ubi mihi ... obvenerint: "when I encountered so many animalcules in water again," (lit., "when so many animalcules in water befell me again").

72-73. fide dignorum testium testimoniis: lit., "by the testimonials of witnesses worthy of credence"; *testimoniis* is Ablat. of Means; *fide* is ablative with *dignus*.

72-74. eam rem ... confirmandam, atque ... ad Te mittendam curare: "to see to it that this matter is confirmed and reported to you"; *curare* = to care, to take care, *hence* to see to it.

75. Delphis: locative plural, "in Delft."

76. X Kalendas Apriles: March 23.

78. Do. = Dominum, "Mr." William Brouncker (1620?-1684) was fellow and later President of the Royal Society.

82-83. fide dignorum testimonia transmissurum: cf. notes on lines 72-73 above.

83. promissis ut starem: "to stand by my promise(s)."

85. quidam: nom. plur. masc.

85-86. 10000, etc.: the numerals here cited are in the accus. plur., direct objects of *vidisse*; *animalculorum* is Partitive Genit. with the numerals ("ten thousands of animalcules").

86. granulum: direct object of *aequante.*

88. commendavi: "I have recommended," "I have advised."

89. numeri: Partitive Genit. with *dimidium.*

91. fore = futurum esse.

92. VII Idus Octobris: October 9.

95. Vale: the customary complimentary close of a Latin letter.

97-98. Tertio Nonas Octobris: October 5.

25. (i)

1. Plurimi: "most."

stupuere: the alternate 3 plur. perf. act., = *stupuerunt.*

2. meminere = meminerunt.

3. de quo sermo esset: "that was under discussion."

3-4. in obscurae generationis explicatione: the reference is to the question of spontaneous generation, which was very actively debated in scientific circles in the eighteenth century.

4. desudarunt: the syncopated 3 plur. perf. act., = *desudaverunt.*

5. Spallanzani: Lazzaro Spallanzani (1729-1799), professor of natural history at the University of Pavia, who disproved the theory of spontaneous generation.

usque: merely intensifies the preposition *ad*: "all the way to Spallanzani."

5-6. seculari intervallo: ablat., "for a period of a century."

(ii)

4. globulis ... nigricantibus: ablat. with *impleta.*

5. dilatabilis: nom. sing. fem., referring to *massa* in line 3, which in turn is in apposition with *animalculum*.

6. absque certo ordine: "without any fixed form."

9. divolvuntur: the Latin passive with the force of the English active intransitive (cf. note on No. 22, line 20).

13. quem: refers to Proteus.

div. = divus, "divine"; the term was employed in Classical Latin to designate emperors who were deified upon their death; in neo-Latin, as here, it is used to indicate that a person is deceased and is equivalent to the English "the late so-and-so."

14. Roeselii: i.e. than the organism Roeselius described.

15. junior: i.e. perhaps a younger, not fully grown, specimen.

16. in aqua, etc.: the habitat of the organism.

26.

1. sic sese habet: "is as follows."

2. venae: "blood vessels."

apud: "beside," "near."

anteriori: ablat.

4-5. cujus pars nervosa cum: "and since the sinewy part of it"; the clause is introduced by *cum*; *cujus* is Connecting Relative; its antecedent is *minor* (*vena*).

5. etiamnum: "even."

27.

1. Idem ramorum modus (sc. est): that is, the lesser blood vessel branches off in the same way as the great blood vessel, the branches of the two running alongside each other as companion vessels.

2. comitantur: the subject understood is *rami venae minoris*.

28.

2. extrema: "extremities."

3. tenduntur: "they stretch"; do not translate as a passive; Latin often uses the passive where English employs an intransitive active.

ad ... flexiones: "at the joints."

29.

1. magna: i.e. the vena cava.

3. suboles: "offshoots," "branches."
esse: "exist."
   5. venarum ... genus: "the vascular system," (lit., "the category of the veins," i.e. the veins taken as a group).
   8. principium: starting point, source.
   9. animam sentientem: "a sensory soul."
actu: "actually."
   10. hinc enim: "therefore."
primo: "principally," "primarily."
   11. Quamobrem: "wherefore."
   13. humidus: "liquid," "fluid."
parte: "organ."
   14. principium: "source."
sensus: (genit. sing.), "sensation," "sensibility."
   14-15. originem ducit: "has its origin."
   19. priori: this and the three following comparatives are ablat.
sing.
   20-21. nobilior ac principalior: i.e. more respectable and more important.
   24-25. parum manifeste: i.e. it is invisible.

30.

   2. quasi: "since."
   3. principium: "the source."
   4. servet: to guard, preserve.
   6. probabili: sensible, reasonable.
   8. principium: "source."

31.

   1. animae: "soul."
   3. absolvi: be performed, take place.
   4. omnes: i.e. all living creatures.
idcirco: "for that reason," (as stated in lines 1-2).
   6. ejusmodi principium: "a principle of this kind."
   6-7. animam vegetalem quae prima est: "the primary (*quae prima est*) vital principle (*animam*) of nutrition."
   9. alimentum: "nutrition."
partes: i.e. the organs and tissues.
   10. natura sanguinis est: "is the natural function of the blood."
   11. alterum: i.e. the blood vessels.
   12. alterius: i.e. the blood.

16. vires: "functions," "faculties."
vegetali: "the nutritive (faculty)."
17. libris de anima: Aristotle's treatise *De Anima* 411b 18,
413a 32.
18. hoc: sc. *igni naturali.*
eam: sc. *vis animae vegetalis.*

32.

1. intelligas: Potential Subjunctive.
2. canalibus: i.e. irrigation channels or ditches.
3. humor: water, moisture.
in ea: "into those (parts)."
4. eoque coguntur: "consequently they must"; the subject of
coguntur is *canales* understood from *canalibus* in line 2.
4-5. canaliculis ... derivatis: Ablat. Absol. with instrumental
force.
5-6. confluxum aquae moliri: "to effect a flow of water."
6. Sic se res habet et: "that is the way it is also."
8-9. horum canalium media ipsa quae interveniunt spatia: i.e.
the spaces between the canals.
9-10. statim inter initia: "right from the beginning."
12. confluentis: modifies *humoris.*
aliquando: "at any time."

33.

3. sortitur: "receives," "obtains."
4. plexu .. retiformi: this plexus of arteries, which lies beneath
the brain, is highly intricate in some of the lower animals and is called
the *rete mirabile.* The corresponding structure, which is much less
intricate in man, is called the Circle of Willis. Galen discusses the
function of this structure at greater length in *De Usu Partium* 9.4.
perfectissimam: "most complete."
5. utique: "indeed."
et: "also."
6. exacte: "fully."

34.

2. duorum alterum sit: lit., "that there be one of two
(alternatives)"; the clause serves as the subject of *oportet.*

5. cum se naturaliter arteriae habebant: "when the arteries were in their natural state."

8. The clause of which *conspiceremus* is the main verb is the subject of *oportebat*; the introductory conjunction has been omitted.

35.

7. transfusione: *fruor* is one of the five deponent verbs taking the ablative.

36.

2. praedicta: the axillary artery.

3. difficile (the adverb): "with difficulty."

4. conjiciens: "concluding," "judging."

motus signo prodit: "the pulsation reveals it."

6-7. directo ac imposito stilo: i.e. by applying the point of a stylus (the sharp-pointed instrument used for writing on wax tablets).

9. omnia: direct object of *demonstres* and antecedent of the relative *quaecumque.*

9-10. ex eo loco: "on the spot."

10. et: connects the two direct objects of *demonstres*, which are (1) the pronoun *omnia* and (2) the Indirect Question clause *ut ... intercipiantur; ut* = "how."

37.

3. Erasistrati sectatores: Erasistratus maintained that the arteries carried air (see introductory remarks to No. 33).

4. forent = essent.

5-7. simul ... simul: "partly ... partly."

7. dissectam: i.e. exposed, separated from its surrounding tissue.

12. cogat: subjunctive in an Indirect Question.

14-15. tam ... quam: "both ... and."

15. inquiunt here, contrary to Classical usage, introduces an Indirect Statement of which *cor* is the subject.

17. hunc: masculine because it refers to *usum.*

38.

3. tueri: "maintain."

4. probabili: "plausible."

5. responsum (esse): impersonal passive.

6. probationes: "arguments," "evidence."

ad haec credendum: the gerund with ad and a direct object in the accusative is a construction normally avoided in Classical Latin.

7. quas: Connecting Relative, = *has*; refers to *probationes*.

ut ... ita: "though ... yet."

7-8. me nunc ostensurum recipio: "I now undertake to demonstrate."

8-10. si prius ... commemoravero: i.e. "as soon as I point out."

11. sensu: i.e. through the senses.

14-15. ab evidenter cognitis: i.e. from things which can be clearly seen (or known); *recedet* is here used in the sense of "rejecting," as *accedet* in line 17 is used in the sense of "accepting."

15. quae nondum comperta habet: i.e. which are not yet clear to him.

18. solum (advb.): "only."

22. rationes: "reasons," "arguments."

24. motum esse: "that motion existed."

ut evidens quiddam: "as something evident," "as an evident fact."

33-34. quo modo ... movere nos possimus: "how we are able to move"; *nos* is accus., object of *movere*. A Latin verb like *movere* which is normally transitive, is either used reflexively (as here) or is put in the passive, to convey the sense of the English intransitive active.

34. qua ratione: "how."

35. arterias movere: i.e. produce a pulse.

37. fuerat: verb of the apodosis of a past Contrary-to-Fact condition (the protasis being implied in *discutere ... eum*). When as here the apodosis of such a condition contains the verb *to be* and a neuter predicate adjective, Latin freqently employs the indicative.

eum: subject of *discutere*.

etiam: modifies *eum*.

37-38. qui infinitum concedit: a condensed phrase for *qui concedit discutere esse infinitum.*

39. rerum: "of (visible) fact"

47. sic ... se res habet: "so it is."

49. certi cujusdam usus causa: "for the sake of a certain specific function."

40.

5-6. sursum ... versus: "upwards towards."

6. venarum radicem: i.e. the vena cava.

7. exterius: "from the outside."

prae se ferentes: "presenting."

10. genitae: feminine because it refers to *membranulae* in line 2.

12. universus: sc. *sanguis.*

20. summo opifice: the Supreme Maker, i.e. God.

22. eaque simplici ac tenui: "and that a single and thin one."

31. fuere = fuerunt.

35. distantiam: i.e. distance from one another.

39. cuique particulae: "to each small part" (of the body).

40. quod: "because."

41. instar, though properly a noun, is often used as a preposition and followed by the genitive ("like a rushing stream"); *ac* connects *confertim* and *instar.*

42. colligeretur: "would collect"; the passive where English would use intransitive active (cf. note on No. 38, lines 33-34 *movere* above).

id: refers to the collecting of the blood in the lower extremities.

43. tumore, marcore: Ablat. of Attendant Circumstance.

superpositarum: sc. *partium,* the upper parts.

47. ab: Fabricius, contrary to Classical usage, occasionally employs *ab* with the Ablat. of Means; cf. another example in line 51 below.

49. artus: accus. plur.

ut in missione sanguinis sit: "as would be (the case) in bloodletting."

52. neque enim aliter: "and it was indeed in this way."

54-55. quod pro ipsis satis est: i.e. what is enough for their purposes.

57. necessarium (sc. alimentum): subject of *defuturum ... erat,* "would not fail."

63. eo(que): in apposition with *motu.*

66. partibus: dative with *subriperetur.*

69. erat futurum: "would have been"; when the apodosis of a Contrary-to-Fact condition contains a future participle with a form of *sum,* the latter is normally in the indicative instead of the subjunctive.

72. qua (adverb): "where."

75. conservationem: "the maintenance" (of the life functions).

76. ipsis = illis *or* eis; *ipse* in later Latin is often used as a simple pronoun of the third person, without intensive force.

78. quorum causa: "through which," "because of which."

82. origine: i.e. the point of origin, the beginning.

84. instar fluminis: "in a flood"; cf. the note on *instar* on line 41 above.

89. et hoc: "this too"; *hoc* refers to the entire thought of the clause *Quod ... sint posita.*

90. eo loci: an idiom equivalent to *in eo loco*; *eo* is the adverb and *loci* a Partitive Genitive modifying *eo*.

91. ipsum: refers to *sanguis*; for this use of *ipse*, cf. note on *ipsis*, line 76 above.

93. quasi, etc.: the English order would be *ostiola exsistant quasi sollertes ianitores.*

41.

1. verba dare: "deceive," "cheat."

3. positis: "stated."

5-6. sanguinem ... transmitti: Indirect Statement, implied by *tria confirmanda* in the preceding sentence.

7. adeo ut: "to the extent that."

8. illinc: i.e. from the vena cava (into the arteries).

10. majori: ablat.; the *-i* ending in the ablative of comparatives is common in later Latin.

24. arteriam magnam: viz., the aorta.

25. ante: the adverb.

28. partem: sc. of the amount contained in dilation.

29. ad minimum: "at the least."

31. drachmas: one dram = one-eighth of an ounce (Apothecaries' Weight).

38. majori: ablat.; cf. note on line 10 above.

40. esto: "suppose," (lit., "let it be").

41-42. libras tres et semis: Apothecaries' Weight.

51. utcumque: "however (that may be)."

53. simul: "at one time."

60. in quavis proportione: i.e. whatever the proportion may be of the blood expelled in relation to the total capacity of the ventricle in diastole.

64. cum ... contingit: a Causal clause; Classical usage would call for the subjunctive.

65. nihilo vel imaginario: "with nothing or (something) imaginary."

67. concludendum: sc. *est.*

70. libras decem, etc., Harvey is using the Apothecaries' Weights, in which 8 drams = 1 oz., and 12 oz. = 1 lb.

75. unoquoque: sc. *pulsu.*

78. et omnes admonitos velim: "and I would like everyone to be advised (of this)," "and I would like to call this to everyone's attention."

79. uberiori: ablat.

84. vel: "even."

minima copia: ablat.

85. uberiori: ablat.

87. nisi regressu ... facto: an Ablat. Absol., equivalent in force to a negative Contrary-to-Fact protasis (lit., "unless a circuitous return were made"). The employment of a conjunction with an Ablat. Absol. is not normal in Classical usage, though it is encountered occasionally in the historians.

93. omnibus: "to everyone."

95. unius horae quadrante minus: "in less than a quarter of an hour."

99. quod: introduces *dicat quispiam* in line 101.

102. cum contra se res habeat: i.e. since the truth of the matter is the opposite.

103. nulla vis: sc. *est.*

impedimento: Dat. of Purpose.

105. impetu impulsum: "driven in spurts (*impetu*)."

106. cum syphone: Instrumental Ablat.; in Classical usage the preposition would be omitted.

109-110. omnem sanguinem ... contingit inanire: "the emptying-out of all the blood occurs"; the syntax is not entirely Classical.

111-112. nisi transmissione facta: "unless a transfer is made."

115. non continget dubitare: lit., "it will not befall that you are puzzled," i.e. "you won't be surprised."

116. anatome: ablat. sing. of a borrowed First-Declension feminine Greek noun (see Allen & Greenough's *New Latin Grammar*, sec. 44, or Lane's *Latin Grammar*, sec. 444).

120. illis concavitatibus: i.e. the arteries.

123. moveri: for the passive, see note on No. 38, lines 33-34 *moveri* above.

124. venae arteriosae: the pulmonary artery.

arteriam venosam: the pulmonary vein.

125-126. permeare prohibetur: "is prevented from passing";
verbs of prohibiting and preventing are often construed in Latin with an
infinitive where the English idiom is to employ *from* with the gerund.

126. una cum: i.e. at the same time as.

128-129. ad habitum corporis: "for the maintenance of the
body."

130. inanitas: refers to arterias in line 128.

130-131. Sed hoc etiam in rem nostram non parum facit fidei:
"but even this provides no little support for my contention."

131. nisi (ea) quam.

135. inanitum iri: future passive infinitive. This construction,
rare in Classical Latin, is encountered with greater frequency in
Renaissance Latin.

136. et (omni re) hujusmodi.

137. sedari: "is reduced."

139. Hinc etiam est quod: "this also explains why," (lit.,
"from this also is the fact that").

142. partem mediam: "one-half."

147-148. qua de causa ... dixit: since this clause parallels the
Indirect Questions *ubi sit* and *quomodo sit* in the preceding line, it
should also be in the subjunctive.

149. sum: "I am (engaged)."

42.

1. Ut propius rem tangam: "to approach my subject."

3. exactiori: ablat.

10. maioribus sibi viam agent: "will make a path to greater
things."

11. ob oculos: "before the eyes."

13. Batrachomyomachia: a mock-epic poem, of uncertain
authorship, burlesquing the Homeric epics. The subject is a war
between the Frogs and the Mice (batracho- and myo- are the roots for
frog and *mouse* respectively), in which the Frogs might have been
annihilated had not Zeus rescued them by sending the race of the Crabs
to their aid.

15. totius: i.e. the entire animal.

18-19. His visis ... attinentibus: Ablat. of Comparison with
mirabiliora.

20. contrarius motus: i.e. in one direction in the arteries and
the opposite direction in the veins.

23. abdomine contentis: "contained in the abdomen."

26. in minima: "into tiny structures."

27. exuit: "loses," "discards."

28. angulos: angles formed by the junction of two veins.

29. appellat: "reaches."

31. sanguineum corpus: not "bloody body," but "mass of blood."

32. hiante vase: Ablat. of Means.

33. huic: i.e. the theory enunciated in the preceding sentence.

ansam praebebant: "lent support to," (lit., "offered a handle to").

37. perfectiori vitro: Ablat. of Means.

37-38. non amplius: "no longer."

oculis *and* puncta: indirect object and subject respectively of *occurrebant*.

38. "sagrino": an Italian word, the name of a grainy leather called *shagreen* in English.

40-41. dum hinc inde a vena et arteria prodeunt: "as they go out here from a vein, there from an artery."

41. vasis ordo: "the vascular arrangement."

42. productionibus: "extensions," "prolongations."

44. extenditur: translate by the English active intransitive; cf. notes on No. 28, line 3 and No. 38, lines 33-34.

excurrenti: "outgoing."

adnascitur: "is attached to."

43.

5. de novo: "anew."

7. quis: "someone."

8. cursus: Subjective Genitive.

9. quin: "but."

13-14. numerum centenum ... numerari: i.e. to count to one hundred.

13. ab: would be omitted in Classical usage.

17. ex: "of."

18. oblique inflexas: "bent sideways"; Leeuwenhoek means that the end of a tiny artery turns 90^0 sideways and then turns 90^0 again, becoming by now a vein. The vessels thus follow a U-shaped course, one vertical side being an arteriole, the bottom a transitional structure, and the other vertical side a venule.

19-20. tam latum ... ac: "as wide as"; *ac* in phrases of comparison means "than" or "as."

21. circumferentia sua circulari: ablat., referring to the circumference of the vessel resulting from the union of the three smaller vessels.

22. arena: (a grain of) sand; *ab* would be omitted in Classical usage.

25. mihi persuadeo: "I am convinced."

27-28. ranae verme: i.e. the tadpole.

29. sanguinis particulae: corpuscles (cf. lines 32-33 below).

30. simul etiam: "also."

33-34. centena myriadum millia: i.e. one billion; the Dutch version of this letter, however, reads *thien hondert duijsent* (ten hundred thousand), which seems closer to Leeuwenhoek's intent.

38. animi gratia: "for the pleasure of it."

39. vermibus: i.e. tadpoles.

43. ac: "as."

45. ad singulas cordis pulsationes: "at each heartbeat."

48-49. ab utraque parte: "on both sides," "on either side."

50. juxta caudae longitudinem: i.e. along the entire length of the tail.

57. effundi: for the use of the passive, see the notes on No. 28, line 3 and No. 38, lines 33-34.

Ut verbo dicam: "in short."

58. usque: reinforces *ad*.

60. recens: adverb, "newly," "recently," "just."

63-64. oblique inflexa: see the note on line 18 above.

67. clarissime et plurimum: "most clearly and most of all."

71. Septimo Idus Septembris: the more usual form of the date would be *ante diem septimum Idus Septembris* (= Sept. 7).

44.

1. plus minus: "more or less," "approximately."

3-4. cujus Pulvis Patrum vulgo nomine insignitur: lit., "the powder of which is commonly designated by the name *the Fathers'*."

7. optimo ... jure: "very deservedly so"; lit., "by the best right."

hujuscemodi: genitive; "of this kind."

8. ab: the preposition would be omitted in Classical Latin; in neo-Latin, under the influence of the modern languages where *means* is expressed by prepositional phrases, *ab* is not infrequently inserted.

9-10. erant et audiebant: "they were, and were called."

11. in desuetudinem ... abierat: "it had fallen into disuse."

16. e medio tolleret: "killed," lit., "removed from the midst."

17. Senatori Urbano: i.e. an alderman.

22. paroxysmo alias invasuro: i.e. a fit which would otherwise have come on.

23-24. ut plurimum: "for the most part," "generally."

24. scilicet: "at least."

25. suo Marte commitigato: i.e. which had not spontaneously abated. Mars (the god of war) is used by metonymy for "war," "fight," "battle."

26-27. jam pridem: "formerly," "previously."

27. tanti: predicate Genit. of Value with *aestimabant*: "they didn't consider it worthwhile."

28. ad: "for."

28-29. eo nomine: "on this account," viz. postponing the fit for a few days.

31. qua par est: "as is appropriate."

32. ab aliquot retro annis: "for some years," (lit., "from some years back").

35. debellatas iri: apparently intended by the author as a future passive infinitive; the form in Classical Latin, where it is in any case rare, would be *debellatum iri*; *febres intermittentes* is accusative, direct object of *debellatum*; *debellatum* is the supine with a verb of motion; the infinitive *iri* is in the impersonal passive.

qua par erat: cf. note on line 31 above.

36. accederet: "were applied."

36-37. multum apud me agebam: "I put much effort into."

37. ut: "how."

periculo *and* recidivae: datives with *occurrere* in line 39.

44-45. minus opportune: "at the wrong time."

45. ingereretur: "was administered."

vis: "quantity," "mass."

48-49. facit quo minus ... eliminari: i.e. prevents the morbific material from being eliminated.

50. praeter fas: "beyond normal."

54. insecuturus: sc. *paroxysmus*.

55. sufflaminaretur: Relative Clause of Purpose.

55-56. statis ... vicibus: "at regular intervals."

56. eundem: viz. dosage.

62. una ... vice: i.e. with one application.

63. eam: viz. *recidivam*.

64. atque: "as."

66-67. prorsus elanguescerent: "wore off completely."

70. eam: modifies *methodum*, which, as a loan word from Greek, retains its original gender.

72. die Lunae, verbi gratia: "say on Monday."

73. moveo: "I do."

78. sufficiente: i.e. to make the electuary mentioned in line 80.

79. de: "of."

89. libris: one pint of water weighs one pound avoirdupois.

90. dicta sunt: sc. *supra*.

92. cum: causal.

ut plurimum: "for the most part."

95. minerae: "matter."

98. e praedictis incommodis alterum: refers to the second of the two inconveniences mentioned in lines 21-25 above.

100. praefati: the perfect participle of *praefor* is usually employed with *passive* meaning.

101. certo certius: "exactly," "precisely."

104. tertio quartove: "a third or fourth time."

45.

8. Caroli: Charles VIII (1470-1498).

9. Qua occasione: "because of this circumstance."

11-12. contumeliam ... fieri: i.e. they interpreted having a disease named after them as an insult.

17-27. Dum dei ... inveniatur Guaiacum: this rhetorical, emotionally charged sentence is poorly constructed. Although the author's message comes through clearly enough, a main verb is lacking, *docuerunt* in line 20, which is felt logically to be the main verb, being subordinated by *quem* in line 17.

19. ac si: "as if."

21. Augusti et Tiberii: the first two Roman emperors, the former ruling 31 B.C.-A.D. 14, the latter 14-37.

23. coeperint: "had arisen."

26. atque hoc biennio demum: "and in these very last two years."

27. aegritudini: i.e. syphilis.

remedium: "as a remedy."

32. latentium: "hidden."

40. huc: "in this connection."

in: "on"; introduces *coniunctionem* and *eclipses* in line 42.

42-43. oportuisse ... praesagire: "could not help but forebode."

43. haec: neut. plur. accus., serving as subject of *praesagire*; the infinitive clause *haec praesagire morbos* is the subject of *oportuisse*. *Haec*, which might have been *has*, refers to *coniunctionem* and *eclipses*.

44. lentos: "stubborn."

45-46. et si qua sunt corpus deformantes: "and any that disfigure the body"; the author has slipped in his grammar: the neut. plur. *qua*, which must refer to *deformantes*, does not agree with it in gender.

48. quo: "where."

51. succo: it is not clear precisely what juice or "sap" the author had in mind.

52-53. et ipsa aut aliquot horum vel omnibus etiam simul permixtis: "from (the phlegm) alone or from several of these or from all of them mixed together."

53. quorum: Connecting Relative, referring to all the causative substances just enumerated (*succo, humoribus, bile, pituita*). When a clause introduced by a Connecting Relative occurs in Indirect Discourse its verb is put in the infinitive mood, hence *aduri* and *exulcerari* in line 54.

53-54. acore ... eunte: Ablat. Absol. with accessory instrumental force.

54-55. aut vero: "or on the other hand"; these words mark the beginning of the enumeration of the second broad category of causative substances.

55. crudis, lentis, et crassis: neut. plur., "undigested, tough, and coarse (substances)"; Ablat. of Source (not of Means) as the presence of the preposition indicates.

propelli: this infinitive continues the Indirect Statement governed by *dicebant* in line 50; its subject is *aegritudinem* understood, repeated from line 50.

eis: refers to *artus*.

58. breviter: i.e. without providing a full explanation.

60-61. disputabantur ambigue: "were debated inconclusively."

61. approbantur: "they are accepted," i.e. as correct.

63. post: the adverb.

64. et cuius scaturigo quasi quaedam: lit., "and of which a certain bubbling-up so to speak (*quasi*) comes forth from a disordered (*male affecto*) liver."

66. restitum ... sit: subjunctive in an Indirect Question; intransitive verbs like *resisto* are used only impersonally in the passive ("it has been resisted to this disease").

68. ingesserunt se chirurgici manum admolientes: i.e. the surgeons addressed themselves to treating the disease.

71. eum: sc. *morbum.*

73. cedebant: i.e. were employed.

74. boli Armeniae: probably the stone hematite.

77. terebinthinae: von Hutten goes on to list some 20 additional substances tried unsuccessfully by the early physicians.

85. perunctum: refers to the syphilis patient.

87. Ille: the patient.

89. in summo corpore: "in the upper part of the body"; *morbi* is Partitive Genit. with *quod.*

94. centesimus quisque: "each hundredth (person)," i.e. one out of a hundred.

95. cum: "since."

99. obsisti: the infinitive, in the Impersonal Passive, used as the subject of *putabatur.*

103. qui: introduces *iugulavit* in line 107; *tres viros agricolas* is the direct object of *iugulavit* and is to be understood with *conclusisset* as well.

109. sursum: "upward," i.e. to the gods.

112. eius: Objective Genitive with *usus.*

Spagnola = Hispaniola, the island in the West Indies on which Haiti and the Dominican Republic are situated.

113. adeo: "more specifically."

113-114. qua America longitudine in septentrionem desinit: *longitudine* means running in a north-south direction. On maps of the time, when it was not yet known whether the North American and South American continents were joined, the name *America* was first applied to South and Central America; hence the meaning of the clause is "at the north end of America."

114. illa: sc. *parte.*

117. alio: "any other."

121. qua: "as."

125. hoc: i.e. the dark.

illud: i.e. that which is box-colored.

46.

11. cylindri cujusdam forma: "in the form of a kind of cylinder."

12. una parte accensis: "lit at one end."

13. exhalabant: the subject is *incolae,* understood from the preceding sentence.

13-14. densas nebulas circumferentes: "producing dense clouds around themselves."

15. Tabaco: dative, attracted to the case of *cylindris paratis*, on the analogy of phrases with *nomen est*: *Mihi nomen Marco est*; cf. Allen & Greenough sec. 373a; Bennett sec. 190.1.

17. tunc temporis: "at that time"; *temporis* is a Partitive Genitive. The phrase is modelled on the idiom *id temporis*; cf. Allen & Greenough sec. 346a.3 and 397a; Bennett sec. 185.2.

20. nec non = et.

47.

3. rerum Parens: "the Father of (all) things," i.e. God.

Nicotianae: the tobacco plant belongs to the genus *Nicotiana*.

4. Nicolaus Monardes (ca. 1512-1588), Aegidius Everartus (or Giles Everard), Castore Durante (1529-1590), Raphael Thorius (d. 1625), and Johann Neander (b. 1596) were sixteenth and seventeenth century writers of works on, or dealing with, tobacco.

7. Sanctae Crucis Herba: viz. tobacco; so named after Cardinal Santacroce (Prospero Santacroce Publicola, 1513-1589), who is credited with having introduced the plant, with which he had become familiar in Portugal, into Italy.

11. morbum cui cessit ab impete nomen: viz. *impetigo*; the writer could not use this name in a hexameter verse because it contains only one short syllable (*-pe-*) between two long ones.

13. dentum = dentium.

20. The full title of Monardes' work is *Simplicium Medicamentorum ex Novo Orbe Delatorum, Quorum in Medicina Usus Est, Historia* (1579).

22. Divum = Sanctum; the reference is to the city of San Juan in Puerto Rico.

25. sublimato: probably corrosive sublimate, an old name for mercury bichloride, employed for treating wounds involving poisonous substances, and as a disinfectant.

29. superatum (est).

30. curata (sunt).

38. destituti: "lacking."

magno: "at a great price," Ablat. of Price; see Allen & Greenough sec. 416, Bennett sec. 225.

39. quod: "what."

39-40. pluris constabat quam: "cost more than"; *pluris* is Genitive of Indefinite Value; see Allen & Greenough sec. 417c, Bennett sec. 203.4.

45. Malum serpens: probably the maggot of the screwworm fly is meant; the fly is a common pest of domestic animals in warm climates.

57. By *conchylia* the author seems to mean the *shells*.

72. in quorum extremis: "at the far ends of which."

79. αὐτόπτης: *autóptes*, an eyewitness (whence English *autopsy*).

Hieron(ymus).

80. l(ibro) 3, c(apitulo) 20.

105. ille: i.e. *ventriculus*.

in defectu: "for lack of."

114-115. propter sanguinem ... contemperandum: i.e. for keeping the blood at the proper temperature. The notion that one function of the brain was to keep the blood from overheating goes back to antiquity.

120. ταμιείῳ: (tamieío): "storehouse"; while the Greek form is dative, the word here serves as a Latin ablative, parallel in construction with *cerebro* and *sede*.

121. data opera: (ablat.), "deliberately."

124. progressus: accus. plur., "steps forward."

124-125. in virum ... evadere: "to come out a man," "to turn into a man."

125. bearit = beaverit.

133. novit: with *nosco*, as with *cognosco*, the perfect tense ("he has learned") is used as the equivalent of the present tense of "to know." What a person *has learned* in the past, he presumably now *knows*.

135. verum: "proper."

137. transferatur: the subject of this verb is *tabaci usus*, to be supplied from lines 135-136.

142. Paucis (verbis).

143. non unam atque alteram: "not one or two."

144. omnes: sc. *partes*.

146. magna exsiccandi vi polleat: i.e. has strong drying powers.

151. usi fuerant: "had practised."

154. cetera (advb.): "in other respects."

160. Unde: i.e. as a result of the excessive smoking.

162-163. The reference is to Caspar Hofmann's *De Medicamentis Officinalibus ... Libri Duo* (Paris 1647).

165. Tabaci intemperantia laborantium: "of people suffering from intemperate use of tobacco."

166. interius: "on the inside."

48.

1-2. nisi unus et alter: "except one or two."

5. reliqua: neut. plur., a second direct object of *memorando* in line 3.

8. ex quo natus est: "from the moment he is born."

11. prae: "as compared with," "in proportion to."

13. For Galen, see introductory remarks on No. 9 above. The work of Galen's referred to here is his Commentary on Hippocrates' Book of Aphorisms.

17. augmenti et corporis incrementi: i.e. the increase in size and weight of growing children.

27. in promptu: "on the verge of."

38. illis: refers to *mustorum* in line 37.

49. magis propria illarum instantium: "quite characteristic of its onset."

64. uti sunt: "such as."

77. aetate minores: "younger."

79. lentilibus: probably lentils, for which, however, the proper Latin term is either *lens* or *lenticula*.

80. omphacino: either juice pressed from unripe grapes, or oil made from green (unripe) olives, probably the former (cf. line 104).

84. Harum etiam, etc.: the subject and verb of this sentence are *cibus sit* understood from lines 78-79.

95. Tebashir: (or tabshir): Martin Levey defines this substance as " a kind of 'lime' as a concretion in the knots of a particular species of bamboo" (*The Medical Formulary or Aqrabadhin of Al-Kindi*, Univ. of Wisconsin Press, 1966, p. 300).

96. oxalidis maioris: probably one of the broad-leaved sorrells.

97. berberum: genit. plur.; presumably a Neo-Latin term for the English barberry.

portulacae: portulaca, or purslane, was regarded as having cooling properties.

98. singulorum: "of each."

100. Santali: *Santalium album* = sandalwood.

102. huic: i.e. the prescription detailed in lines 93-101.

103. ex uncia una: "in one ounce."

rob aciditatis citri: "of the concentrated acidic juice of citron."*Rob* is an Arabic word (hence indeclinable; here genitive) denoting the inspissated or thickened juice of a fruit.

104. ribas: the Arabic word for the currant, whence the Neo-Latin botanical generic name *Ribes.*

107. accelerant: the subjects of this verb are the four following infinitives.

116. statim atque: "as soon as."

117. vice post vicem: "from time to time."

49.

8. eo: modifies *alimento*, which in turn is the antecedent of the relative *quod.*

10. This verse (which is out of place in the medieval Latin version) appears to refer to the substance of which all bodies are composed.

13. constant: "are made up," "consist."

14. quod sint: an Indirect Statement, using *quod* and the subjunctive in lieu of the infinitive with the subject accusative.

16. indicium: "proof."

si quando: "whenever."

18. Si non esset nisi unum: "if there were only one," (lit., "if there were not but one").

19. per aegritudines ... corruptibile: "breaking down from disease."

24. vel simplices vel conjugatas facit: "treats individually or in combination."

26. eoque quod augetur: "in that which grows," viz. the animal, vegetable, and mineral kingdoms.

36. aestati respondet: "corresponds to summer."

48. caloris non est expers: i.e. it contains some heat.

52. existit: "results from."

56. hae: i.e. the two kinds mentioned in secs. 22 and 23.

58. facultate: "quality."

61. referuntur: "are related to."

70. naturalis: sc. *bilis atra.*

76-77. praeest cibo et nutrimento in corpore: i.e. plays the dominant role in the nutrition of the body.

78. foret = esset.

87. illius: refers to *instrumentum.*

89. species glandularum: "the various glands."

90. praedictis: viz. to the liver, heart, brain, testes.

92. radicibus: the principal organs (the liver, heart, brain, and testes).

98. quod ... sit: an Indirect Statement, using *quod* and the subjunctive instead of the Classical infinitve with subject accusative.

100. colore: Ablat. of Specification.

alba (urina).

ex notis est: "is one of the marks."

108. rubicunda satura: "deep red."

111. post livorem: i.e. after having been dark.

113. perniciem adustionis: i.e. destructive combustion.

115. cassia fistula: a tropical tree, also called the Purging Cassia or Pudding Pipe Tree (*fistula* = pipe, tube). The tree produces pods containing a pulp used medicinally as a laxative.

130. morbi sanguinei: i.e. in a disorder of the blood.

132. existit a: "it results from."

134-135. postquam extiterit in alto: "after it has been on the top."

135. spiritus ... extremum: "the soul has now come near the end," i.e. death is near.

146. praebet: the subject understood is *sudor*.

152. temporibus suis: "at the proper time."

156. Scito: 2 sg. fut. act. imperative.

quod ... est: an Indirect Statement using *quod* and the indicative, instead of the Classical infinitive with subject accusative.

156-157. in instanti: in an instant, i.e. suddenly.

157. difficultate: "seriousness."

164. ac vicissim: "and at another time," lit., "and in turn."

168. quantam, etc.: an awkwardly constructed sentence grammatically. *Quantam* appears to be attracted to the case of (*tantam*) *figuram* rather than standing in the neuter *quantum*: "(according to) the amount (*quantum*) of the sun's light there is in it."

181. incidito: 2 sg. fut. act. imperative.

183. idemque ... quod intendebat: "and go about it in the same way that he went about it."

184. secato: 2 sg. fut. act. imperative.

185. Incipias: Jussive Subjunctive, = *incipe*.

189-190. paristhmiorum et amygdalarum: synonyms for the tonsils.

196. instituenda: "to be undertaken."

197. iis (ulceribus).

201. bile: sc. yellow bile.

existentes: "arising."

221. Manualis Operatio = chirurgia, "surgery," (from Greek *chir-* = hand, *urg-* = work). Surgery was resorted to in the case of ailments that could not be treated effectively by diet or by medication.

223. incidimus: "excise," "remove"; cf. line 235 below, *incidimus*.

223-224. vena mediana: on the anterior surface of the forearm.

226. (vena) basilica: in the upper arm.

235. incidimus: "excise," "remove."

247. ad indurandum eas: the gerund in the accusative, followed by its direct object in the accusative, does not conform to normal Classical usage.

50.

5. in sequenti: "as a result."

51.

3. Nax: the meaning is not clear.

5. sanctae Apolloniae: an elderly deaconess of the church, martyred at Alexandria in A.D. 249. An angry mob of pagans beat her and broke her teeth. Remaining steadfast in her faith she leaped into a fire and was consumed. In medieval tradition she became the patroness of dentists and is depicted in art with pincers and a tooth. Her feast is celebrated on February 9.

8-9. sunt formatae: the use of the feminine form appears to be a slip on the author's part. The subject clearly must be the *caracteres* mentioned in line 7. The gender of that noun, however, is masculine.

9. ad modum: "in the shape of."

10. in rectum: "straight," i.e. in a straight line.

14. rotundatur: "curls up" (into a ball).

20. pater noster: the Lord's Prayer (Matthew 6: 9-13).

ave: the "Hail Mary," a prayer based on the salutation of the angel Gabriel to the Virgin Mary (cf. Luke 1:28; 42).

52.

6. medium: "in the center."

15. spermatica: according to physiological notions of the author's time, one of the types of substance or tissue of which the body was composed (as opposed to bone and fleshy or bloody tissue).

20. qui: an error for *quod, cor* being neuter.

21. rara: "spongy."

22-23. fuliginosum excrementum: since the heart was regarded as a kind of furnace where the bodily heat was produced, it follows that the heart would generate sooty waste (cf. lines 32-33 below). The Belgian alchemist Jan Baptista van Helmont (1577-1644) had some years earlier determined that air was not a primary element and had identified carbon dioxide (which he called *gas sylvestre*) as a product of burning wood. It is doubtful, however, that Léon de Saint-Jean understood how and where the body produced carbon dioxide.

30. separato: modifies *pericardio*.

35. vitalis spiritus: cf. the introductory remarks to No. 33 above.

36. Ἀόρτη: Latin *aorta*.

38. (ab) antiquis.

45. spiritibus vitalibus: cf. the introductory remarks to No. 33 above.

47. destinatum (est).

Pars illi duplex: i.e. *partes duas habet*.

51. duplici meninge: the *Dura Mater* and the *Pia Mater*.

56. glandula: the pituitary (from *pituita* = phlegm) gland, so named in accordance with the old belief that this gland manufactures the phlegm or mucus which issues from the nostrils.

exceptura: "to receive." In later Latin the future active participle is used by some writers to denote purpose.

66. sensibus destinati: i.e. intended for sensation.

70. jam constituti: "once established."

74. servaturi: "to maintain." For the force of the future active participle, see on *exceptura*, line 56 above.

primo: "in the first place."

79. plurimum excellat: i.e. should predominate.

84. illius: sc. *chili*.

89. si cui jecur calidum obtigerit: "if someone happened to have a hot liver"; *jecur calidum* is the subject of *obtigerit*.

99. Hujus: i.e. *sanguinis*.

53.

2. si quid ego hic judico: "in my opinion."

5. in: "in the interest of," "for the sake of."

molientis: modifies *Naturae*, line 4.

9. DEO: in older books, references to the Deity were customarily printed in capital letters; this has survived in our custom of capitalizing the initial letter of such words.

11. natum sit: "was created."

fieri non potest quin: "it is unavoidable that."

idem: i.e. *hominum genus*.

12. quae: the antecedent is *malis*.

14. idem: i.e. the body.

18. eorundem: i.e. *humorum.*

19. idem: i.e. *corpus.*

24. μιασμώδεις (*miasmodeis*): "tainted"; modifies *particulas.*

28. ut cum Hippocrate loquamur: "as Hippocrates puts it."

33. pro varia methodo: "according to the different methods."

38. res omnis: "this action," "this effect."

41. critice: probably means by resorting to *crisis*, the critical point in the course of a disease, after which the patient either recovers or succumbs.

43. se ... comites adjungant: i.e. violent symptoms accompany Nature's efforts in combatting the morbific matter; *comites* is accusative, in apposition with *se*, (lit., "as companions").

45. impetu: "sudden attack."

46. statum: (critical) state.

moventur: translate by the English intransitive active.

48. respectu paroxysmorum: "as regards their fits."

54. in partes suas: "to its assistance."

56. sive: correlative with *vel* in line 59: "whether ... or."

58. nervis impacta: "fixed in the nerves."

61. labefactatis: Dat. of Reference: "(in the case of people) weakened by..."

71. Acutos quod spectat: "As to acute (diseases)."

75. eandem impresserit: "affected it"; *eandem* refers to *crasi* in line 73.

78. ἀνωμαλία (anomalia): "irregularity"; here used as an ablative.

83. neque = non.

54.

2. currentibus eorum cursu: i.e. operating in their manner.

6. cum honore nostro: "to our credit."

12. ratione: equivalent to the preposition *because of*; lit., "by reason of."

15. adinvicem contrariantur: "are opposed to each other."

18. Sumendo: this use of a gerund in the ablative as the equivalent of a participle modifying the subject of the main verb reflects Romance influence rather than normal Classical usage.

21. pro posse: "as much as possible."

25-26. ut praediximus = ut supra diximus

27-28. quatuor completur intentionibus: i.e. is accomplished by four procedures.

29. gubernatio: "the control."

31. accidentium: "of incidental developments."

34. ut ad propositum nostrum accedamus: "to get to our subject."

37. localium: "of local (remedies)"; *localium* is Objective Genitive with *administratione, diversorum modorum* is Genitive of Description modifying *localium*.

sic: "in the following way."

40. decoquere: to destroy by heating, and thus to eliminate.

41. Avicennae: on Avicenna, see the introduction to No. 49 above.

41-42. loco eorum: "in their place," "instead."

55.

2. Franciscus: Francis I, reigned 1515-1547.

4. Annae Mommorantii: Anne, Duke of Montmorency (1493-1567).

4-5. equitum et praetorii magistri: high constable, an officer in charge of an army when the ruler was absent.

7. Marchione Guasto: the Marquis of Guast, the general (*legatus*) of the Imperial forces, i.e. the forces of the Holy Roman Empire, against whom the French under Francis I were fighting.

8-9. Monte-iani: of Montejan. Maréchal de Montejan was the commander of the royal (French) infantry.

9. Caesariani: i.e. Imperial.

Susarum: Susa, in northwestern Italy.

10. castrum Villanum: the Castle of Villane.

11. completos: "blocked."

12. deturbari: sc. *Caesariani potuerint*. The construction of the latter part of this sentence appears to be faulty.

15. fuere = fuerunt.

19. Vigonium: on Vigo, see the introduction to No. 54 above.

19-20. vulnera igniariis machinis inflicta: i.e. gunshot wounds.

21. theriacae: theriac (or treacle) was employed as an antidote for animal bites, especially those of serpents, then as an antidote for poisons in general.

24-25. antequam me illi aleae committerem: "before I would take that risk."

29. setonibus: small balls of lint, compresses.

30-31. primo quoque apparatu: i.e. at the first dressings.

35. coactus fui = coactus sum.

36. remedio: Ablat. of Separation with *desertos*.

digestivum: in old medical terminology, a digestive was a substance promoting suppuration in a wound.

38. duxi: "I passed," "I spent."

42. Summo ... mane: "early in the morning."

46. contra (adverb): "on the other hand."

48-50. in animum induxi ... ut ... putarem: "I came around to thinking"; the sentence appears to be somewhat redundant.

49. mihi vel alteri cuiquam: Dative of Agent with the Passive Periphrastic *inurendos* (*esse*).

56.

1. Operae pretium ... facturus medicus: "to be worth the physician's while."

2. studium ... adhibeat: "make the effort."

4. quaeque = et quae.

6. credetur: "he will be believed"; the verb is here used in the personal passive, contrary to normal Classical construction.

7. curandi ... rationem: i.e. the course of treatment.

10. foret = esset.

16. naturam: direct object of *cognovisse*.

superent: the subject is understood from *affectionum*.

18. providentiam ediscere: i.e. to learn how to foretell.

20. morbo superiores, etc.: i.e. those who can survive the disease.

21. ad singula: i.e. each individual emergency as it arises.

22. tum ... tum: "both ... and."

57.

5. Qualis fuerit: "Characteristic of this kind will be."

6. imis ... fibris: the earlobes.

8. ex viridi pallescens: "greenish and turning pale."

12. Quod si quid horum fateatur: "For if he confesses to any of these."

13. formidandum esse existimandum (est): *formidandum esse* is an Impersonal Passive, in the Passive Periphrastic, and constitutes an infinitive clause serving as the subject of *existimandum* (*est*), which is the main verb of the entire sentence.

13-14. Diiudicantur ... ista die ac nocte: i.e. the question is decided within a twenty-four hour period. The reference is to the *crisis*, the turning point in a disease.

15. dixerit: the subject is the patient (=*aeger*) mentioned in line 11.

19. signa: "symptoms."

20. adhibenda: "are to be taken."

21. hi: refers to the eyes mentioned in line 20.

21-22. praeter voluntatem: "involuntarily."

24. lippientium oculorum sordes: i.e. rheum.

25. aciem: here probably denotes the eyeball.

30. quid = aliquid.

58.

3. reductis: "drawn back," "bent."

molliter posito: i.e. in a relaxed position.

7. pronus: "bent forward," "drooping."

15. in ipso morbi impetu: "when the attack is at its height."

pravum (est).

18. a puero: i.e. from childhood.

59.

2. morbus iudicatus fuerit: referring to the *crisis* (see note on No. 57, lines 13-14 above).

subsidet album: "the sediment is white."

3. securitatem: "safety," i.e. certainty that the patient will recover.

4. pura: sc. *urina*.

6. simile: i.e. also reddish in color. While the author's meaning comes through, this sentence is awkward and poorly constructed.

8. non exacte: "coarsely."

9. his: Ablat. of Comparison.

9-10. laminis similia: i.e. flaky.

60.

6. ipsum: in post-Classical Latin, *ipse* is often used as the equivalent of *is*.

7. non ita pridem: "not so long ago."

14. ei: refers to *artis medicae*.

20. considerationem: i.e. an inspection or evaluation.

24. ac si: "as if."

26. intellegerem: Relative Clause of Purpose.

27. viscere: sc. the liver.

34. qualis: masc. nom. sg., referring to *dolore*.

35. Hunc: i.e. the pain mentioned in line 33 (*dolore*).

37. arbitrari: the subject accus. (*eum*) of this infinitive and of *praeparasse* (line 38) has been omitted.

38-39. quod fortuna ... praeberet: an Indirect Statement after *Intelligens*; Classical usage would have called for the infinitive with subject accusative.

39-40. clarum nomen adipisci: i.e. make a reputation for himself.

51. magna voce exclamando: "with a loud exclamation."

52. arte: viz. the art of medicine.

55. magnam ducis respirationem: "you draw a deep breath."

58. quominus: this conjunction, followed by the subjunctive, may best be translated by *from* followed by the gerund.

61-62. magnas inflammationes: direct object of *comitari*.

62. quemadmodum et scirrhum: "as it also does *scirrhus*."

id: viz., the fact that the patient's clavicle appeared to be drawn downward.

65. laborantem: "the patient."

74-75. quod ... putasset: an Indirect Statement with *quod* and the subjunctive (cf. note on lines 38-39 above).

76. ut et qui astabat: "as (did) also he who was attending him."

77. pleuritico: dative, referring to *ei*.

61.

13-14. aliorum praeterea neminem: "(but) to nobody else."

15. Victus ... rationem: "treatment," (lit., "a way of living").

20. simili ratione: i.e. similarly, likewise.

pessum subdititium: a contraceptive pessary.

22. tum ... tum: "both ... and."

25. id muneris: "that task"; *muneris* is Partitive Genitive.

29. iuxta ac: "as well as."

30. tum ... tum: see note on line 22 above.

31. inter curandum: "in the course of treating (patients)."

31-32. etiam medicinam minime faciens: "even when I am not practising medicine at all." *Minime = non*, but has stronger force.

32. in communi hominum vita: i.e. in ordinary intercourse with people.

62.

1. In his: refers to *wounds*, the subject having been introduced in the preceding sentence.

3. hominis: Predicate Genitive of Description.

6. periclitantis: the patient.

in difficili spem esse: i.e. that the treatment will be difficult and the prospect uncertain.

si victa ars malo fuerit: i.e. if the patient cannot be saved; lit., "if the art (of medicine) is defeated by the malady."

8-9. quo plus praestitisse videatur: i.e. to enhance his reputation by appearing to have achieved more than he did.

63.

7. ac si: "as if."

8. alterius: i.e. the patient.

64.

8. simplicia: single, with no branches.

10. osse inchoantur: "they begin with bone"; note the Latin passive where English would use the intransitive active.

10-11. ad tertiam ... partem: i.e. for a third of their length.

12. caruncula molliuntur: i.e. they grow softer and fleshier.

23. tomis: a Latinization of τομεῖς, the "cutters," hence the incisors.

24. ex omni parte: "on each side."

25. maxillares quaterni: Celsus groups the bicuspids and molars together.

30. pueris: "children."

31. supra infrave: "in front of or behind."

34. ad costas: i.e. the thoracic vertebrae.

35. proximae costis: i.e. the lumbar vertebrae.

37. cerebro commissa: "connected with the brain."

circa (advb.): i.e. on both sides.

38. membranae: dative with *similes*; the subject of *deducuntur* is *membranulae*.

42. secunda: sc. *vertebra*.

superiori: dative; sc. *vertebrae*.

42-43. parte inferiore: i.e. the lower part of the upper vertebra.

43. circuitum: the turning (of the head).

44. superior (vertebra).

48. tenontas (τένοντας): "sinews" (accus. plur.).

49. flexus: accus. plur.

54-55. in promptum: "in the required direction" (Spencer).

55. ceteris negatis: i.e. movements in other directions being avoided.

56. aliquid: here adverbial, "somewhat."

curvatur: for the passive, cf. notes on No. 28, line 3 and No. 38, lines 33-34.

60. ipsis: refers to *processibus*.

63-64. osse pectoris: i.e. the sternum or breastbone.

65. a praecordiis: "in the region of the praecordia."

66. (sunt) quinque.

67. nothas (νόθας): (accus. pl. fem.) illegitimate, spurious, false.

68. extremis: i.e. the uppermost.

71. Hinc: from the point where the clavicle and the humerus come together.

73-74. et in priorem et in exteriorem partem: "both forwards and outwards."

75. tendit: "faces."

76. ab eo: i.e. *ab latere*.

77. in ulterioribus patebit: "will become clear in what is said below."

79. extra situm: i.e. outside the place where it is inserted, viz. the socket where the humerus is inserted into the scapula.

87. in vertice: i.e. at the (bottom or distal) end.

88. parte altera: "in one part."

92. ea: (neut. accus. plur.), refers to *ossa*; *media quaedam* modify *materia*.

96. oblonga omnia et triangula (sunt): neut. plur., referring to the bones mentioned in line 95 (*ossibus*).

97. recta: modifies *ossa*.

100. ratio: "the pattern."

Interius os: Celsus seems to be describing the articulation of the phalanges with each other, *interius* referring to the joint at the proximal end of a phalanx where the latter is recessed on its dorsal surface to receive a protuberance from the palmar surface of the next phalanx proximally.

108. cum: "although."

111. Superiora (capita).

114. capita: i.e. the medial and lateral condyles.

119. inter: "in (the course of)," "during."

120-121. per omnia "in all respects."

121. adeo ut: "so much so, that."

122. habitus ... et decor: "shape and appearance."

65.

6. hic noster: "this (book) of mine."

7. exquisita...indagatione: "meticulous research."

8. promptitudine: "speediness," i.e. the prompt availability.

9. persuasum habeo: "I am convinced."

16. in eum modum: "in the manner."

17. hominem: subject of *contemplari*.

20. superans: "overwhelming," "flooding."

20-21. ex facili: "easily."

23. usque ad stadium: "as much as a stade"; a stade consisted of 600 Greek feet, slightly more than one-eighth of an English mile.

24. ipsum: *cadaver*.

24-25. locus ... appulit: i.e. a region where the river widens out into a marshy lake and the drifting cadaver is ultimately deposited on the sloping bank.

26-27. de industria: "intentionally," "specifically."

29. se: *viator*.

31. ut qui: "since."

36. consideres; delegeris: the subjunctives are equivalent to imperatives.

38. dentes canini, quos appellant: "the canine teeth, as they are called."

39. id genus: an indeclinable phrase, modifying *simiis*.

44-45. tantum abest ... possint: i.e. so far are they from being able to walk or run (on two legs).

66.

1. D. = Doctore.

Curtio: Matthaeus Curtius is the Latinized form of Matteo Corti (1475-1542).

Papiensi: the later Latin name of the Italian city of Pavia was *Papia*. It is situated in Lombardy, approximately 20 miles south of Milan.

2. tunc temporis: "at that time."

3. Alma Bononiensi Academia: i.e. the University of Bologna. iuxta mentem: "according to the thinking."

5. Vuesalius: Heseler's spelling of this name reveals the origin of the name of the letter "w." In Heseler's time, as in modern German, an initial "v" indicated an "f" sound, whereas the "v" sound was represented by the letter "w." The influence of his native German on his Latinization of Teutonic names is evident.

Germanus: Vesalius was actually a Fleming, but as a Teuton would associate with the German nation in a medieval or Renaissance university.

7. Patavinus: Vesalius had taken his medical degree at, and was on the faculty of, the University of Padua.

15. sicut patet: "as it stands."

17. primo (libro).

21. ponuntur: i.e. are discussed.

27. Nunc consequenter: "next in sequence."

28. 17° (libro).

31. Aristoteles (scripsit).

33. ex operationibus: "from the functioning."

34. ut virtutis imaginitativae: "as of the powers of imagination."

38. adhuc: "even."

42. Animalium: i.e. Aristotle's *De Partibus Animalium*.

43. primum nati: "when just born."

50. in primis: "at first."

54. propter finem: "for the purpose of."

63. cum: causal, although the author inadvertently follows it with an indicative verb.

64. omne: "every creature"; subject of *habere*.

67. cum: causal: cf. *cum*, line 63.

68. secundum mentem: "according to the thinking."

70. primo (libro).

73. haec: Heseler appears to have regarded *thorax* as of the feminine gender.

80. anatomae: dative.

83. instructo: properly this word should be plural, forming an Ablat. Absol. with *gradibus*.

86-88. Scolaribus ... Doctoribus etc(eteris): this Ablat. Absol., which stands independently as the text is punctuated, should be connected with the following sentence.

95. his omissis: "dropping this subject."

104. singuli: "of each one."

114. concoquant: note the post-Classical employment of the subjunctive with *quod* in an Indirect Statement.

122. ut: "as."

123. comedimus: Perfect tense.

67.

10. artificiali: modifies *compagine*.

39. non nisi: "only."

52. posterius: "in the back."

56. anterius: "in front."

59. invicem: "to each other," "together."

60. concurrit: "connects."

64-65. summum Humerum: "the shoulder."

65. Brachium anterius: "the forearm."

82. Calx, Calcaneum, etc.: the text may appear somewhat confusing at this point. *Calx* and *calcaneum* are synonymous; *talus* in anatomical literature of this period is sometimes used to denote the *calcaneum*, sometimes the *astragalus*.

87. itidem Phalanges vocant: this phrase is grammatically parenthetical to the rest of the sentence.

88-89. Numerum ... quod attinet: "as to the number."

92. Coccyge: a syntactical slip on the author's part; since this word as well as *Sternum* are parallel subjects of *constare*, it should read *coccygem*; *ponentes* (line 93) marks a further grammatical slip, having nothing to modify. The author undoubtedly meant, "if we posit that the coccyx consists of a single piece, the sternum of two."

LIST OF SOURCES

The numerals in the left-hand column denote the
Selection Number.

1.   Aulus Cornelius Celsus, *De medicina*, Prooemium 4 (adapted).

2.   Gulielmus Dindorf, *Homeri carmina et Cycli Epici reliquiae graece et latine*, 2nd ed. (Paris 1881).

3-4.   *Biblia sacra iuxta Vulgatam clementinam.*

5.   Hippocrates, *De natura hominis*, in Karl Gottlob Kühn, *Medicorum graecorum opera quae exstant* (Lipsiae 1821-33), Vol. XXI, p. 348.

6.   Hippocrates, *De morbis* IV 1-3 (adapted), in Karl Gottlob Kühn, *Medicorum graecorum opera quae exstant* (Lipsiae 1821-33), Vol. XXII, p. 324.

7.   Hippocrates, *Aphorismi* 7.54, in Karl Gottlob Kühn, *Medicorum graecorum opera quae exstant* (Lipsiae 1821-33), Vol. XXIII, p. 706.

8.   Hippocrates, *De aëre, aquis, locis*, Cap. 7, in Franciscus Zacharias Ermerins, ed., *Hippocratis et aliorum medicorum veterum reliquiae*, 3 vols., (Traiecti ad Rhenum 1859-64), Vol. I, p. 250.

9.   Galenus, *De praenotione ad Epigenem liber*, Cap. 11, in Karl Gottlob Kühn, *Medicorum graecorum opera quae exstant* (Lipsiae 1821-33), Vol. XIV, pp. 657-660.

10.   Isidorus Hispalensis, *Etymologiarum sive originum libri XX*, ed. W. M. Lindsay (Oxonii 1911), 4.5.2-4 and 7.

11.   Thomas Sydenham, *Opera omnia*, ed. Guilielmus Alexander Greenhill (Londini 1844), Sectio Sexta, Cap. II.

12.   Titus Lucretius Carus, *De rerum natura*, 6.1090-1102; 1119-1130.

13.   Marcus Terentius Varro, *De re rustica*, 1.12.1-2.

14.   Lucius Annaeus Seneca, *Naturales quaestiones*, 6.27.1-2.

15. Isidorus Hispalensis, *Etymologiarum sive originum libri XX*, ed. W. M. Lindsay (Oxonii 1911), 4.6.17.

16. Isidorus Hispalensis, *De natura rerum*, recensuit Gustavus Becker (Berlin 1857, repr. Amsterdam 1967), Cap. XXXIX.

17. Girolamo Fracastoro, *De contagione et contagiosis morbis et eorum curatione libri III*, ed. Wilmer Cave Wright (New York 1930), excerpts from Book I, Chaps. 2, 3, 4, 5, 8, 9.

18. Vitruvius Pollio, *De architectura*, 8.6.10-11.

19. Bernardino Ramazzini, *De morbis artificum diatriba* (Mutinae 1700), Cap. 5.

20. Athanasius Kircher, *Scrutinium physico-medicum contagiosae luis, quae dicitur pestis* (Lipsiae 1671), Sectio I, Cap. VII, II and Sectio II, Cap. IV.

21. Jan Swammerdam, *Biblia naturae*, Vol. II (Leyden 1738), p. 835.

22. Anthony van Leeuwenhoek, *Arcana naturae detecta*, (Lugduni Batavorum 1722), pp. 40-43 (adapted).

23. Anthony van Leeuwenhoek, *Arcana naturae detecta*, (Lugduni Batavorum 1722), pp. 4-5 (adapted).

24. Anthony van Leeuwenhoek, *Continuatio arcanorum naturae detectorum*, (Delphis Batavorum 1697), Epistola 96, pp. 39-43.

25. Otto Friedrich Müller, *Animalcula infusoria fluviatilia et marina*, (Hauniae 1786), pp. III and 9-10.

26-28. Aristotle, *De animalibus historiae*, Bk. III, Chaps. 3, 4, 5; in *Aristotelis opera omnia graece et latine*, 5 vols. (Parisiis 1848-74), Vol. III, pp. 40-43.

29-30.   Aristotle, *De partibus animalium*, Bk. III, Chaps. 5 and 4; in *Aristotelis opera omnia graece et latine*, 5 vols. (Parisiis 1848-74), Vol. III, pp. 261 and 258.

31.   Aristotle, *De respiratione* 8, in *Aristotelis opera omnia graece et latine*, 5 vols. (Parisiis 1848-74), Vol. III, p. 542.

32.   Galenus, *De naturalibus facultatibus* III 15, in Karl Gottlob Kühn, *Medicorum graecorum opera quae exstant* (Lipsiae 1821-33), Vol. II, pp. 210-211.

33.   Galenus, *De usu partium corporis humani* VII.8, in Karl Gottlob Kühn, *Medicorum graecorum opera quae exstant* (Lipsiae 1821-33), Vol. III, pp. 541-542.

34-38.   Galenus, *An in arteriis natura sanguis contineatur*, excerpts from Capp. I, II, IV, V, VI, in Karl Gottlob Kühn, *Medicorum graecorum opera quae exstant* (Lipsiae 1821-33), Vol. IV, pp. 703-704, 707-708, 715-716, 720-724.

39.   Andreas Vesalius, *De corporis humani fabrica*, Lib. VII, Cap. XIX, in *Andreae Vesalii ... opera omnia anatomica et chirurgica cura Hermanni Boerhaave et Bernhardi Siegfried Alpini*, (Lugduni Batavorum 1725), p. 568.

40.   Hieronymus Fabricius ab Aquapendente, *De venarum ostiolis*, (Patavii 1603), pp. 1-3.

41.   William Harvey, *Exercitatio anatomica de motu cordis et sanguinis in animalibus*, (Francofurti 1628), Cap. 9.

42.   Marcello Malpighi, *De pulmonibus observationes anatomicae*, (Bononiae 1661), Epistola altera (adapted).

43.   Anthony van Leeuwenhoek, *Arcana naturae detecta*, (Lugduni Batavorum 1722), Epistola 65, pp. 171, 174-177 (adapted).

44.   Thomas Sydenham, *Opera omnia*, ed. Guilielmus Alexander Greenhill (Londini 1844), Epistola responsoria prima, secs. 17-22.

45.   Ulrich von Hutten, *De admiranda guaiaci medicina et morbi gallici curatione*, Cap. I, II, IV, Vi, in *Opera quae reperiri*

potuerunt omnia, ed. Eduardus Böcking, Vol. V (Lipsiae 1861).

46.   Carolus Caesar Antz, *Tabaci historia*, (Berolini 1836), pp. 24-27 (adapted).

47.   Jacob Tappe, *Oratio de tabaco eiusque hodierno abusu*, 3rd ed. (Helmestadii 1673), fol. A4 recto-D3 verso (adapted).

48.   Rhazes (al-Rāzī, Abū Bakr Muhammad ibn Zakarīya), *De variolis et morbillis*, edidit I. C. Ringebroig, Latin translation by John Channing (Goettingae 1781), Chaps. I, III, V, VI, VII (adapted).

49.   Avicenna. The Latin text of this selection is a composite of excerpts taken from the 13th century Latin version presented in Avicenna, *Poème de la médecine* by Henri Jahier and Abdelkader Noureddine (Paris 1956), and from *Canticum principis ... de medicina ... Ex arabico latine reddita, ab Antonio Deusingio* (Groningae 1649).

50-51.   John of Gaddesden, *Rosa anglica, practica medicine a capite ad pedes* (Pavia 1492), car. 51 and 153.

52.   Léon de Saint-Jean, *Studium sapientiae universalis contextus scientiae humanae*, Vol. I (Parisiis 1657), pp. 519-523, 525, 557-558 (adapted).

53.   Thomas Sydenham, *Opera omnia*, ed. Guilielmus Alexander Greenhill (Londini 1844), *Observationum medicarum circa morborum acutorum historiam et curationem*, Sectio I, Cap. I, 1 and 3-7 (adapted).

54.   Giovanni de Vigo, *Practica in arte chirurgica copiosa* (Rome 1516) Liber III, Tract. II, Cap. III.

55.   Ambroise Paré, *Opera omnia* (Parisiis 1582), Liber X, Apologismus I.

56-59.   Hippocrates, *Praenotionum liber*, secs. 1-6 and 22, in *Hippocratis et aliorum medicorum veterum reliquiae*, ed.

Franciscus Zacharias Ermerins, Vol. I (Trajecti ad Rhenum 1859).

60.   Galenus, *De locis affectis*, Liber V, in Karl Gottlob Kühn, *Medicorum graecorum opera quae exstant* (Lipsiae 1821-33), Vol. VIII, pp. 361-366.

61.   Hippocrates, *Ius iurandum*, in *Hippocratis et aliorum medicorum veterum reliquiae*, ed. Franciscus Zacharias Ermerins, Vol. I (Trajecti ad Rhenum 1859), pp. 3-4.

62-63. Aulus Cornelius Celsus, *De medicina*, V 26.1 and VII Prooemium 4.

64.   Aulus Cornelius Celsus, *De medicina*, VIII 1.1; 1.5-6; 1.9-10; 1.11-14; 1.14-15; 1.18-21 (adapted); 1.21-22 (adapted); 1.23-27 (adapted).

65.   Galenus, *De anatomicis administrationibus libri qui exstant novem*, I 2, in Karl Gottlob Kühn, *Medicorum graecorum opera quae exstant* (Lipsiae 1821-33), Vol. II, pp. 220-223.

66.   Baldasar Heseler, *Andreas Vesalius' first public anatomy at Bologna, 1540* (Uppsala and Stockholm 1959), pp. 44, 46-48, 56, 58, 62, 84-86, 98 (adapted).

67.   Jacques Bénigne Winslow, *Expositio anatomica* (Francofurti et Lipsiae 1821), Vol. I, pp. 1-8 (adapted).

INDEX TO NOTES ON MINOR POINTS OF GRAMMAR

Reference is to the Notes; "41 8" means "note to Selection 41, line 8."

INDEX TO PROPER NAMES IN THE LATIN TEXT

Reference is by Selection and line number; "53 28" means "Selection number 53, line 28."